ESSAI

DE

MATIÈRE MÉDICALE

ET DE

THÉRAPEUTIQUE.

ESSAI

DE

MATIÈRE MÉDICALE

ET DE

THÉRAPEUTIQUE,

PRÉCÉDÉ

D'UNE INTRODUCTION SUR LA BIBLIOGRAPHIE MÉDICALE;

PAR J. L. M. MENARD,

Docteur en Médecine de l'ancienne Université de Montpellier, Bibliothécaire de la Faculté de Médecine de cette Ville et Médecin de l'Hospice de Charité.

MONTPELLIER,

Chez AUGUSTE RICARD, seul Imprimeur de la Préfecture et de la Mairie, Plan d'Encivade, N.° 209.

1818.

INTRODUCTION.

C'est dans l'ancienne Université de Médecine de Montpellier; c'est à l'époque des grands événemens qui devaient préluder à la plus terrible des révolutions; que le grade honorable de Docteur me fut conféré par des hommes à jamais respectables, mes illustres maîtres dans l'art de guérir, et dont la mémoire me sera long-temps chère (1). Loin de considérer le nouveau titre dont je fus revêtu, comme une décoration vaine et purement honorifique, je n'y vis dès-lors qu'un sujet d'émulation de plus, qu'un motif puissant d'encouragement pour poursuivre avec ardeur des études qu'on n'a fait qu'ébaucher dans les années de *scholarité*, pour mûrir, pour perfectionner des connaissances encore faibles

(1) MM. Barthez, René, Gouan, Broussonet, Vigarous, Sabatier, Grimaud, Brun: de tous ces Professeurs, il ne reste plus que M.r Gouan, le Nestor de la Botanique.

et imparfaites, et acquérir par-là de justes droits à la confiance du public, dans la nouvelle carrière qui s'ouvrait devant moi.

Persuadé, en outre, que l'on ne s'instruit jamais mieux qu'en instruisant les autres, plusieurs années de ma vie furent consacrées à l'enseignement; et si le maître ne répondit pas toujours à l'attente des élèves, ils rendirent du moins justice à mes intentions et à mon désir sincère de leur être utile.

C'est pour récompenser mes faibles efforts qu'une place de Professeur en Médecine venant à vaquer dans cette Faculté, plusieurs de ses membres honorables, m'appuyant de leurs suffrages, daignèrent me désigner au Gouvernement pour la remplir. On sait qu'un autre plus heureux et sans doute plus digne l'emporta; on sait aussi qu'à la même époque je fus nommé Bibliothécaire dans la même Faculté; mais ce qu'on ne sait point assez, peut-être, c'est que l'enseignement de la bibliographie était attaché à cette place, comme une de ses attributions les plus honorables; et comme le silence que nous avons gardé jusqu'ici, mal interprété, eut pu nous être préjudiciable, nous devions aux personnes qui nous honorent de quelque estime, nous nous devions à nous-mêmes et à notre propre justification, de faire connaître en ce jour, et les matières que nous nous proposions de traiter dans ce Cours, et les raisons qui nous empêchèrent de le faire (1).

---

(1) Rien n'est plus sage ni mieux conçu que les réglemens qui existent concernant le service de la bibliothèque de la Faculté de Médecine de Montpellier, et rien ne serait plus utile, s'ils étaient observés dans tous leurs points.

Par ses règlemens, la bibliothèque se trouve confiée aux soins d'un Docteur en Médecine qui est décoré du titre de Bibliothécaire, et qui doit toujours offrir une garantie de ses devoirs dans son caractère moral et dans ses connaissances en Littérature et en Médecine; par l'un, il se fait respecter de MM. les Élèves dans l'exercice de ses fonctions; par les autres, il est en état de pouvoir les diriger dans le choix de leurs lectures....

Ce Docteur est chargé de l'enseignement de la bibliographie, et ce Cours intéressant par la nouveauté des matières et la variété des objets qu'il traite, vient ajouter au lustre de la Faculté.

Il est responsable des livres qui lui sont confiés; et il est bien évident que, par-là même, les clés de la biblio-

Nous nous serions attachés uniquement à indiquer les meilleures éditions des ouvrages que la bibliothèque possède en Médecine, si nous n'avions pensé, avec juste raison, qu'un tel travail, sec et fastidieux par sa nature, ne pouvait être que d'un bien faible intérêt et d'un médiocre avantage pour MM. les Élèves; c'est pourquoi voulant rendre notre travail plus régulier, plus utile et plus instructif pour eux, nous nous proposions, en même temps, de parcourir les différens âges de l'art de guérir, depuis son origine jusqu'à nous, et d'en signaler les progrès; de citer les Médecins les plus renommés par leurs talens, de porter un jugement sur leur personne et sur

---

thèque ne peuvent être déposées en d'autres mains que les siennes; sans quoi point de responsabilité.

Le Bibliothécaire doit avoir son logement dans les bâtimens de la Faculté, pour être plus à portée de surveiller l'établissement qui lui est confié.

Il a encore un collégue pour adjoint dans ses fonctions, et un homme de peine à ses ordres, afin que le service journalier de la bibliothèque ne souffre point d'interruption.

Enfin, le Bibliothécaire se trouve soumis, dans ses fonctions, à la surveillance du chef de la Faculté.

leurs écrits; de faire connaître la doctrine qu'ils avaient professée, ce qu'il y avait de bon et ce qu'il y avait de répréhensible, ce qu'il fallait en conserver et ce qu'on devait en rejeter.

Et, d'abord, fixant notre attention sur le premier âge de la science médicale, dans lequel il faut comprendre l'espace de temps qui s'écoula depuis le déluge jusqu'à l'époque où cette science passa entre les mains des Arabes, nous eussions parcouru rapidement les siècles reculés et obscurs qui y sont renfermés, pour nous hâter d'en venir au grand homme dont le buste honore l'enceinte de notre Faculté.

Persuadé que la Médecine et la Philosophie pouvaient occuper chacune l'homme tout entier, et ne jugeant pas que les spéculations de cette dernière science fussent aussi utiles à la société que l'exercice de la première, HIPPOCRATE entreprit de les séparer, et ne retint de la Philosophie qu'autant qu'il en fallait pour raisonner juste dans la Médecine, dont il fit sa principale étude; c'est pour cela que les Médecins dogmatiques ou raisonnans l'ont unanimement reconnu pour leur chef, comme celui qui le premier sut joindre le raisonnement à l'expérience.

Ici nous aurions extrait de ses ouvrages les meilleurs préceptes concernant la conservation de la santé et la Médecine curatrice, parlé de ses divers écrits, sur-tout de son précieux livre sur l'air, les eaux et les localités, que tous les Médecins s'accordent à regarder comme le fruit du génie et le chef-d'œuvre de l'art ; en un mot, nous eussions exposé la doctrine de ce grand homme, et nous nous serions appliqués à en démontrer toute la beauté et l'excellence.

A la vue de ce degré de gloire et de prospérité où de son temps s'éleva l'art de guérir, une question naturelle se fut présentée à notre esprit ; comment, si rapides et si brillans aux beaux jours de la Grèce, ses progrès avaient été si rares et si lents depuis cette époque jusqu'à nous, et d'où lui venait sa disette au sein de l'abondance et des richesses ? Cette différence nous l'aurions trouvée dans le peu de conformité de notre doctrine avec celle des anciens. Plus sages que nous, moins curieux sur-tout, et moins avides de connaissances accessoires, ils excellèrent dans l'art précieux mais difficile de l'observation ; et HIPPOCRATE n'est le plus grand des Médecins, que parce qu'il fut aussi le plus grand des observateurs. Qui mieux que lui posséda cet esprit d'attention, qui de tous les esprits est le plus droit, le meilleur, et par conséquent le plus nécessaire; il ne franchit jamais les lois de la nature, il s'y conforma toujours, persuadé qu'elles seules peuvent former des règles certaines pour l'application des secours ; ses ouvrages sont un tableau fidèle de ce qu'il avait vu lui-même et bien observé ; ce ne sont par-tout que des faits, des expériences sûres qu'il nous donne. Comment se fait-il, s'écrie M. CLERC (1), que la doctrine dont il fut le père, quoique négligée, méprisée, obscurcie, n'ait pas eu le sort de celle de tant d'hommes célèbres, dont il ne

---

(1) Histoire naturelle de l'homme malade, I.er vol., pag. 39-40.

nous reste plus que des fragmens confondus par le laps des siècles ? Comment la statue de ce grand homme est-elle restée debout au milieu de débris ? C'est que le temps qui détruit tout, respectera toujours les monumens que la vérité élève : l'immortalité est son partage.

Bientôt après le Père de la Médecine, on vit les hommes avides de nouveautés s'écarter des premières règles de l'art, à mesure que les fictions et les systèmes sortis des écoles de PLATON et d'ARISTOTE furent substitués à l'observation de la nature ; qu'ÉRASISTRATE se montra partisan des théories brillantes et mensongères, et qu'HÉROPHILE, faisant peu de cas des pronostics consignés dans les ouvrages du divin vieillard, osa même fronder et combattre sa doctrine ; toutefois, il faut l'avouer, l'ancienne Médecine soutenait le crédit qu'elle avait eu dès le commencement, et l'antiquité paraissait encore fermement assise sur ses bases : *durabat antiquitas firma*, comme disait PLINE, jusqu'au moment où ASCLEPIADE parut. Ce Médecin philosophe et orateur vint s'établir à Rome vers le milieu du 39.e siècle du monde, et 96 ans avant l'ère Chrétienne. La Médecine Hippocratique était sans doute trop simple et trop naturelle pour être de son goût, c'est pour cela qu'il s'appliqua lui-même à tourner en ridicule la pratique du divin vieillard, l'appelant par mépris une méditation sur la mort; et prenant le moment où LUCRÈCE venait de faire revivre la Philosophie d'ÉPICURE, il expliqua les maladies et fonda une nouvelle méthode de traitement d'après la doctrine des pores et des corpuscules, à laquelle il avait soin d'entremêler sur-tout des réflexions sur l'ignorance de ses collégues. Eh! peut-on manquer de réussir, quand tout à la fois on flatte les esprits par la nouveauté, et l'on prête des armes à la censure et à la malignité: or, nous remarquerons que pendant tout ce temps-là, ASCLEPIADE fit un tort considérable à la Médecine, en ce qu'il détourna les Médecins de la vraie méthode qu'il désapprouvait, et qui consistait toute à observer la nature.

Cependant, l'exemple dangereux de

l'innovation avait été donné, et il ne tarda pas à être suivi. Presque dans le même temps, on vit paraître Serapion, d'Alexandrie, qui passa pour le chef de la secte des empiriques. Celse nous apprend que ce hardi novateur, s'élevant avec force contre toute espèce de doctrine, soutint que la Médecine rationnelle était non-seulement futile, mais encore fausse et meurtrière, et que la seule expérience devait guider les Médecins dans l'emploi des moyens curatifs.

De cette diversité entre les deux plus anciennes sectes de la Médecine, (la dogmatique et l'empirique), en naquit une nouvelle, qui reconnut pour chef Thémison, de Laodicée, appelée la secte des méthodiques, par rapport à son but, qui était de rendre la méthode de connaître et de traiter les maladies plus aisée dans la pratique, et de la mettre à portée de tout le monde.

Les méthodiques réduisaient toutes les maladies à trois genres principaux, le resserrement, le relâchement et un état mixte; d'une part, ils étaient d'accord avec les empiriques, en ce qu'ils pensaient comme eux que la recherche des causes cachées des maladies n'était point nécessaire; d'autre part, ils s'accordaient avec les dogmatiques, en ce qu'ils établissaient, comme ces derniers, pour fondement de leur méthode l'indication; mais s'ils étaient du sentiment des Médecins dogmatiques à l'égard de l'indication en général, ils ne laissaient point de s'éloigner d'eux, en ce qu'ils ne reconnaissaient d'autre indication que celle que leur fournissait le genre de la maladie; au lieu que les Médecins dogmatiques prétendaient que le genre ou l'espèce du mal, n'était point ce qui indiquait le remède qu'il faut y apporter et la manière dont on doit se conduire dans le traitement, mais qu'on doit avoir égard à la cause qui a produit ce mal et qui l'entretient laquelle cause, selon eux, indiquait d'autant plus naturellement le remède, que dans toutes les maladies le remède consiste à ôter ou à éloigner la cause qui les a produites (1).

(1) Consultez sur ce point Daniel-le-Clerc, Histoire de la Médecine, pag. 440, ouvrage précieux où l'on

De nos jours, on a vu un Docteur Écossais publier et soutenir avec véhémence une doctrine qu'il a osé donner pour neuve, mais dont il est facile de saisir les rapports avec celle dont nous parlons.

La méthode de THEMISON fut dans la suite corrigée et augmentée par THESSALUS, Médecin de Néron. Ce THESSALUS, natif de Tralles, en Lydie, était, s'il faut en croire GALIEN, fils d'un cardeur de laine, chez lequel il avait été élevé parmi des femmes: *Inter mulieres educatus sub patre flagitiose lanas pectente. De crisibus, lib.* II, *cap.* IV. Mais la bassesse de son extraction et le peu de soins qu'on avait pris de son éducation, n'empêchèrent pas qu'il ne fît une fortune éclatante; et

---

admire l'écrivain laborieux et infatigable, qui réunissait le plus profond savoir à un jugement sûr et un discernement exquis. La philosophie, la théorie et la pratique de tous les anciens Médecins s'y trouve développée avec tant de netteté et d'étendue, qu'à peine est-il une notion, une maladie, un remède ou même un nom d'auteur, dans un espace de plus de six cents ans, dont il n'ait parlé exactement. ÉLOI en a tiré la plupart des articles de son Dictionnaire.

par quelles voies y parvint-il ? Il trouva le moyen de s'introduire chez les grands; il sut adroitement profiter du goût qu'il leur connaissait pour la flatterie; il obtint leur confiance et leurs faveurs par les viles complaisances auxquelles il ne rougissait pas de s'abaisser; enfin, il joua à la cour. Nous tenons ces détails de GALIEN lui-même, trop grand, trop élevé pour approuver une telle conduite: non, ce n'est pas ainsi, s'écriait-il, que se comportaient les anciens Médecins, les descendans d'ESCULAPE, qui commandaient à leurs malades, comme un Général à ses soldats, un Prince à ses sujets. THESSALUS obéissait aux siens comme un esclave; un malade voulait-il se baigner, il le baignait; avait-il envie de boire frais, il lui donnait de la neige et de la glace: à ces réflexions, GALIEN ajoutait que THESSALUS n'avait qu'un trop grand nombre d'imitateurs; d'où il faut conclure qu'alors, comme aujourd'hui, on distinguait très-bien la fin de l'art et la fin de l'ouvrier.

Au premier siècle de l'ère Chrétienne, nous aurions vu fleurir PLUTARQUE, CELSE,

COELIUS-AURELIANUS, ARETÉE, de Cappadoce.

Philosophe et historien célèbre, PLUTARQUE n'était pas Médecin, mais il méritait que nous fissions mention de lui, comme ayant écrit sur les moyens de conserver la santé et de prolonger la vie.

Cornelius CELSE, que les uns croient être né à Rome et les autres à Vérone, écrivit sur la fin du règne d'AUGUSTE, ou au plus tard au commencement de celui de TIBÈRE. QUINTILIEN paraissait le regarder comme un homme d'un génie médiocre, *vir mediocris ingenii*; mais les Médecins à qui il est plus naturel de s'en rapporter, comme meilleurs juges en ce genre, s'accordent à penser qu'il fut très-éloquent et d'un savoir universel, grand Anatomiste, bon Médecin et Chirurgien adroit; ses ouvrages, écrits d'un style pur et élégant, renferment en même temps les meilleurs préceptes; c'est pourquoi on l'appelle également l'Hippocrate latin et le Cicéron de la Médecine. Il écrivit sur la Poésie, la Rhétorique, l'Art militaire, l'Agriculture et l'Art de guérir; il n'y a que ses ouvrages en ce dernier genre qui nous soient parvenus.

En parlant de cet auteur, nous nous serions vus forcés de relever deux erreurs graves, avancées par un écrivain récent. L'auteur de l'Histoire philosophique de la Médecine, II.e vol., dit, en parlant de CELSE, qu'il fut non moins célèbre par ses ouvrages de Médecine, que redoutable, par ses écrits philosophiques, aux Théologiens du Christianisme qui l'ont calomnié, parce qu'il les écrasait sous le poids de ses raisonnemens; sur quoi nous aurions remarqué d'abord que CORNELIUS CELSE, dont il est ici question, ne doit être nullement confondu, comme l'a fait l'auteur cité, avec un autre CELSE, Philosophe, connu à l'égal de PORPHIRE et de JULIEN, l'apostat, pour avoir écrit contre les Chrétiens. Le premier vivait sous AUGUSTE, TIBÈRE et CALIGULA; le second, vers la fin du deuxième siècle de l'ère Chrétienne.

En second lieu, il est si peu vrai que CELSE le Philosophe eût écrasé les Théologiens du Christianisme sous le poids de ses raisonnemens, qu'il ne nous est connu lui-même que par le grand ORIGÈNE, qui le combattit, le réfuta victorieusement et le réduisit au silence, dans des écrits composés avec autant d'élégance que de chaleur et de force dans le raisonnement.

Mais ce n'est pas, du reste, le seul endroit de ses ouvrages où l'ancien Professeur de Strasbourg se montre répréhensible; en général, cet auteur ne manquait pas d'esprit et d'érudition; mais se hâtant trop tôt d'écrire, souvent il écrivit légèrement et sans réflexion: un reproche sur-tout qu'on lui fera toujours, avec raison, c'est de s'être montré dans ses écrits l'écho des plaisanteries et des sarcasmes qu'on se permet de lancer, de nos jours, contre une Religion Sainte qui fut révérée des plus beaux génies, et qu'on ne calomnie, j'ose le dire hautement, que parce qu'elle est trop peu connue, trop peu méditée.

COELIUS AURELIANUS, qu'on place parmi les Médecins méthodistes, décrivit exactement les maladies, et en distingua les signes et les classes avec pénétration:

cet auteur était de Sicca, en Numidie, *Siccensis*, et son style dur et barbare ne se ressent que trop des lieux où il était né.

Avec non moins d'exactitude dans ses descriptions, ARETÉE, de Cappadoce, fut renommé pour la politesse de son style et la solidité de son jugement, et ses écrits ont été appelés à juste titre, par Frédéric HOFFMANN, des monumens d'or.

Mais un des plus célèbres Médecins qui parurent vers ce temps-là, fut sans contredit GALIEN. On trouve dans ses écrits des choses admirables sur l'art de guérir; il donna les détails les plus justes, les principes les plus clairs et les plus lumineux sur les forces de la nature, sur les affinités, les coctions et les crises des maladies; il rétablit la pratique et la théorie d'HIPPOCRATE, ne craignons pas de le dire, il eut même égalé ce dernier, si, imbu de la doctrine des Péripatéticiens, il n'eût chargé la Médecine de subtilités, et agité une multitude de questions oiseuses et étrangères à la science.

Entraîné par ses grands talens, le Médecin de Pergame voulut tout expliquer;

il sema des fables dans le champ de la vérité, et ne sut pas toujours mettre des bornes à une imagination trop ardente.

Après lui, quelques Médecins Grecs honorèrent leur art par de savans écrits; les plus illustres sont ORIBAZE, AETIUS, ALEXANDRE DE TRALLES, PAUL D'EGINE, qu'on appelle les quatre Médecins classiques Grecs; ces auteurs, à qui l'on reproche de n'avoir fait presque que copier GALIEN, renferment l'ancienne Médecine grecque, et en font en quelque sorte la clôture.

Parvenus au second âge de la Médecine, nous aurions vu cette science passer entre les mains des Arabes; un événement remarquable y donna lieu. La fureur de la guerre avait dispersé les savans, détruit les Écoles, brûlé les bibliothèques publiques, et par ce moyen avait mis les sciences à la veille d'être entièrement abolies. La ville d'Alexandrie où elles fleurissaient davantage, cette ville renommée sur-tout pour la Médecine, fut prise, saccagée par les Sarrasins, vers l'an 640, et sa fameuse bibliothèque fondée d'abord par les Pto-

LOMÉES, réparée ensuite et enrichie par les soins et la magnificence de la Reine CLÉOPATRE, augmentée enfin de la bibliothèque d'ATTALE, Roi de Pergame, dont avait hérité le peuple Romain; sa fameuse bibliothèque, dis-je, fut presque entièrement dévorée par les flammes: il est seulement probable qu'on épargna les livres des anciens Médecins Grecs, par cela même qu'ils étaient des livres de Médecine; car les nations les plus barbares, comme les plus civilisées, sont portées à protéger tout ce qui favorise les moyens de conserver la santé.

Les ouvrages des Grecs, qu'on avait amassés avec tant de frais dans cette magnifique bibliothèque, étant ainsi passés en la possession des Arabes, ceux-ci ne tardèrent guères à se parer des travaux d'autrui, et de la langue syriaque en laquelle les livres grecs avaient d'abord été traduits, ils en firent des versions en leur propre langue, plusieurs même firent des versions arabes d'après le texte grec: on cite de ce nombre HONAIN, leur grand traducteur. Quoiqu'il en soit, le savant RENAUDAUT a cherché à démontrer (1) combien étaient mauvaises les traductions faites en arabe, et combien peu elles fournissaient de secours pour expliquer ou rétablir le texte grec.

Les Médecins les plus renommés de cette nation, furent MEZUÉ, HALY-ABBAS, AVENZOAR, AVICENNE, AVERRHOÈS, RHAZÈS, ALBUCASIS (2).

Quels résultats heureux pour la science n'eut-on pas eu lieu d'attendre de tels hommes, si, en se déclarant les émules des Grecs, ils avaient tâché de les surpasser en s'adonnant comme eux à l'observation; mais ils ne les surpassèrent que dans leurs vaines spéculations et leurs raisonnemens infinis, et quoique l'art de guérir ait très-long-temps fait sa résidence chez ces peuples, il faut convenir que cet art ne fit pas des progrès réels parmi eux, à proportion de tout l'honneur qu'ils s'en étaient fait.

---

(1) Voyez ses deux épîtres que FABRICE a publiées dans sa *Bibliotheca græca*, 2, 24, 6, 6.

(2) Nous possédons dans la bibliothèque un manuscrit en vieux Catalan, des œuvres de cet auteur, qui est remarquable par la finesse de son vélin, ses ornemens en or et la beauté de son exécution.

Freind ne fait point l'éloge des Médecins Arabes, il les regardait comme de serviles copistes de Galien et d'Aristote, qui avaient nui de plus à la bonne Médecine, en y mêlant les traits de leur vanité et de leurs grossières superstitions: toutefois, avouons-le, on a été de tout temps injuste à leur égard, et on n'a su être impartial, ni dans les éloges qu'on leur a prodigué, ni dans les censures qu'on a faites de leurs ouvrages. Pendant plusieurs siècles ils furent en possession des Écoles de Médecine, ils furent élevés sans mesure et au-dessus de leur mérite non-seulement en Asie, mais encore en Europe, pendant que le savoir grec fut enseveli; mais à peine les originaux grecs sont-ils produits et tirés de l'oubli où ils avaient trop long-temps langui, que les Arabes furent décriés à l'excès et sans raison. Guy-Patin, par exemple, en parle si mal dans toutes ses épîtres, qu'il ne veut pas admettre le moindre mérite dans aucun écrivain Arabe; cependant, sans vouloir les mettre en parallèle avec les écrivains Grecs, il ne s'ensuit pas qu'on ne puisse rencontrer en eux des choses qu'on ne trouve pas dans ces derniers, et je pense que des hommes qui ont donné quelques points d'observation pratique précieux, décrit des maladies nouvelles, enrichi l'art de guérir de médicamens utiles, ne méritent rien moins que le mépris de celui qui sait faire servir à son avancement l'expérience des autres (1).

C'est vers la fin du 15.e siècle que l'on doit rapporter la renaissance des sciences parmi nous: là aussi, nous rapportons le troisième âge de la Médecine. Constantinople fut prise par les Turcs, en 1453, et les manuscrits grecs qui étaient conservés dans cette ville, furent apportés en Europe par CHRYSOLORAS, THEODORE, de Gaza, ARGYROPHILE, LASCARIS, CHALCONDYLE et quelques autres savans dont l'histoire reconnaissante nous a transmis le souvenir. On étudia dès-lors les anciens; les hommes de lettres trouvèrent des Mécènes dans

(1) Consultez FREIND, Histoire de la Médecine; AMOREUX, Essai historique et littéraire sur la Médecine des Arabes, etc.

FRANÇOIS I.er (1), dans COSME-DE-MÉDICIS, dans ALPHONSE, Roi d'Arragon et de Sicile, dans LÉON X et plusieurs autres; les sciences et les lettres firent les plus grands progrès. Ce fut vers ce temps-là, que fut découvert l'art Typographique (2); art précieux par les moyens faciles qu'il nous procure de multiplier les connaissances et de les répandre; art que, dès son origine, cultivèrent avec éclat les MANUCES, les ÉTIENNES, les

(1) Son goût pour les sciences, la protection qu'il accorda à ceux qui les cultivaient, lui méritèrent le titre flatteur et glorieux de père et restaurateur des lettres : titre qui ne le cède qu'à ceux de bon et de père du peuple.

(2) C'est dans la ville de Mayence que l'Imprimerie prit naissance; elle fut découverte en 1440, par GUTTEMBERG: celui-ci s'associa Jean FUST, qui fit la première preuve de son art, suivant les uns, sur les Offices de CICÉRON, et selon d'autres, sur le Lexique de Jean LE BÈGUE. On n'imprimait d'abord que sur des caractères sculptés en bois et immobiles; c'est SCHOEFFER, domestique de FUST, et ensuite son gendre, qui tailla des poinçons, frappa des matrices, fabriqua et justifia des moules, fondit enfin des lettres mobiles et séparées, en sorte qu'on doit le regarder comme l'inventeur et le père de la véritable et réelle Imprimerie. Voyez l'Histoire de l'origine de l'Imprimerie de Prosper MARCHAND, le Manuel Typographique de FOURNIER père, etc.

GRYPHE, les VALGRISE, les VASCOSAN, les PLANTIN, les FROBEN; qu'après eux, au 17.e siècle, continuèrent de perfectionner, les ELZEVIRS, les VITRÉ, les CRAMOISY; et que de nos jours ont porté à son plus haut point de lustre, les WESTEIN, à Amsterdam, les FOULIS, à Glascou, les BASKERVILLE, à Birmingham, les TOMSON, à Londres, les BODONI, à Parme, les IBARRA (1), à Madrid, les COUTELIER, les BARBOU, les DIDOT, les BAUDOUIN, à Paris. C'est à la faveur des imprimeries établies à Vénise, à Rome et dans notre Capitale, que les éditions des écrivains Grecs ayant vu le jour, on put se livrer facilement à l'étude de ces derniers, et on s'y livra avec une extrême

(1) Nous avons dans notre bibliothèque le SALUSTE de cet imprimeur. Cette magnifique édition, qui contient le texte de l'historien latin et la traduction espagnole qui en fut faite par Son Altesse Royale l'Infant Dom GABRIEL, sert à montrer ce que peuvent les Princes et les personnes riches sur l'industrie de leurs concitoyens : tout ce qui compose cet ouvrage a été fait en Espagne et par des Espagnols, papier, caractères et gravures. L'impression peut le disputer à nos meilleurs imprimeurs Français qui ont fait des chef-d'œuvres; on peut même douter qu'ils aient atteint l'égalité du tirage de ce livre, dans les différens caractères dont il est composé.

application. Les Français, les Italiens firent en peu de temps des progrès prodigieux, et le 16.e siècle vit la Médecine prendre une nouvelle forme et secouer le joug insensé des Écoles, grâces aux efforts généreux de tant de Médecins illustres qui signalèrent cette époque.

Ici, nous nous serions arrêtés sur des détails d'autant plus précieux, que le Médecin jaloux de connaître l'histoire de sa profession, ne saurait être, sans honte, étranger aux noms des hommes célèbres qui méritèrent à tant de titres et de l'art et de l'humanité.

Nous aurions vu MERCURIALIS, enseignant tour-à-tour avec éclat la Médecine, à Padoue, à Bologne, à Pise, non moins remarquable par sa douceur et la pureté de ses mœurs, que par son savoir et son extrême érudition; fondant sa réputation sur de nombreux et excellens ouvrages, y mettant le sceau par son Traité sur la Gymnastique, le plus beau monument de sa gloire, qui attestera toujours ses profondes connaissances sur tout ce qui concerne les anciens dans cette partie. Ce grand homme meurt, mais sa mémoire ne mourra point, et la statue érigée en son honneur, par sa patrie reconnaissante, sera destinée à transmettre, jusqu'à la postérité la plus reculée, le souvenir attendrissant de ses vertus et de ses utiles travaux.

Nous aurions vu FERNEL, l'illustre FERNEL, dont l'Université de Paris se glorifiera long-temps, dévoré de l'ardeur d'apprendre, satisfaisant d'abord sa passion pour les Belles-Lettres et les Mathématiques; se livrant plus tard et sans relâche à l'étude de la Médecine, et, malgré ses nombreuses occupations, comme Praticien et Professeur, trouvant assez de temps pour composer d'excellens ouvrages sur les différentes branches de la science médicale, notamment sur la science des signes dont ce grand homme s'attacha à démontrer la valeur, l'importance et la nécessité pour l'art de guérir, dont ils sont les solides appuis et les plus fermes soutiens, puisque sans eux, les fondemens de la Médecine s'ébranlent et s'écroulent (1).

(1) *Tanta est signorum necessitas, ut, his sublatis Medicinæ fundamenta corruant.* FERNEL, *De symptomatis atque signis, lib. II, cap. IV.*

Nous aurions vu le célèbre BAILLOU, jeune encore et pendant sa licence, brillant dans les disputes par une force et une vivacité d'esprit rares, qui le firent appeler le fléau des bacheliers, méritant l'estime du grand HENRI, qui le choisit pour être le premier Médecin du Dauphin, son fils: moins touché des honneurs dont il était environné que des charmes d'une vie privée, laissant après lui des écrits immortels où l'on retrouve à chaque pas le Médecin attaché à la secte dogmatique, l'observateur exact et profond, l'homme pénétrant et habile sur-tout à démêler le génie des épidémies.

Nous aurions vu le grand HOULIER, de bonne heure se faisant un nom dans la Médecine et la Philosophie, doué d'un excellent jugement qu'il éclaira par de profondes méditations sur son art; opérant les guérisons des malades les plus désespérés, ne se contentant pas de leur administrer les remèdes consacrés par une expérience sage et éclairée, récréant encore leur esprit par l'enjouement de son caractère et l'agrément infini de ses discours.

Entre les disciples qui firent le plus d'honneur à la mémoire de ce Médecin célèbre, nous n'aurions pas oublié de faire mention de Louis Duret. Il fut, dit l'histoire, versé dans les langues latine, arabe et grecque. Pénétré de vénération pour le Père de la Médecine, il était parvenu à le savoir par cœur; sa plus douce jouissance était de voir ses observations cadrer avec celles de ce grand homme de l'antiquité; infatigable pour le travail, on le vit allier tout à la fois et les occupations d'une pratique très-étendue, et les soins qu'exige l'éducation d'une famille nombreuse, et ses leçons publiques, et la composition de plusieurs ouvrages qui lui ont acquis une juste célébrité. Son commentaire sur les coaques, est sans doute celui qui lui fait le plus d'honneur; il mit trente ans à le composer. Frédéric Hoffmann en faisait tant de cas, qu'il en recommandait la lecture assidue à ses disciples, et le grand Boerhaave ne passa pas un seul jour sans en lire quelque article.

Tous ces auteurs, auxquels il faut joindre encore Calvus, Prosper Martian,

GUINTERUS, LINACRE, FOËSIUS, JACOTIUS, HEURNIUS, VALLESIUS, FUCHSIUS, commentèrent, expliquèrent, éclaircirent le texte grec ; corrigèrent et rétablirent un grand nombre de passages mal entendus des traducteurs ou défigurés par les copistes, et s'appliquèrent de tous leurs moyens à rappeler, à ressusciter parmi nous la Médecine dogmatique trop longtemps négligée et méconnue.

Leur zèle, leur candeur, leurs veilles obtinrent le prix qu'ils méritaient ; l'immortalité du fondateur de l'art rejaillit sur eux, mais c'était l'aurore d'un beau jour qui devait bientôt se dissiper. La conduite sage de ces Médecins, leurs efforts en faveur de l'antique et saine doctrine, ne trouvèrent pas des imitateurs par-tout ; et on vit dans le même temps se former une secte qui combattit vivement ces vrais disciples d'HIPPOCRATE, je veux parler de la secte des médico-chimistes, qui eut pour chef le fougueux PARACELSE.

L'exemple de cet homme extraordinaire et singulier, nous aurait prouvé qu'on peut abuser des plus grandes connaissances, et que le génie, loin d'être utile aux sciences, leur devient nuisible, quand il n'est pas réglé par le goût et par un jugement sain.

Le quatrième âge de la Médecine, dans lequel il faut comprendre les deux derniers siècles écoulés, est fécond en grands hommes.

Le 17.e siècle nous eut présenté l'ardent Vanhelmont, fait pour reculer les bornes de l'art, si, entraîné par le feu et les saillies d'une imagination impétueuse, il eut sû d'avantage en réprimer les écarts et n'eut souvent mêlé des idées absurdes aux plus grandes vérités; Harvée, Médecin Anglais, qui, profitant des découvertes anatomiques faites par ses prédécesseurs, Vésale, Colombe, Eustache, découvre la circulation du sang, qui ne fut pas tout à fait inconnue aux anciens; Sanctorius, qui, par un travail opiniâtre et une patience inimitable, établit la doctrine de la transpiration sensible et insensible; Prosper Alpin, dont nous connaissons tous l'excellent Traité des prédictions sur la vie et la mort des malades; Forestus, à qui nous sommes redevables de précieuses observations sur une infinité de genres de maladies aiguës et chroniques et chirurgicales.

Entre des noms si célèbres, aurions-nous pu passer sous silence celui de Sydenham, appelé à si juste titre l'Hippocrate Anglais, dont les ouvrages, chef-d'œuvre d'observation, n'ont pas peu contribué à éclairer la Médecine, et qui s'est immortalisé, parce qu'il a été un peintre fidèle des maladies, et qu'il en a tracé la marche avec la plus grande précision.

A ce même siècle, on doit encore rapporter plusieurs autres Médecins qui jouirent de la plus haute réputation, Morton, Mead, Etmuller, Rivière (1), Freind, Frédéric Hoffmann, Sthal, le grand Boerhaave, fondateur de la secte

---

(1) Les ouvrages de ce Médecin célèbre, n'ont pas été à l'abri de la censure; on lui a reproché d'avoir trop souvent copié Sennert, sans le citer. Blumenbach, dit de lui, Sennertum *nimis liberaliter neque satis ingenue exscripsit. Introduct. ad histor. medicin. litterar.*, *p.* 216. De plus, Hecquet, si connu par ses démêlés sur la saignée avec Sylva, n'estimait pas les observations du Professeur de Montpellier, qu'il disait être bien rangées, mais faites dans le cabinet; cependant les Médecins s'accordent assez généralement à justifier Rivière sur ce dernier article.

des mécaniciens, dont les Écoles retentirent si long-temps en Europe, et qui de nos jours est tombée presque entièrement en discrédit, par les efforts courageux des BORDEU, des ROBERT, des BARTHEZ, des FOUQUET, des GRIMAUD, des DESEZE et de tant d'autres Médecins naturistes modernes.

Enfin, parvenus au 18.e siècle, nous aurions vu l'Anatomie cultivée avec le plus grand succès par les BONNET, les MORGAGNI, les WINSLOW, les ALBINUS, les DESSAULT, les SABATIER, les CHAUSSIER, les DUPUYTREN; l'art des injections poussé à son dernier point par RHUYSCH et par MASCAGNI; la Botanique prenant un ordre et un arrangement dont on ne croyait pas cette science susceptible, entre les mains de TOURNEFORT, de RAÏ, de RIVINUS, de LINNÉ, de JUSSIEU, de LAMARCK, de DECANDOLLE; la Matière médicale et la Chimie se perfectionnant par les talens des BAUMÉ, des LESAGE, des LAVOISIER, des BERTHOLET, des FOURCROY, des CHAPTAL; l'Histoire naturelle faisant les plus grands progrès par les travaux des RÉAUMUR, des BUFFON, des SPALLANzani, des Sonnini, des Cuvier, etc., et avançant à grands pas vers son dernier degré de perfection.

Au même siècle nous aurions vu l'esprit systématique se retirant, pour faire place désormais à l'esprit d'observation ; Baglivi, Lacaze, Lorry, Huxham, Sarcone, Tissot, Selle, Stoll, bannissant les hypothèses et simplifiant utilement la méthode de guérir; Sagar, Vogel, Cullen, Baumes, suivant la route des méthodes nosologiques, déjà tracée par le grand Sauvages; Senac, Werloff, Torti, nous donnant de précieux renseignemens sur la nature et le traitement des fièvres rémittentes et intermittentes ; Pringle, Monro, enrichissant la science de bons traités sur les maladies des camps; Lind écrivant excellemment sur le scorbut, sur la prophylactique des marins et les maladies contagieuses; Astruc, Hunter, Fabre, Nisbet, Swediaur, sur la syphilis et les maux cruels qui en dérivent.

Mais en nous entretenant de la science médicale et des différentes phases qu'elle a successivement éprouvées, indifférens pour la belle Littérature, serions-nous restés tranquilles et froids spectateurs des richesses que notre bibliothèque possède en ce genre ? N'aurions-nous pas été jaloux de parcourir tant de beautés, de les consulter et de les connaître ? Est-il donc si beau, si flatteur de ne vivre que pour être confondu sans cesse dans la tourbe des Médecins *stercoraires* ; et l'homme de l'art, jaloux de la gloire de sa profession, étant appelé à administrer aux malades des soins et des secours que l'humanité réclame, n'atteindra-t-il pas mieux son but, s'il s'attache non-seulement à rétablir leur corps par un emploi sage et éclairé des médicamens, mais encore à soulager, à calmer leur moral par le charme et la variété de sa conversation (1)? D'ailleurs, l'exercice de l'art de guérir ne s'accompagne que trop, on le sait, d'épines et de dégoûts à dévorer. Eh! quelle plus douce distraction, quel délassement plus pur, que celui que l'on puise dans les lettres !

(1) Nous avons fait cet éloge du grand Houlier ; Eunape représente également Oribase, comme l'homme le plus savant de son temps, le plus habile en Médecine et le plus aimable dans la conversation.

Le célèbre Astruc, qui nous est si avantageusement connu par les traités qu'il publia sur l'art de guérir, ne nous l'est pas moins peut-être par ceux qu'il composa comme Historien et Philosophe. Qu'on parcoure les ouvrages du Médecin de Lausanne, et on se convaincra qu'il était homme de lettres et avait l'esprit très-orné. Qui fut plus versé dans son art que le grand Haller, qui en posséda plus parfaitement toutes les branches, et qui ignore cependant les belles poésies dont il fut l'auteur, qui ignore sur-tout cette élégie où il déplore, en termes si touchans, la perte d'une épouse tendrement aimée, et ce morceau le plus achevé de tous, où il décrit si bien les Alpes et les mœurs de leurs paisibles habitans ?

En parlant de ces auteurs Grecs et Latins, dont les ouvrages immortels, après tant de siècles, excitent encore notre juste admiration, nous n'aurions pu nous empêcher de dire un mot de ces éditions si connues et si estimées, sous la dénomination de Variorum, dont la belle collection a acquis un nouveau degré de mérite, dans le siècle dernier, par les remarques et les soins des BROTTIER, d'OLIVET, CREVIER, VALLART, CAPPERONIER, LALLEMANT, MASVICIUS, BURMANN, etc. : il n'est pas jusqu'aux manuscrits précieux que notre bibliothèque possède, dont nous n'eussions appris à estimer et à connaître le degré de valeur et d'importance qui sont relatives à l'ancienneté d'un manuscrit, à la beauté de son exécution, à la richesse des peintures dont il est orné, à l'habileté du Calcographe, au sujet intéressant qui y est traité; ou bien encore à la main de l'auteur célèbre qui traça les caractères (1).

Mais dans la suite de ce Cours, qui ne devait pas être seulement utile pour éclairer l'esprit, mais encore pour former le cœur de MM. les Élèves, que de grands sentimens, que de leçons touchantes, que d'exemples utiles l'auteur n'eût-il pas pu naturellement faire ressortir de son sujet!

---

(1) L'Art de vérifier les dates et le Traité de diplomatique, par les Religieux Bénédictins, fournissent à cet égard des renseignemens précieux.

Ici, aurait-il dit, voyez ce fameux Naturaliste de l'antiquité, comme il connut le prix du temps qui s'enfuit si rapidement, et comme il sut en profiter: le jour était employé aux affaires, et la nuit consacrée à l'étude; le temps même des repas et des voyages ne fut jamais perdu pour lui; on lisait à sa table et dans ses savantes courses, et toujours l'on voyait à ses côtés son livre, ses tablettes, son copiste, car il ne lisait rien dont il ne fît des extraits. Ah! ne serais-je pas trop heureux, s'écriait ce grand homme, quand cette conduite ne me procurerait pas d'autre avantage que celui de vivre plus long-temps; le sommeil emporte la moitié de la vie, et c'est un gain plus sûr et plus légitime que tous les autres, que de lui dérober le plus de temps qu'il est possible.

Là, écoutez cet illustre Roi de Macédoine, écrivant à l'un des plus célèbres Philosophes de son temps, pour lui annoncer la naissance de son fils, dont il lui destinait l'éducation, et lui adressant ces paroles à jamais remarquables: je remercie le Ciel de l'avoir fait naître de votre temps; formé par vos leçons, j'espère qu'il ne sera pas indigne de son père, ni de la grande succession qui lui est destinée; car je crois qu'il vaut mieux n'avoir pas d'enfans, que d'en avoir qui soient la peine de leurs parens et l'opprobre de leurs ancêtres.

Plus loin, aurait-il dit encore, considérez ce Médecin à jamais recommandable, que Bazas se glorifie d'avoir vu naître dans son sein ; cet homme dont le nom, grâce à la piété filiale (1), traverse encore les siècles, pour être cité et prononcé avec vénération. Toujours uniforme dans sa conduite, la modestie paraissait comme identifiée avec lui ; jamais sa bouche ne s'ouvrit aux juremens ni aux mensonges. Ennemi de l'intrigue et des vils ressorts qu'elle fait jouer pour parvenir à ses fins, il n'employa pour établir sa réputation que des moyens avoués par l'honneur et par la délicatesse; trop grand, trop généreux pour connaître l'envie, il se montra constamment supérieur à ces petites passions déshono-

(1) Mon père ne trouva aucun modèle et personne ne l'imita, dit Ausone fils, dans l'éloge qu'il a laissé dans ses œuvres de ce grand Médecin, natif de Bazas, et qui exerça sa profession dans Bordeaux.

rantes pour des hommes appelés à exercer la plus noble des professions ; sa douceur, son caractère, toujours égal dans le commerce de la vie, le rendaient cher à tous ceux qui le connaissaient : il faisait consister la félicité à ne jamais désirer ce qui ne pouvait procurer le bonheur ; attentif à ménager la réputation d'autrui, il s'imposait un silence religieux, quand les vérités qu'il savait pouvaient être désavantageuses ; doué, enfin, de mœurs simples et innocentes, cet homme admirable, mais trop peu imité, coula des jours longs, heureux et tranquilles, sous l'empire de la vertu.

Tel était le plan de ce Cours, susceptible peut-être d'offrir quelque intérêt, à ne le considérer que sous le rapport des matières qui devaient en être l'objet : l'exactitude et l'assiduité que nous nous étions toujours piqués de mettre dans nos devoirs, étaient un sûr garant de celles que nous continuerions à y apporter, et le passé répondait ici pour l'avenir. Si ce Cours n'a donc pas été fait, qu'on ne l'attribue point à aucune mauvaise volonté de notre part, mais à l'autorité supérieure qui s'en mêla : à peine étions-nous en place, à peine commencions-nous à en remplir les fonctions, qu'une lettre émanée du Ministère de l'intérieur, disons mieux, de ses Bureaux, empêcha que ce Cours n'eût lieu. Nous ne cherchâmes point à connaître la main qui lançait le coup; cette découverte inutile nous eût inspiré peut-être quelque sentiment de haine pour l'auteur, et ce sentiment serait pour nous un poids trop pénible à supporter. Nous nous bornâmes donc au seul parti honnête et toujours permis, et nous nous contentâmes de faire des réclamations qui nous paraissaient d'autant plus justes et plus légitimes, que les motifs en étaient pris dans la loi même, et que nous nous regardions comptables dans notre place, à celui qui nous succéderait un jour, de tous nos efforts, pour la lui transmettre avec les priviléges honorables dont elle avait joui. Espérons que ces réclamations ne seront point vaines auprès des hommes sages placés à la tête de l'instruction publique, et que la justice que nous invoquons nous sera enfin rendue.

AVERTISSEMENT.

L'Essai de Matière médicale et de Thérapeutique que j'annonce, est tiré de mes Cours particuliers de Médecine : le titre que j'ai pris, donne à entendre déjà que mon dessein n'a point été de traiter, dans toute leur étendue, de ces deux branches si essentielles de l'art de guérir. Mon objet principal a été, 1.° d'exposer à ce sujet des idées générales, que je me propose avec le temps de développer ; 2.° de parler de cinq remèdes les plus usités, qui sont la saignée, les émétiques, les purgatifs, les vésicatoires, le quinquina, et de les considérer sous leur rapport véritablement utile à la science, et le plus intéressant pour les Médecins qui pratiquent leur art sans prévention et sans système. Les recherches variées auxquelles chacun de ces remèdes a donné lieu, devaient amener le développement de plusieurs points de doctrine importans dont les auteurs ont parlé; mais qui, se trouvant répandus souvent sans fruit dans leurs ouvrages, sont ici réunis comme dans un tableau pour l'avantage des lecteurs. Je préviens, d'ailleurs, que c'est moins pour des hommes faits en Médecine, que pour des commençans que j'ai travaillé. Je n'ai point oublié qu'autrefois je fus Étudiant, qu'autrefois j'ai appartenu à ce corps si intéressant que j'ai toujours estimé, toujours chéri; j'offre cet hommage à MM. les Élèves. Depuis dix années, tous les jours, ma plus douce occupation est de leur être utile par une assiduité constante dans les fonctions de ma place; puissé-je le leur être encore par cet Essai! L'accueil dont ils l'honoreront, engagera l'auteur à publier deux Traités élémentaires de Physiologie et de Médecine-Pratique, qui sont prêts à voir le jour.

ESSAI

DE

MATIÈRE MÉDICALE

ET DE

THÉRAPEUTIQUE.

CHAPITRE PREMIER.

De la Matière Médicale.

On sait que le grand Haller consigna dans ses Élémens de Physiologie, tout ce qu'il y avait de connu de son temps sur la structure et les fonctions des organes qui constituent le corps des animaux; on sait encore que, sous le même point de vue, Van-Swieten rassembla les faits de pratique épars dans un grand nombre d'auteurs sur la nature et la guérison des maladies.

Hermann (1), Geoffroy (2), Lewis (3), Car-

(1) Hermann, *Cinosura materiæ medicæ.*

(2) Geoffroy, *Tractatus de materia medica.*

(3) Lewis, *An experimental history of the materia medica.*

THEUSER (1), LIEUTAUD (2) et autres, essayèrent de faire pour la Matière médicale, ce qui avait été exécuté pour la Physiologie et la Pathologie, sans parvenir au but qu'ils s'étaient proposés; ou leurs ouvrages trop immenses sont restés incomplets, ou trop occupés de l'analyse et des propriétés chimiques des substances médicamenteuses, les auteurs n'ont point assez insisté sur l'observation clinique, et leur travail n'offre pas assez de rapprochemens avec la pratique de la Médecine, ou ils ont péché dans un sens contraire, en négligeant les lumières que fournissent l'Histoire naturelle et la Chimie pour connaître les vertus des médicamens.

VOGEL (3), qui distingua trois sortes de substances médicamenteuses, celles dont on se sert communément, celles que l'on n'emploie que rarement et celles qui sont presque rejetées, *usitatæ*, *infrequentes*, *obsoletæ*, donna, à l'article de chacun des remèdes, le résultat des meilleures observations sur ses vertus; mais son ouvrage seul ne pourrait jamais apprendre aux commençans ce qu'ils doivent savoir sur les médicamens.

---

(1) CARTHEUSER, *Fundamenta materiæ medicæ*.

(2) LIEUTAUD, Précis de Matière médicale.

(3) VOGEL, *Historia materiæ medicæ*.

CRANTZ (1), qui a réuni plus d'objets dans sa Matière médicale que VOGEL, a négligé de parler de leurs vertus en général.

SPIELMANN (2) n'a pas assez multiplié leurs divisions : un jeune Médecin qui n'étudierait que cet auteur, serait très-embarrassé pour le choix des médicamens.

BERGIUS (3) n'a parlé que des végétaux, et il a été beaucoup plus long sur la partie Botanique. Il laisse à désirer que la partie la plus importante relative aux propriétés médicinales eût été plus étendue.

Dans son Traité sur les médicamens, M. DE LAMURE présente des réflexions sur l'usage de plusieurs remèdes généraux ou particuliers ; mais l'Histoire naturelle y est négligée ; on n'y reconnaît point l'état des connaissances chimiques nécessaires aujourd'hui pour bien faire l'histoire des substances médicamenteuses ; enfin, ce traité manque aussi du côté de la Pharmacie et des préparations pharmaceutiques.

Dans un Précis de Matière médicale, VENEL voulant éviter de surcharger la mémoire des

---

(1) CRANTZ, *Materia medica et chirurgica.*

(2) SPIELMANN, *Institutiones materiæ medicæ.* Cet auteur n'admet que huit sortes de médicamens, qui sont : *nutrientia, roborantia, emollientia, irritantia, sopientia, attenuantia, absorbentia, evacuantia.*

(3) BERGIUS, *Materia medica è regno vegetabili.*

jeunes Médecins pour lesquels il travaillait, d'une foule de médicamens qu'il regardait comme inutiles, ne s'est guère attaché qu'à ceux qui ont une efficacité réelle, ou qu'il est nécessaire de connaître pour en proscrire l'usage; mais les notions qu'il donne sont trop succinctes pour fournir une instruction complète. Ce Précis offre, d'ailleurs, un avantage dont on est redevable à CARRÈRE, celui de présenter, à côté de presque tous les remèdes, l'indication des ouvrages qui ont été écrits sur chacun d'eux.

Dans un ouvrage qui a pour titre l'Art de connaître et d'employer les médicamens, FOURCROY, après avoir démontré toute l'utilité des sciences accessoires et de l'observation, pour reconnaître et constater les propriétés des médicamens, s'occupe de la manière d'agir de ces substances, que peut-être on peut lui reprocher d'attribuer trop souvent à leurs propriétés physiques, telles que leur forme et leur pesanteur, etc.; examine leur action sur les différens systèmes de l'économie animale, et les classe relativement à cette manière d'agir; parle de leurs effets généraux, de leurs indications et contr'indications, et du mode général de les administrer: la manière dont l'auteur a traité ces différentes parties, fait regretter justement qu'il n'ait point terminé son travail.

Le plan que suit CULLEN, dans son Traité de Matière médicale, serait assez méthodique; ce Professeur, admettant une indication générale à remplir dans chaque maladie, prend pour base de son système le rapport des propriétés médicinales des différentes substances dont la Médecine peut se servir, et classe toutes ces substances d'après l'indication qui se présente; mais n'a-t-on pas lieu d'être étonné que celui qui renversa l'édifice antique de la Médecine humorale, admette des médicamens atténuans, des épaississans, des acides, des anti-alcalins ! D'ailleurs, il se livre à de longues et diffuses discussions sur la manière d'agir des médicamens, et néglige trop souvent la question de leur indication et contr'indication.

La Matière médicale de DESBOIS DE ROCHEFORT, à laquelle sont à peu près réduits MM. les Élèves, et qu'on leur vante comme étant celle qui peut les guider le plus sûrement dans la pratique, n'est pas sans doute sans mérite et peut être consultée avec fruit. Il est fâcheux que l'auteur, fort éloigné d'être à la hauteur des connaissances que l'on doit à la Physique et à la Chimie, partage les erreurs et les préjugés des anciens à l'égard des propriétés médicamenteuses de certaines substances, comme on peut s'en convaincre par ce qu'il dit au sujet du soufre, du fer, des yeux d'écrevisses, du fiel des animaux, du blanc de baleine, de la colle de peau d'âne, etc.

En outre, il admet les demi-métaux qu'on ne connaît plus aujourd'hui, ainsi que les vains mots de règnes animal, végétal et minéral, que les grands Naturalistes de nos jours ont proscrit.

Ce dernier reproche est applicable à l'auteur d'un ouvrage qui a pour titre : Nouveaux Élémens de Thérapeutique et de Matière médicale (1). Nourri à l'école du solidisme, l'auteur s'attache à renverser la doctrine des Thérapeutes, qu'il désigne comme une science d'erreurs, pour y substituer ce qu'il appelle les grandes vérités de la science. La Thérapeutique, suivant lui, doit faire abnégation de toute hypothèse, et l'auteur en soutient une bien extraordi-

(1) Au lieu de s'assujettir, comme il l'a fait, à une marche monotone, n'eut-il pas été plus convenable de ranger les remèdes, d'après l'intensité bien appréciée de leur action ? De plus, ce Médecin, d'ailleurs estimable et doué de beaucoup de mérite, s'étend singulièrement, en plusieurs endroits de son ouvrage, sur l'Histoire naturelle et la Symptomatologie : sans doute les détails dans lesquels il est entré à cet égard sont très-intéressans; mais contribuent-ils à la bonté d'une Thérapeutique, et les applications qu'on y fait de ces sciences, ne sont-elles pas indiscrètes, quand elles sont réitérées ou trop étendues ?

naire, celle qui reconnaît exclusivement l'action des solides; conformément à son système, les remèdes dont il parle dans le cours de son ouvrage, et les formules par lesquelles il le termine, sont classés d'après l'influence spéciale des substances médicamenteuses sur tel ou tel organe; en sorte que par-là il fait d'un seul coup le procès à cette foule de Médecins recommandables, depuis HIPPOCRATE jusqu'à nous, qui, ennemis de toute doctrine exclusive et uniquement guidés par le flambeau de l'observation et de l'expérience, se sont accordés de tous les temps pour attribuer aux solides et aux fluides une part active dans l'étiologie des maladies.

En examinant les auteurs qui ont traité la Matière médicale d'une manière plus utile pour les Élèves, on peut les réduire à trois classes; les uns ont rangé les médicamens par ordre d'Histoire naturelle, ils sont souvent plus Naturalistes que Médecins (1): d'autres ont divisé les remèdes par leurs propriétés chimiques; mais, comme l'observe FOURCROY,

(1) Je mets dans cette classe PEYRILHE : son Traité est moins une Matière médicale qu'un cours d'Histoire naturelle des médicamens. L'auteur s'étend peu sur leurs vertus, il suit le système de LINNÉ, dont il se montre l'admirateur, et range les remèdes d'après les classes du célèbre Professeur d'Upsal.

l'action de ces substances ne répondant pas toujours exactement à la nature des principes qu'on en extrait par l'analyse, et cette partie importante de la Chimie n'ayant pas acquis, à beaucoup près, la perfection dont elle est susceptible, le travail de ces Chimistes ne remplit point entièrement l'objet qu'on doit se proposer dans l'étude de la Matière médicale : enfin, une troisième classe d'auteurs a fait l'histoire des médicamens d'après leurs propriétés médicinales, ou les effets qu'ils produisent sur l'économie animale ; cette méthode est sans contredit la plus immédiatement utile, et c'est sous ce point de vue que, considérant nous-mêmes la Matière médicale, dans nos conférences particulières avec MM. les Élèves, nous divisions les médicamens en évacuans, en altérans et en spécifiques.

Nous n'avons pas besoin de nous expliquer sur les premiers de ces remèdes, dont tout le monde connaît la définition.

Quant aux seconds, nous n'hésitions point à attacher au mot *altérans*, l'idée qu'on doit en avoir et qu'on en a toujours eue, celle de ces médicamens qui possèdent la propriété de changer l'état morbide des solides et des humeurs (1), sans produire des évacuations

(1) Il n'est aucun remède altérant dont l'action sur les

sensibles, et nous étions loin de penser, surtout, que ces dernières fussent réduites à ne jouer dans l'économie vivante qu'un rôle absolument inerte et passif.

Et, en effet, sans parler ici des expériences qui ont été faites, ou des observations recueillies par les auteurs (1), qui sont con-

---

solides n'opère sur les humeurs quelques changemens; pour s'en convaincre, il ne faudrait que considérer un instant ce qui se passe dans les capillaires sanguins, lorsqu'on les touche avec le plus simple irritant; tout est si bien ordonné dans cette dernière série vasculaire, que les globules circulans paraissent être appropriés aux vaisseaux qui les charient, comme ceux-ci le sont aux globules qui les parcourent. Par-tout on observe une réciprocité d'action nécessaire à la communication de la vie et des opérations qui en résultent.

Un médicament ne peut donc point agir sur un vaisseau, sans que nécessairement il opère un changement sur le liquide qu'il renferme, il ne peut point atténuer ou délayer une humeur arrêtée, sans que préliminairement il ne stimule ou ne relâche les parois du vaisseau où elle est.

(1) Schulze, ayant ouvert l'artère crurale dans un chien vivant, versa, dans la gueule de cet animal, une ou deux gouttes de la liqueur styptique de Dippel, et dans l'instant même le sang cessa de couler, et forma un caillot qui boucha l'ouverture de l'artère. Stahl parle d'une fille épileptique a qui l'on avait tenté en vain, à plusieurs reprises, d'ouvrir la veine; enfin, le Chirurgien ouvrit le vaisseau dans le sens longitudinal,

cluantes pour la vitalité des fluides, cette vérité paraît encore bien établie par la correspondance qui les enchaîne avec les solides, par les rapports qui les unissent ensemble, et par cette harmonie admirable que tous les

---

et tira avec des pincettes un cylindre de sang entièrement figé et coagulé. Les observations curieuses de HUNTER, ont prouvé que le sang était pénétré d'une force par laquelle il tend puissamment à s'organiser et à former des produits disposés de la même manière que les vaisseaux. D'autre part, SCHWENCKE avait remarqué que la décoction du marrube blanc, étant mêlée avec le sang, le rendait beaucoup plus rouge et plus fluide que ne fait même l'ammoniaque. VAN-SWIETEN s'était convaincu que la scammonée, prise intérieurement, établissait une dissolution dans le sang avec des évacuations de matière séreuse. MORGAGNI avait observé une épidémie de fièvres malignes, qui présentait le sang tantôt en dissolution et tantôt fortement coagulé, quoique ces maladies, parfaitement les mêmes, fussent accompagnées des mêmes symptômes et cédassent au même mode de traitement.

Mais, indépendamment de ces phénomènes qu'on ne peut expliquer par des principes purement physiques, ne suffirait-il pas de ce degré de chaleur à peu près le même que les corps vivans conservent dans les plus grandes variations de la température de l'atmosphère; des altérations singulières qu'éprouvent soudainement les humeurs dans de violentes passions de l'âme; de l'organisation diverse des sucs pour la réparation nutritive des différentes parties du corps; de la faculté génératrice imprimée à l'humeur séminale, etc., etc., pour ne pouvoir révoquer en doute la vitalité du sang et des humeurs?

deux conservent, soit dans l'état sain, soit dans celui de maladie, sous la dépendance d'un même principe qui les anime.

SPIGEL avait remarqué, le premier, que le sang était ordinairement peu concrescible dans les hommes qui ont le tissu de la peau rare et délié, au lieu que ce fluide est plus coagulable et plus dense, chez ceux dont la peau est compacte et serrée.

Que l'on observe ce qui se passe dans une fièvre aiguë inflammatoire, le temps de crudité dans les humeurs est accompagné constamment d'un état de spasme, d'irritation vive, de tension dans les solides; ce n'est que lorsque la coction s'établit et que le résidu de cette coction se manifeste, soit dans les urines plus chargées, soit dans les sueurs abondantes et épaisses, soit dans les crachats devenus plus consistans, homogènes et puriformes; ce n'est qu'alors, dis-je, que la détente des parties se fait, que le pouls s'amollit et que les organes enflammés deviennent sensiblement perméables. Il en est de même des fièvres qui surviennent aux grandes blessures; les solides se relâchent en même temps que les bords de la plaie s'amollissent et s'humectent.

On trouve encore d'autres exemples de cette correspondance qui unit harmoniquement les solides et les fluides, dans les affections névropathiques et scorbutiques qui se réunissent fréquemment chez un même sujet, ainsi que dans les maladies muqueuses et lymphatiques où l'on voit l'affection corrélative des humeurs se lier à la lenteur des mouvemens vitaux, à l'atonie de la fibre, au défaut de réaction de tout le système.

D'où nous croyons pouvoir conclure que les fluides, comme les solides, sont également sous l'influence du principe de la vie, que les affections des uns se lient nécessairement à celles des autres, et que c'est bien gratuitement qu'on s'est plu de nos jours à ne vouloir exclusivement reconnaître que les maladies dépendantes de la lésion seule des solides.

Nous avons parlé d'une troisième classe de remèdes, les spécifiques, que nous faisions entrer dans notre division des médicamens. Si par ce mot on ne voulait entendre que des substances médicamenteuses spécifiquement propres à une maladie particulière, qui aient la propriété de la guérir chez tous les individus, dans tous les temps et dans tous les lieux, sans doute il n'existe point de spécifiques en Médecine; mais on doit comprendre seulement, sous cette dénomination, les médicamens dont la vertu est telle, qu'ils sont plus efficaces contre certaines maladies déterminées, que d'autres, ou bien ceux en qui une longue expérience a fait connaître la propriété qu'ils avaient de produire des effets favorables dans certaines maladies (1).

Observez cependant que la vertu de tous ces médicamens, décorés du titre de spécifiques, n'est jamais que relative; que bornés et limités à certaines dispositions, à certaines circonstances, l'emploi de ces remèdes demande d'être réglé par une méthode convenable, et par les lumières d'un Médecin sage, qui connaisse les causes de la maladie, sache en distinguer les différens temps, et fasse coïncider, avec ces mêmes remèdes, l'usage de toutes les choses qui peuvent en assurer les bons effets.

A mesure que, parcourant successivement les trois séries de médicamens, les évacuans, les altérans et les spécifiques, nous examinions leur manière d'agir sur l'économie animale, nous avions soin de parler de leurs indications et de leurs contre-indications, de leurs effets généraux, des moyens de les augmenter, de les adoucir ou de les modifier, du mode de leur administration; n'oubliant point, en même temps, de nous étayer

(1) Ainsi, le quinquina est le spécifique des fièvres, l'opium des douleurs, le mercure des maladies vénériennes, l'ipécacuanha de la dysenterie.

de tous les secours et de toutes les lumières que pouvaient nous fournir à cet égard l'Histoire naturelle, l'analyse chimique et l'observation clinique.

N'est-ce pas, en effet, à la réunion de ces sciences que nous sommes redevables de tant de médicamens nouveaux, qui, depuis peu d'années, ont enrichi l'art de guérir ; et, sans prétendre les énumérer tous ici, n'est-ce pas à cet heureux concours que nous devons la découverte de la ciguë, de l'aconit, de la belladone contre les engorgemens squirreux des glandes; de la jusquiame, de la pomme épineuse contre l'épilepsie, les convulsions et autres affections spasmodiques ; de la limonade nitrique et des préparations d'or contre la syphilis ; de la douce-amère et du rhus radicans (1) contre les affections dartreuses; des muriates de chaux et de baryte (2)

(1) Voyez le Mémoire de M. Dufresnoy sur cette plante : les praticiens reconnaissent tous les jours la vertu anti-dartreuse de son extrait.

(2) Crawfort, Médecin Anglais, soupçonna des vertus médicales au muriate de baryte, et l'ayant essayé contre les maladies scrofuleuses, en obtint des guérisons parfaites. D'après son exemple, les Médecins Français en ont fait une heureuse application aux affections de ce genre ; mais la sensation d'âcreté que ce sel laisse à la gorge, et la chaleur brûlante qu'il détermine sur l'estomac, ne

contre les vices de la lymphe; du colombo (1) contre les vomissemens; de l'écorce de racine de mûrier contre les vers (2); de la digitale pourprée (3) contre l'hydropisie, etc.

Mais de ces trois sciences nécessaires à l'étude de la Matière médicale, (l'Histoire naturelle, la Chimie et l'observation des effets des médicamens sur le corps humain faite au lit des malades), il faut convenir que cette dernière est bien plus importante et bien autrement utile, on peut même dire qu'à la rigueur elle suffirait seule pour guider le Médecin dans l'administration des remèdes; en effet, l'on remarquera que ce n'est jamais d'après les propriétés chimiques seules, ni l'histoire

---

permettent pas de douter qu'il ne soit très-actif et ne demande beaucoup de ménagemens dans son administration.

(1) Les observations de MM. Jonhtson, Percival, Haigarth, Bertrand de la Grésie, Chrestien, ont consacré la propriété anti-émétique de cette racine.

(2) Raymond, de Marseille, a plusieurs fois combattu avec avantage le ténia, en conseillant de grandes doses d'huile d'olive ou d'amandes douces, et en faisant prendre l'écorce de racine de mûrier femelle, réduite en poudre, à la dose de deux drachmes. Mémoires de la Société de Médecine, ann. 1777-1778.

(3) Trousset, Médecin de Grenoble, a donné un très-bon Mémoire sur l'emploi de cette substance contre l'hydro-thorax.

naturelle d'une substance, que les praticiens l'emploient comme médicament, et ils comptent bien plus sur les observations de ceux qui les ont précédés, que sur toutes les idées théoriques des Naturalistes et des Chimistes. Il est vrai que cette manière d'étudier la Matière médicale, par l'analyse et l'observation clinique, est plus longue ; mais il y a moyen de l'abréger, en étudiant les propriétés des remèdes dans les ouvrages des Médecins observateurs, sur-tout les monographes, et dans les conversations fréquentes avec les praticiens qui ont exercé la Médecine avec gloire pendant long-temps. En attendant que leur objet soit rempli, les jeunes Médecins ne doivent point oublier l'excellent conseil que leur donne Fourcroy, celui de n'employer que peu de remèdes, de confier le plus souvent à la nature ce qu'ils ne feraient que très-mal avec les médicamens, et de se souvenir que les plus grands praticiens ont presque toujours eu à se louer davantage de la Médecine expectante que de la Médecine agissante.

CHAPITRE SECOND.

De la Thérapeutique.

La Thérapeutique est la science de la cure des maladies ; elle suppose, dans le Médecin qui la possède, les connaissances préliminaires de la Pathologie et de la Matière médicale ; en effet, comment pouvoir traiter une maladie, si on est hors d'état de la connaître et de la juger ? Comment, cette maladie supposée connue, pouvoir administrer les remèdes propres à la combattre, dans la forme et la méthode convenables, si préalablement on n'est bien instruit des vertus de ces mêmes remèdes ?

La Thérapeutique fait partie de la Médecine-pratique, dont elle n'est séparée, ainsi que la Pathologie, la Séméiotique, la Matière médicale, que par abstraction ; toutes ces sciences particulières, d'après leur origine, sont des résultats de l'art de guérir, que le praticien ne sépare pas auprès du lit des malades, mais que l'on enseigne séparément pour ne pas trop charger l'esprit des commençans, en leur présentant tout à la fois l'ensemble de la science.

On a divisé la Thérapeutique en interne et en externe : la première, est la science relative aux maladies internes, l'autre s'occupe des maladies qui siégent à l'extérieur ; mais cette division me paraît fausse et inutile, attendu que, dans la Chirurgie, c'est bien plutôt à la nature des moyens employés qu'on a égard, qu'au siége interne ou externe des maladies.

Nous diviserons, avec plus de raison et d'une manière plus utile, la Thérapeutique en deux branches ; l'une, qui nous enseigne les principes d'après lesquels on peut déterminer, suivre et exécuter le traitement d'une maladie ; l'autre, qui nous instruit des règles dans l'administration des remèdes et des formes sous lesquels ils doivent être prescrits : la première comprend les indications, la seconde est connue sous le nom d'art de formuler ou de faire des recettes. Il ne suffit pas de connaître les vertus des remèdes ; on conçoit que ces derniers doivent être encore administrés sous diverses formes, d'après le degré de la maladie, le tempérament, le goût, les habitudes et autres circonstances qui peuvent se rencontrer chez les individus.

J'ai déjà dit que la cure scientifique d'une maladie, suppose la connaissance de cette maladie. Chaque maladie exige une cure particulière, et il est par conséquent nécessaire de savoir quels sont les phénomènes qui nous indiquent d'employer telle ou telle cure.

Lorsque les phénomènes des maladies nous indiquent la cure qui leur convient, on les appelle indicans.

La conclusion que nous tirons des indicans, s'appelle indication : on entend par indication la connaissance de ce qu'il faut prescrire aux malades. Vallesius la définit, à mon avis, d'une manière plus énergique, *insinuatio agendorum* (1), une insinuation de ce qu'il faut faire. En effet, lorsque le Médecin applique les sens de l'esprit, bien plus que ceux du corps, aux phénomènes d'une maladie pour en découvrir la nature, les réflexions qui naissent de ses recherches, lui suggèrent, lui insinuent l'idée de faire telle ou telle chose, d'employer tels ou tels moyens curatifs.

Les remèdes que les indicans nous annoncent, comme propres à remplir l'indication, s'appellent les indiqués: l'indication et les indiqués sont renfermés dans les indicans; on ne les en sépare que par abstraction.

L'indication est souvent accompagnée de circonstances qui la favorisent et la confirment de plus en plus dans l'esprit du Médecin : on désigne alors ces circonstances sous le

---

(1) *Methodus medendi, lib. I, cap. I.*

nom de co-indication; souvent aussi ces circonstances sont contraires à l'indication, et loin de lui être favorables elles la détruisent; celles-ci prennent alors le nom de contre-indication, à raison de ce peu de rapport. Quelquefois encore, non-seulement tout est défavorable à l'indication, mais les circonstances concomitantes lui répugnent entièrement; on dit alors qu'il y a corrépugnance. Confirmons ces dénominations par un exemple où tous ces cas se rencontrent: nous le puiserons dans les Instituts de Médecine de Petit-Radel. Un homme est atteint du calcul, l'indication suggère naturellement de le lui soustraire, et désigne, pour y parvenir, les médicamens lithontriptiques ou l'opération. Cet homme est jeune et vigoureux; ces circonstances sont autant de raisons en faveur de la résolution qu'on a prise, et constituent ce qu'on appelle l'indicant; la saison est favorable à l'opération, si c'est le moyen qu'on préfère: nouvelle circonstance qui fait ce qu'on appelle co-indication. Mais le malade est âgé, infirme et sujet à la goutte, voilà des incidens auxquels le Médecin ne devait point s'attendre, et qui, n'étant point entrés dans son plan, constituent la contre-indication; non-seulement les choses sont ainsi, mais il y a de plus une petite fièvre lente qui mine peu à peu le malade, cette dernière circonstance est ce qu'on appelle la corrépugnance ; elle détourne entièrement du parti que l'indication suggère, et qui tournerait entièrement au détriment du malade, si on le mettait à exécution.

Je distingue deux sortes d'indications, les indications actives et les indications passives. Les premières en comprennent trois espèces, l'indication prophylactique ou préservative, l'indication curative ou radicale, et l'indication urgente, mitigative ou palliative. La première, ou l'indication prophylactique, a pour objet de prévenir les maladies et d'empêcher qu'elles ne se forment; la seconde, enseigne à les guérir; la troisième, traite des moyens d'adoucir les symptômes lorsqu'ils sont trop violens pour pouvoir être négligés jusqu'à la fin de la maladie.

Les indications passives se subdivisent en indications contemplatives et en indications négatives. Contraint par les premières de rester dans l'inaction, le Médecin contemple en silence la révolution qui va s'opérer ; toute action de sa part serait coupable, et pourrait peut-être occasioner la mort du malade, en troublant des mouvemens salutaires et critiques: par les secondes, le Médecin est averti de ne rien faire dans certains cas, l'expérience lui ayant prouvé qu'il existait des affections ou incurables par leur nature, ou que l'on ne pouvait traiter et guérir sans s'exposer à des suites fâcheuses et souvent mortelles pour les individus.

Je reviens aux indications actives. Parmi les causes des maladies il en est qui sont prochaines, et dont la présence détermine essentiellement les maladies, et d'autres qui ne font qu'y disposer et en favoriser à la longue le développement. L'indication prophylactique a pour objet de combattre et de détruire ces dernières, afin de prévenir l'affection morbide qui pourrait en être le résultat. Ces causes éloignées sont en grand nombre; mais pour nous borner à un exemple, supposons l'indication prophylactique qui nous est fournie par un état de pléthore ou par la présence d'humeurs âcres et dégénérées dans le sang ; on conçoit que de cet état de pléthore dans le système, de ce dérangement de secrétions s'ensuivra tôt ou tard la maladie, si on n'a soin de la prévenir en combattant les causes éloignées qui peuvent la faire naître, et en faisant tenir un régime entièrement opposé aux effets qu'elle pourrait produire : de cette manière, la cause prochaine ou continente, privée de son aliment qui ne peut avoir aucun pouvoir, reste sans action.

L'indication curative se rapporte à la cause prochaine ou continente de la maladie qu'elle se propose de combattre et de détruire. Cette cause prochaine est d'autant plus importante à connaître, qu'elle est intimement liée à la maladie elle-même, en sorte que l'une ne peut exister sans l'autre, et que la destruction de l'une amène nécessairement aussi la destruction de l'autre, suivant ces paroles remarquables de BOERHAAVE : *hujus præsentia ponit, continuat morbum, hujus absentia cum tollit*; aussi, ajoutait ce Médecin célèbre, est-elle précieuse et indispensable à découvrir pour le succès du traitement : *hinc inquisitu utilissima, maxime necessaria* (1).

Car, comme l'on travaillerait en vain, dit un auteur moderne, à faire périr un arbre

(1) Ainsi, le Médecin calme l'irritation du genre nerveux, adoucit et évacue une bile âcre, combat un état d'inflammation, corrige, par des spécifiques, un virus dont la présence excitait des épiphénomènes graves, et, par des moyens sages que l'expérience a consacrés, porte le calme et rétablit l'équilibre dans toutes les parties du système vivant; ainsi, le Chirurgien délivre l'individu souffrant des douleurs intolérables du calcul par la lithotomie; réduit une hernie par le taxis; remédie à une fracture par l'extension, la contre-extension et la coaptation des parties fracturées; dilate des canaux resserrés à l'aide d'un corps étranger qu'il y introduit, et dont il augmente graduellement le diamètre et la grosseur.

en lui ôtant successivement ses épines et ses feuilles ; de même on chercherait infructueusement à détruire une maladie quelconque, si l'on se contentait de remédier aux symptômes à mesure qu'ils paraissent, sans avoir aucun égard à la cause prochaine d'où ils dérivent. Cette Médecine, qui ne s'attache qu'aux symptômes et néglige la cause, est la Médecine qu'exercent les Empiriques, les gardes malades, les Médecins même d'un ordre vulgaire, qui s'en laissent imposer par les formes et les apparences d'une maladie, s'arrêtant ainsi à l'écorce sans pénétrer jusqu'au fond.

Toutefois il est une Médecine symptomatique qu'il ne faut point négliger, lorsqu'elle rentre sous le domaine des indications actives du troisième ordre, je veux parler de l'indication mitigative, palliative : je m'explique.

Les symptômes dépendent de la maladie, comme les effets dépendent de la cause; de là vient que les moyens qui guérissent la maladie, peuvent parfaitement guérir les symptômes, et que ces derniers n'ont jamais d'indications purement curatives qui soient différentes de celles de la maladie qu'ils suivent; mais si les symptômes sont urgens, s'ils tourmentent le malade, ou par leur violence, ou par leur continuité, et s'opposent par-là à l'emploi et à l'efficacité des remèdes convenables à la maladie, on sent qu'alors il est nécessaire de recourir à des moyens qui les mitigent et les pallient; d'où l'on voit qu'il existe une indication mitigative ou palliative qui est déduite des symptômes les plus urgens; le traitement est imparfait, parce que ne s'attachant qu'aux symptômes de la maladie, l'homme de l'art cherche à en atténuer la violence, pour revenir ensuite à la cause qu'il avait laissée temporairement de côté comme étant moins urgente. Ces symptômes peuvent varier à l'infini, tantôt c'est une soif ardente et inextinguible qu'il faut tempérer, ou une toux férine et convulsive qu'il est indispensable de calmer; tantôt une douleur atroce qui, pendant le cours d'une maladie, s'élève au point de troubler, d'enrayer les mouvemens salutaires et critiques de la nature; tantôt une hémorragie qu'il faut s'attacher à arrêter, si l'on ne veut s'exposer à voir le sujet perdre ses forces et périr promptement; et, pour achever de rendre la chose sensible par l'exemple de l'affection calculeuse que j'ai déjà cité, son traitement radical consiste à extraire la pierre; mais les circonstances ne permettront pas de mettre cette indication à exécution, la saison, l'âge du malade, sa faiblesse, ou une fièvre qui s'y mêle, s'y opposent. Dans ce cas, les accidens qui existent demandent qu'on se tourne vers les moyens qui peuvent les dissiper, jusqu'à ce que les circonstances convenables à l'opération se présentent. Ces moyens pallient la maladie, mais ne la guérissent pas; elle reste toujours la même, et tellement la même, que les symptômes reparaissent du moment où l'on cesse tous les remèdes.

Il résulte de ce que je viens de dire, qu'il existe deux sortes d'indications, les indications passives et les indications actives ; que celles-ci sont d'un intérêt général, et bien autrement importantes que les premières ; que même parmi les indications actives, l'indication curative ou radicale mérite d'occuper le premier rang, parce qu'elle se propose pour but la guérison du malade qui est l'objet précieux des vœux du Médecin ; mais en dirigeant ses efforts vers cette cause prochaine et plus ou moins cachée des maladies qui constitue la base fondamentale du traitement, celui-ci, jaloux d'atteindre la perfection de son art, ne négligera point de s'étayer d'autres connaissances indispensables propres à assurer les succès de sa pratique, par leur influence sur les moyens thérapeutiques qu'il met en usage et les modifications qu'elles y apportent.

Ainsi, il s'attachera soigneusement à la

recherche des parties affectées ; on sait qu'un viscère membraneux fournit d'autres indications qu'un viscère parenchymateux.

Il aura égard aux temps ou périodes des maladies ; car, tel remède qui convient dans un temps, ne convient pas dans un autre ; et, comme nous aurons occasion de le voir, la saignée, l'émétique, qui sont indiqués au commencement d'une maladie, cessent de l'être au milieu et à la fin de sa marche.

Il prendra également en considération la différence des âges, des sexes, les tempéramens et l'idiosynchrasie particulière des individus ; les effets de l'habitude sur le corps humain, les appétits du malade, le régime de vie qu'il menait, le genre de profession qu'il exercait, etc.

Il étudiera avec soin les saisons de l'année, la constitution régnante de l'atmosphère, et s'appliquera à bien connaître le climat où il pratique, l'exposition du sol où il vit, la nature des eaux qui l'arrosent, la direction des vents qui y soufflent (1).

---

(1) Écoutons ce qu'adressait à ce sujet le divin vieillard aux Médecins de tous les âges et de tous les temps.

« Le Médecin qui arrive dans une ville qu'il ne connaît « pas, doit d'abord considérer son site, car il y a une « bien grande différence entre une ville qui est située

Muni de ces précieuses lumières, le Médecin parviendra bien mieux à découvrir la nature d'une maladie, soit générale, soit particulière, il ne restera point indécis sur les remèdes qu'il doit employer, et sera à l'abri de commettre des fautes graves.

« au Nord et celle qui est au Midi, entre celle qui est « au Levant et celle qui est au Couchant; cela lui étant « bien connu, il doit fixer son attention sur les eaux, « examiner si elles sont marécageuses, si elles vien- « nent des montagnes et des rochers, si elles sont salées « ou crues, légères ou pesantes : ensuite il doit consi- « dérer le terroir et voir s'il est nu et sec, ou couvert « et humide; s'il est dans un fond et étouffé, ou élevé « et froid; si les vents qui y règnent soufflent du côté « du Nord ou du côté du Midi, (*aquilonares*, *vel* « *austri*); il considérera encore le régime des habitans; « s'ils sont grands buveurs et grands mangeurs, paresseux « ou laborieux et adonnés aux exercices. »

Quelles leçons sages et utiles ! Et combien elles étaient dignes de l'auteur du traité immortel *De aëre, aquis et locis*, et de l'historien célèbre qui décrivit, avec autant de force que de vérité, les mœurs, le caractère, les coutumes, le tempérament, les maladies des Macrocéphales, des habitans du pays de Phase, et autres peuples de l'Europe et de l'Asie.

CHAPITRE TROISIÈME.

De la Saignée.

On entend par saignée cette opération par laquelle on tire du sang d'un vaisseau, et on la divise en phlébotomie et en artériotomie, suivant que le vaisseau ouvert est veineux ou artériel.

Le plus souvent on ne désigne par ce mot que l'ouverture faite à la veine, et c'est dans ce sens que nous devrons être entendus, lorsque nous nous servirons du mot saignée simplement; c'est d'elle ou de la phlébotomie que nous nous occuperons d'abord, passant ensuite successivement aux autres procédés pour tirer du sang.

SECTION PREMIÈRE.

DE LA PHLÉBOTOMIE.

§. I.er

Il sera toujours difficile d'assigner une époque précise à l'origine de la saignée. Il est naturel de penser que les hommes durent apercevoir de bonne heure les avantages qui résultaient des hémorragies excitées par les efforts critiques de la nature, ou même occasionées par des plaies accidentelles, et qu'il dut nécessairement naître dans leur idée d'imiter la nature ou le hasard, dans les cas qui leur paraîtraient semblables.

Il est naturel de penser encore que les cas où la saignée était pratiquée dans les premiers âges du monde, furent restreints à un petit nombre, jusqu'à l'époque où la Médecine fut réduite en un corps de doctrine; alors cette science dut se l'appliquer comme une propriété qui lui appartenait, et l'emploi de ce remède fut soumis à des règles; mais telle est la destinée des découvertes les plus utiles, que tantôt proscrites et rejetées avec dédain, tantôt adoptées avec un enthousiasme outré, l'homme ne semble fait que pour en abuser: quelques détails à cet égard vont le prouver.

Hippocrate connut les avantages de la saignée et sut l'employer à propos; en parcourant ses Traités des épidémies, des maladies, du régime de vie dans les affections aiguës, etc., on voit qu'il saignait sous la langue et sous les mamelles dans l'esquinancie; les veines du front et du nez dans les douleurs de tête et les vertiges; la basilique du côté malade dans la pleurésie. Il la prescrivait également dans les grandes douleurs, l'épilepsie, les inflammations, les fièvres véhémentes aiguës, quand l'âge et les forces le permettaient; mais agissant, comme il le faisait toujours, d'une manière sage et réservée, on se persuade aisément qu'il ne saignait que dans les cas convenables.

Après lui Chrysippe, Médecin de Cnide, jaloux d'acquérir de la célébrité, ne craignit point de se frayer une route nouvelle, en renversant ce que l'autorité et l'expérience des siècles précédens avaient consacré en faveur de la saignée : il forma des disciples partisans de sa doctrine, entre lesquels occupa le premier rang Erasistrate, fameux par ses découvertes en Anatomie; celui-ci proscrivit la saignée de sa pratique dans les cas même où de tout temps on s'en était fait une loi. Il y suppléait par la ligature des extrémités, une diète sévère et un grand nombre de relâchans et d'évacuans par les selles ou par le vomissement.

Entraînés par l'exemple de leurs prédécesseurs, les Médecins Empiriques furent en général avares du sang; exceptons toutefois Héraclide, de Tarente, qui, quoique très-attaché à cette dernière secte, faisait saigner non-seulement les épileptiques, les cynanciques, les frénétiques, mais encore les goutteux et ceux qui étaient en syncope.

Asclepiade ne suivit d'autre règle pour tirer du sang, que la douleur, les convulsions et les hémorragies; il s'interdisait la saignée dans la frénésie et la péripneumonie, lorsque la douleur était faible.

Les méthodiques n'admettant point d'affections humorales, et, d'après leur système, attribuant aux solides un rôle exclusif dans la production des maladies, firent consister tout leur traitement à resserrer ou à relâcher; c'est dans cette dernière vue qu'ils administraient la saignée : mais on voit en consultant le peu de leurs ouvrages qui nous reste, qu'ils saignaient peu; en revanche, ils abusaient des ventouses, des scarifications et des sangsues: nous reviendrons sur cet objet.

Nous devons à Celse l'obligation de nous avoir donné des règles sûres concernant l'administration de la saignée; en général il ne voulait pas qu'on saignât dans l'enfance, la grossesse et la vieillesse, ni passé le quatrième jour dans les maladies.

Il croyait que c'était égorger un homme que de le saigner dans le redoublement; il était ennemi des saignées jusqu'à défaillance: ses indications pour l'emploi de ce moyen étaient la douleur, les hémorragies, les convulsions, les inflammations, l'ardeur de la fièvre. Ce Médecin employait fréquemment les ventouses et les recommandait avec scarification dans les maladies aiguës, qui exigent, disait-il, une évacuation de sang que les forces ne permettent pas de faire en ouvrant la veine. L'utilité de ce procédé est confirmée par l'expérience, et nous aurons occasion de voir que les saignées locales sont préférables aux autres dans le cas dont parle CELSE.

Personne n'ignore que GALIEN fût très-libéral du sang, il saignait quelquefois jusqu'à défaillance, comme on peut s'en convaincre par la relation qu'il donne de la synoque simple, au quatrième épître du neuvième livre de son *Meth. med.* Il était peu de maladies où il n'eût recours à ce moyen: l'âge au-dessus de quatorze, la force du pouls, la grandeur de la fièvre, étaient les guides qu'il suivait pour la saignée ; toutes les veines apparentes et quelques artères furent soumises à sa lancette; on remarque que jusqu'à lui, aucun des Médecins n'avait versé le sang avec autant de profusion. ARETÉE, contemporain de GALIEN, prescrivait la saignée presque aussi fréquemment, avec cette différence qu'il ne l'employait jamais au point de faire évanouir le malade.

Nous avons dit, dans l'introduction, que les Médecins Grecs qui succédèrent à GALIEN, copistes et imitateurs serviles de ce grand homme, ne changèrent rien à sa doctrine;

les Arabes se conformèrent aux Grecs, quant aux règles sur la saignée, seulement ils s'en écartèrent dans un point qui parut dans la suite essentiel à BRISSOT. Au lieu de faire saigner les malades le plus près du mal qu'il était possible, comme l'avaient pratiqué les Médecins Grecs, les Arabes saignèrent du côté opposé, dans l'idée où ils étaient qu'on n'ouvrait point une veine, sans attirer sur la partie saignée une plus grande quantité de sang qu'il n'en sortait. AVICENNE était principalement de ce sentiment; sa doctrine fut longtemps suivie en Europe.

Au 16.e siècle, lorsqu'on quitta les Arabes pour revenir vers les Grecs, le choix des veines occupa les Médecins avec une ardeur peu commune; c'était spécialement dans les inflammations de poitrine qu'il paraissait intéressant de décider la question. On vit à ce sujet les Médecins se partager en plusieurs opinions différentes; les uns saignaient toujours du côté malade, les autres du côté opposé; une troisième classe suivait d'abord la seconde méthode, ensuite la première, et entremêlait les saignées du pied. D'autres ouvraient toujours la veine du pied; d'autres enfin croyaient qu'il était indifférent d'ouvrir l'une et l'autre veine.

Nous n'entendons point revenir ici sur les

disputes opiniâtres et indécentes que cette matière excita, et nous renvoyons ceux qui en seraient curieux à BARTHOLIN, qui en a traité au long, ainsi qu'au livre de René MOREAU (1); l'acharnement de ce temps-là fut tel, que BRISSOT, grand partisan de la Médecine grecque, pour avoir soutenu dans un traité (2) la saignée du côté malade, fut obligé de fuir pour se soustraire aux poursuites de ses ennemis; tant il vrai que les hommes de tous les temps furent extrêmes dans leurs passions, et que l'histoire littéraire, comme l'histoire politique, offre ses victimes et ses persécuteurs.

En 1582, BOTAL, dans un ouvrage intitulé *De curatione per sanguinis missionem*, *in*-8.°, faisant l'application de l'hydrostatique aux fonctions animales, ne mit aucun frein à sa fureur sanguinaire. On s'étonne qu'il ait pu comparer les veines à un puits, dont l'eau était d'autant meilleure qu'elle était souvent renouvelée; on s'étonne encore plus que le grand WILLIS se conformât à de tels principes, et qu'il prescrivit la saignée contre presque toutes les maladies.

---

(1) *De missione sanguinis in pleuritide. Parisiis*, 1622, *in*-8.°

(2) *Liber sive apologia de incisione venæ in pleuritide morbo. Parisiis*, 1538 *et* 1622, *in*-8.°

La découverte de la circulation du sang, publiée en 1628, par HARVÉE, semblait devoir apporter un nouveau jour sur une matière qui y avait autant de rapport; mais elle ne servit qu'à aigrir les esprits et qu'à augmenter les disputes. On donna des deux côtés dans des excès opposés : ceux-ci, regardèrent le sang comme une liqueur entièrement inutile; ceux-là, ne voulurent reconnaître aucun cas où l'on dût saigner.

Ces excès toutefois n'entraînèrent point les vrais observateurs, tels que SENNERT, PISON, RIVIÈRE, BONNET; ils avaient été précédés des FERNEL, des HOULIER, des DURET, qui, gardant un juste milieu entre ces extrémités, avaient toujours donné l'exemple de la sagesse et de la modération.

Le 18.e siècle présenta le spectacle de plusieurs savans Médecins Français et Étrangers, aux prises sur la saignée. Le choix des veines, la quantité de sang qu'on devait tirer, les cas qui réclamaient cette évacuation, furent le sujet de leurs discussions vives pendant trente ans; on connaît les disputes de HECQUET, d'ANDRY, de SILVA, sur les saignées révulsives et dérivatives. Chaque parti s'appuyait de raisons plus ou moins plausibles, et comptait pour soi des fauteurs et des partisans; car la fausse doctrine comme la vraie trouva toujours les siens.

A ce siècle se rattachent les noms de deux Médecins célèbres qui doivent trouver place ici, à raison de l'influence que leurs opinions exercèrent sur la matière que nous traitons; je veux parler de Frédéric HOFFMANN et de BOERHAAVE.

Le premier prétendit, dans ses ouvrages, que presque toutes les maladies aiguës et chroniques exigeaient la saignée; il voulut en faire une panacée universelle contre laquelle il trouvait très-peu de contre-indication.

Les opinions du second, quoique peut-être moins exagérées, ne laissèrent pas que d'être très-favorables à l'évacuation du sang. BOERHAAVE prenait ses indications, pour l'application de ce moyen, dans la pléthore, la densité inflammatoire *du sang*, sa raréfaction, les flegmasies internes et externes, les délires frénétiques, les hémorragies actives, le trop de force et de roideur des solides, le mouvement accéléré des fluides, ainsi que les douleurs vives et les contusions, etc. On a reproché aux partisans de la doctrine de ce grand homme, d'avoir été plus loin que leur maître, et de n'avoir pas toujours porté la même réserve et la même circonspection que lui dans l'application de ce remède auprès des malades; mais la faute n'en doit-elle pas être imputée aussi aux principes que le Professeur de Leyde avait établis, et dont il était si facile de déduire de fausses conséquences ? En effet, le Médecin mécanicien ne voyant par-tout que des vaisseaux capillaires engorgés, des obstructions par erreur de lieu, devait à chaque instant rêver des inflammations (1), et appeler, en conséquence, à son secours les saignées multipliées ; aussi, l'on voit que, pendant tout le temps que régna cette secte, la saignée fut extrêmement en vogue, et on en fit même un abus outré. En France, il ne fut point rare à cette époque de voir saigner, dans les pleurésies, les dix, douze, quinze et même vingt fois : un seul exemple fera juger du reste. Le Docteur PAUL, dans sa traduction du Traité de la pleurésie de VAN-SWIETEN, art. I.er, §. II, rapporte avoir vu un ancien Médecin d'hôpital, qui jouissait d'une très-grande réputation dans le public, faire saigner un pleurétique jusqu'à trente-deux fois. Le malheureux succomba à la perte de son sang, lorsqu'il ne lui en resta plus dans les veines ;

---

(1) N'était-ce pas prendre l'effet pour la cause ? C'est ce dont on ne doute plus, aujourd'hui qu'il est bien établi, par l'expérience et l'observation, que c'est à la sensibilité excitée, dépendante d'un principe d'irritation qui attire l'afflux sanguin dans une partie quelconque, et qui en change et altère le mode naturel de vitalité, qu'on doit attribuer toute espèce d'inflammation.

et le vieux Docteur, qui ne se reprochait rien, dit froidement, en apprenant sa mort, qu'il fallait sans doute que cette pleurésie fût indomptable, puisqu'elle n'avait pas cédé à tant de saignées.

TISSOT, dans sa fièvre bilieuse de Lausanne (1), signale les abus en ce genre qui avaient lieu de son temps dans l'hospice civil de Montpellier; BORDEU en parle également dans ses recherches sur le tissu muqueux.

Pour moi, je me souviens d'avoir connu de vieux Chirurgiens, qui regrettaient sincèrement ce temps heureux où les saignées faisaient un de leurs meilleurs produits, et je déplore encore la perte d'un père respectable enlevé au milieu de sa course, victime de cette méthode meurtrière (2).

---

(1) Ouvrage plein d'une érudition choisie, également recommandable par l'élégance du style et le mérite du fond, et comparable à tout ce qui a paru de plus estimable en Médecine depuis plusieurs années.

(2) Cette méthode n'existe que trop encore en certaines contrées. On peut voir ce qu'en dit M. DELIVET, dans ses réflexions sur la saignée, au sujet des érysipèles et des angines qui régnèrent à Gênes en 1807 et 1808. M. LABLACHE a vu, à Mayence, les Médecins Allemands, prodigues, comme BOTAL, du sang de leurs malades, épuiser leurs forces par des saignées faites mal à propos, et n'obtenir ensuite que de très-mauvais effets des autres moyens thérapeutiques. Voyez sa Dissertation, Montpellier, 1815.

On conçoit naturellement que des hommes doués d'un bon esprit et portant des vues philosophiques dans l'étude de la science médicale, des Médecins formés à l'école d'HIPPOCRATE, nourris de sa doctrine, par conséquent partisans de la méthode sage et d'expectation qui fut propre à ce grand homme, ne pouvaient s'accommoder d'une Médecine active, entreprenante, tumultueuse et perturbatrice, qui ne connaissait que l'action et jamais le repos, n'admettait, ni coction, ni mouvemens salutaires et critiques, ni jours décréteurs, dérangeait l'ordre et la marche des maladies au point de les rendre méconnaissables, et qu'ils durent réunir tous leurs efforts pour la combattre et la détruire.

Aussi, c'est depuis l'époque où les écrits lumineux des Médecins naturistes (1) modernes,

---

(1) J'entends par naturistes, les Médecins qui, prenant HIPPOCRATE pour modèle et pour guide, se montrent comme lui observateurs exacts des maladies; et, par le mot nature, j'entends « le principe actif, la cause efficiente de tous les mouvemens, de toutes les résistances, « de tous les efforts qui ne dépendent point de l'animal « et supposent essentiellement la vie. »

Mais qui a établi ce principe actif, cette cause efficiente, si ce n'est « un agent supérieur, infiniment puissant, « qui est l'âme de tout mouvement, le premier mobile

se répandant dans les Écoles, ont éclairé tous les esprits ; que le traitement des maladies est devenu plus méthodique, plus régulier, plus conforme aux vues de la nature ; que l'abus des saignées a cessé, et que ce moyen héroïque, circonscrit dans des bornes, a été soumis à des règles et réduit enfin à sa juste valeur.

Concluons de ce qui vient d'être dit, que si nous sommes sensibles à nos vrais intérêts, plus avares de notre temps, nous ne le consumerons plus en des discussions vaines et oiseuses, qui ne sont d'aucun heureux résultat pour l'art de guérir.

Que nous reste-t-il, en effet, de cette lutte de sentimens opposés qui s'élevèrent sur la saignée ? Allons plus loin encore, que nous reste-t-il aujourd'hui du langage insignifiant et verbeux de l'ancienne philosophie ; des fastueuses chimères des qualités, des facultés, des intempéries, des élémens ; des prétentions

---

« sans lequel nous ne pouvons vivre, et qui suspend à « son gré l'instant de notre destruction. »

Consultez ce qu'ont dit à cet égard Chomel, Essai historique sur la Médecine en France ; Clerc, Histoire naturelle de l'homme malade ; Planchon, le Naturisme ou la nature considérée dans les maladies ; Voullonne, sur la Médecine agissante et expectante ; Amoreux, Apologie des Médecins, etc., etc.

absurdes des premiers Chimistes ; des rêves des Alchimistes ; des calculs précis et rigoureux des Mathématiciens; en un mot, de ces innovations successives de tous les genres dont la Médecine s'est vue tour à tour infectée.

A la vérité, cette versatilité d'opinions et cette fluctuation des esprits sur la partie abstraite de la Médecine, sont une succession de triomphes pour la doctrine des anciens, à laquelle il faut toujours revenir ; mais aussi elles en ralentissent la marche et en retardent les progrès.

Que les leçons du passé nous instruisent ; puissions-nous à l'avenir, plus sages que nos prédécesseurs, ne nous attacher qu'à l'observation et marcher désormais à la lueur de son flambeau ! Souvenons-nous que si elle seule peut être considérée comme le principe de la vraie Médecine, la persévérance dans ce principe peut assurer les progrès de la science et la porter à son plus haut degré de perfection ; souvenons-nous que l'expérience seule serait encore préférable aux théories les plus brillantes dénuées de l'expérience; souvenons-nous, enfin, que ce n'est ni dans la poussière des Écoles ni dans les livres qu'on apprend l'art d'interroger la nature, et l'art plus difficile d'attendre sa réponse ; que pour l'étudier et la bien connaître, il faut, a dit un sage moderne (1), s'approcher de ces lits de douleur, où, déjà couverte des ombres de la mort, exposée aux attaques d'un ennemi puissant, tombant, se relevant, pour tomber encore, elle montre à l'œil attentif et ses besoins et ses ressources. C'est en se familiarisant avec des spectacles aussi terribles et aussi instructifs, qu'il sera donné au Médecin de pénétrer dans les secrets les plus intimes de la nature et de l'art (2).

Mais il est temps d'entrer en matière.

---

(1) BARTHÉLEMI, Voyage d'Anacharsis, t. VI, p. 133.

(2) Osons-le dire, après beaucoup d'autres, tant qu'on ne bannira point des Écoles cette fatale démangeaison de rendre raison de tout, on ne fera le plus souvent que des raisonneurs, rarement ou jamais de bons Médecins. Qu'on en vienne au fait, qu'on expose de bonne heure à MM. les Étudians l'histoire des maladies, telles qu'HIPPOCRATE les a décrites et telles que nous les observons de nos jours; que leur définition soit prise dans les symptômes mêmes qui les caractérisent; que leur marche soit calquée sur les coaques, les prénotions et les aphorismes de ce grand maître.

Bien remplis de ces faits qui se sont perpétués depuis le Père de la Médecine jusqu'à nos jours, et détournés du goût bizarre de tout expliquer, que les Étudians soient conduits dans ces dispositions auprès du lit des malades; que le Médecin de Clinique fasse pour eux ce que fait le Démonstrateur de Botanique, c'est-à-dire qu'ayant

§. II.

L'objet essentiel de la saignée, et qui en fait un des principaux avantages, est celui d'évacuer. Cette opération diminue le volume du sang, donne de la fluidité à celui qui est trop épais, remédie à la trop grande pléthore, rend le jeu des organes plus libre, prévient les congestions ou épanchemens sanguins, ou aide à les détruire, concourt au rappel des évacuations supprimées, favorise les éruptions cutanées, prévient les inflammations, les combat ou seconde leur crise, détruit les spasmes, etc. Entrons à cet égard dans quelques développemens, et indiquons les cas où l'observation en a démontré l'efficacité.

§. III.

Il est deux sortes de pléthore, l'une sanguine, l'autre raréfactive. La première se fait connaître par un pouls lent et dur, et dont

---

l'exemple sous ses yeux, il leur décrive et fasse connaître la maladie par les caractères qui lui sont propres; les mette à même d'en observer et suivre d'un bout à l'autre *la constitution naturelle*; alors, naîtra dans les Élèves le désir de voir l'accomplissement des prédictions d'HIPPOCRATE; alors, ils admireront dans le silence les démarches de la nature, et s'accoutumeront de bonne heure à les respecter.

les vibrations sont peu déployées ou peu étendues, par une couleur fort rouge et même un peu livide du visage, par des lassitudes spontanées et sans avoir fatigué, par la propension au sommeil, de l'oppression en marchant, une roideur ou une peine à étendre les membres, par les hémorragies, etc. Les personnes qui sont dans cet état ont des vertiges quand elles baissent ou relèvent la tête; elles sentent encore, au moindre exercice, des picotemens par-tout le corps, des douleurs de tête avec élancemens, des démangeaisons considérables à la peau, des inquiétudes, des agitations.

On conçoit que, loin d'attendre que ces différens symptômes soient parvenus à un haut degré pour se déterminer à la saignée, la prudence exige, au contraire, qu'aussitôt qu'ils se font un peu remarquer, on ait recours à ce remède, et on le réitère même, afin de prévenir les accidens fâcheux qui pourraient en résulter.

Lorsque la pléthore sanguine n'est que partielle, les symptômes qu'elle présente varient suivant l'organe affecté; mais les formes ne changeant rien à la cause, ne doivent rien changer non plus au mode de traitement. (Voyez le §. VII.)

La seconde espèce de pléthore qui provient

d'une trop grande raréfaction du sang, est l'effet des veilles, de l'exercice immodéré, d'un travail excessif et soutenu, tant du corps que de l'esprit, de l'abus des alimens chauds, du vin, des liqueurs; elle ne demande que l'usage d'un air frais et pur, des acides, des boissons à la glace, etc.

§. IV.

La saignée convient essentiellement dans le traitement des maladies inflammatoires; en effet, si nous fixons un instant les yeux sur des maladies de ce genre, nous nous convaincrons qu'elles pêchent par trop de tension dans les solides, de densité dans les fluides et un état d'irritation vive dans tout le système; en sorte que les remèdes convenables sont ceux qui tendent naturellement à délayer un sang trop épais et à en réprimer l'effervescence, à calmer l'irritabilité vicieuse, à favoriser la voie des secrétions et des excrétions. Or, on trouve ces remèdes dans la classe des antiphlogistiques et sur-tout dans la saignée, sans elle tous les autres seraient insuffisans, par elle on conjure l'orage et on en prévient les mauvaises suites; des hémorragies, une suppuration fâcheuse, la gangrène des parties enflammées, suivraient bientôt le retard qui serait mis dans l'emploi d'un remède aussi efficace.

§. V.

Ici se présente une réflexion importante à faire. S'il est des maladies qui, par leur nature, réclament l'emploi de la phlébotomie, c'est sans contredit toutes celles qui se rangent dans la classe des inflammatoires ; cependant ce remède, quelque indiqué qu'il y puisse être, demande de la part du Médecin de la prudence et de la réserve dans son administration. Car, si vous saignez trop et au point d'éteindre la fièvre avant le travail de la coction, vous n'aurez point à craindre sans doute les fâcheuses suites qu'entraîne une fièvre violente et trop impétueuse ; mais vous aurez à en appréhender d'autres non moins graves, l'affaissement de l'organe enflammé, des avortemens de crises, des maladies chroniques, et toujours des convalescences plus ou moins longues et pénibles.

Dans son application aux maladies phlogistiques, la saignée ne doit jamais être considérée comme un moyen curatif, mais comme un moyen palliatif, qui prépare, dispose à la guérison ; et puisqu'il est constant que la nature a besoin d'un certain degré de fièvre pour opérer le travail de la coction, cette évacuation doit être faite, non dans la vue d'éteindre la fièvre, mais d'en modérer l'excès. On voit avec admiration que le Père de la Médecine ne s'aveugla jamais au point de s'imaginer pouvoir, à l'aide de la saignée seule, maîtriser la maladie et compléter à son gré la guérison ; bien différent à cet égard de SYDENHAM, qui se flattait d'évacuer toute l'humeur morbifique par la saignée, et de faire avec la lancette l'office de la trachée; *cum è diverso, mediante venæ sectione, morbifica materia penes meum sit arbitrium, et orificium à phlebotomo incisum tracheæ vices subire cogatur.* Art. de la pleurésie, tom. I.er, p. 167. Or il est aisé de voir que la chose est impossible.

On objectera que les maladies inflammatoires se guérissent cependant sans avoir employé le plus souvent d'autres remèdes que la saignée et les réfrigérans ; mais qu'on remarque bien que ce n'est jamais la saignée qui effectue la guérison, elle appaise sans doute les accidens, rompt le spasme qui accompagne l'inflammation, ouvre les couloirs, rend tous les mouvemens plus libres ; mais le travail de la coction, ce travail intérieur qui s'applique sur l'humeur morbifique, qui l'altère, la modifie, la rend apte à être évacuée, est l'ouvrage de la nature, et la saignée ne peut rien immédiatement sur elle.

§. VI.

Dans toutes les flegmasies en général, le principal remède consiste dans l'emploi bien dirigé des émissions sanguines artificielles.

Il n'entre point dans notre plan de parcourir toutes les inflammations particulières de la tête, du cou, de la poitrine, de l'abdomen, de la peau et des extrémités; nous ne ferions que répéter ce qu'ont dit, dans de très-bons mémoires sur la saignée, que tout le monde peut consulter, MM. Vieusseux (1), Fauchier, Freteau, Lafond, Berlioz, etc. Qu'il nous suffise de dire que, dans les inflammations aiguës, on doit tirer le sang en général du grand système circulatoire, au lieu que, dans les inflammations chroniques, c'est le système capillaire qu'il convient le plus

(1) Son mémoire intéresse d'autant plus, que, nourri de l'étude des anciens auteurs, Vieusseux ne se borne pas entièrement à ce que lui avait appris une longue pratique; il compare ses observations avec celles de ses devanciers, et montre que, si l'art a fait bien des progrès depuis Baillou, Rivière, Sydenham, Hoffmann, etc., on s'est cependant trop écarté de leurs sages maximes; et que, l'esprit de système auquel on s'est trop livré dans les temps modernes, a souvent égaré les praticiens, en leur faisant abandonner le seul guide sûr et fidèle, l'expérience.

souvent d'atteindre, comme nous le verrons en parlant des saignées locales.

§. VII.

Il est des maladies aiguës sans fièvre où les mouvemens de la nature sont pour ainsi dire annullés par l'engorgement sanguin des vaisseaux du cerveau ; d'où il résulte des affections soporeuses, le coma, l'apoplexie, c'est ce qu'on voit quelquefois chez les personnes qui sont dans le cas de suppression des mois, des hémorroïdes ; alors, si les efforts se dirigent vers l'organe des sens, le cerveau et l'origine des nerfs comprimés, donneront lieu aux désordres dont nous venons de parler. L'hémorragie du nez qui termine ces maladies, les règles, le flux hémorroïdal, sont des indices qui, en pareil cas, décident en faveur des évacuations sanguines que l'art a soin de pratiquer lorsque la nature est en défaut.

§. VIII.

La saignée convient dans les maladies nerveuses, non celles qui proviennent d'épuisement, d'une bile âcre, d'un défaut de mucosité, d'un état de relâchement ou d'éréthisme, mais celles qui dépendent de la pléthore ou des engorgemens sanguins; et l'on peut établir en règle générale, avec le célèbre Médecin de Lausanne, que la saignée est nécessaire dans les cas suivans :

1.° Toutes les fois que la pléthore générale sera la cause de l'irritation du genre nerveux; 2.° quand c'est un long échauffement, c'est-à-dire une maladie inflammatoire lente, qui, en ôtant le sommeil, en dérangeant toutes les secrétions, en irritant tous les vaisseaux, produit les maux nerveux, lors même qu'il ne paraît pas y avoir une trop grande quantité de sang; 3.° lorsque quelque engorgement sanguin est le foyer de l'irritation, et il s'en forme souvent dans le cerveau et l'utérus; 4.° lorsque des convulsions longues et fortes paraissent porter le sang avec tant de violence sur quelque organe, qu'il est à craindre qu'il ne s'y forme une inflammation qui, dans ces circonstances, deviendrait promptement mortelle; 5.° dans les cas de douleurs aiguës que les autres secours ne soulagent point et qui jettent le malade dans l'agitation, l'insomnie, les convulsions, la saignée, en calmant l'irritation soutenue, permet d'employer avec succès des remèdes dont cette irritation prévenait les effets; 6.° dans beaucoup d'épileptiques forts, vigoureux, dont le siége du mal paraît être dans le cerveau; 7.° enfin, lorsque les maux de nerfs viennent de quelque hémorragie supprimée (1).

§. IX.

Si les fièvres exanthématiques parcourent leurs périodes avec ordre, sans trouble et sans aucune complication fâcheuse; si l'éruption se fait au temps convenable avec les conditions requises, la saignée serait inutile, nuisible même; mais il est des circonstances où elle devient indispensable, et ce sont celles où la maladie exanthématique prend, dès son invasion, tous les caractères d'une fièvre inflammatoire; dans ces cas, le pouls fréquent, plein et dur, la respiration courte et laborieuse, les urines hautes en couleur, la soif extrême, la chaleur ardente, les yeux rouges, étincelans, la douleur aiguë de la tête, du dos, des reins et des lombes, le battement de carotides exigent la saignée; avec de tels symptômes, a dit Huxham, il faudrait saigner même dans la peste (2).

Ainsi, dans la rougeole on a dû recourir à

---

(1) Tissot, Traité des maladies des nerfs. IV.e vol., pag. 286 et suiv.

(2) *Under such symptoms, I would bleed in a pestilence. On the fevers*, pag. 127.

cette méthode, et même dans la convalescence de cette maladie, où il n'est pas rare de voir la toux, l'oppression, la fièvre lente, qui menaçait de la phthisie pulmonaire, céder à la saignée (1); ainsi, dans la fièvre miliaire, FORDYCE, MOLINARIUS ont fait ouvrir la veine, malgré une éruption complète, pour secourir les malades qui suffoquaient, tant ils étaient pressés par une douleur très-vive du côté.

§. X.

Dans le cas où par un transport rapide du sang vers les poumons, on a tout à craindre des suites d'une hémoptysie active à laquelle le sujet ne manquerait pas de succomber, si l'art ne réprimait de bonne heure la fougue et l'impétuosité du sang vers les vaisseaux par lesquels il s'est fait jour; dans ce cas, dis-je, on a recours aux saignées, qui sont d'une nécessité urgente.

L'hémoptysie devient souvent habituelle, et c'est alors qu'elle est ordinairement suivie de la phthisie, si on ne s'attache à prévenir son retour. Il n'est pas de meilleur moyen

---

(1) MORTON a vu dans les ophtalmies qui succèdent à la rougeole, la saignée calmer comme par enchantement : *tanquam carmine magico. Oper. med.*, pag. 352.

pour cela que de petites saignées du bras répétées deux, trois fois dans l'année, avec un régime doux et humectant.

§. XI.

L'émission sanguine artificielle peut être appliquée à ces *infarctus* sanguins et lymphatiques où les vaisseaux capillaires sont particulièrement engoués, comme on l'observe dans les affections rhumatismales aiguës, dans les fluxions catarrhales, etc.

§. XII.

La saignée a trouvé une place utile dans cet abattement dont parle SYDENHAM (1), et qui n'a d'autres causes qu'un engorgement de tous les vaisseaux, par une surabondance de sang si considérable que les forces du cœur ne suffisent pas pour s'en décharger. Le pouls est si petit, si concentré, qu'on a peine à le sentir. Les veines, au coup-d'œil, ne paraissent pas gonflées, la face est naturelle, la chaleur est modérée, le mouvement du pouls très-peu accéléré; dans ce cas, les causes de la pléthore qui ont précédé, le tempérament et le genre de vie du malade, la suppression des

(1) *De nov. febr. ingress.*, *pag.* 371.

évacuations sanguines qui a eu lieu, concourent à annoncer l'abondance du sang. On sent alors que les forces de la nature sont opprimées, que la saignée les ranimera et que le pouls se développera: c'est de là, disait le grand BOERHAAVE, qu'il arrive que la saignée est souvent un moyen de ranimer les esprits et de rétablir dans toute sa force un malade faible et languissant.

§. XIII.

On prévient par la saignée les accidens, les inflammations et ses suites, dans les cas de contusions qui intéressent particulièrement les parties intérieures; dans les blessures qui n'ont point fourni trop de sang, comme dans celles qui attaquent les parties nerveuses, tendineuses, membraneuses, aponévrotiques. On y a recours encore après des chutes considérables, soit qu'il y ait fracture au crâne, soit qu'il n'y ait qu'une simple commotion au cerveau; par ce moyen on rétablit l'équilibre dans le cours des humeurs, on s'oppose à leur épanchement dans quelque cavité, ou l'on prévient les suites funestes qu'on est dans le cas de redouter.

§. XIV.

La pratique usitée de ne recourir à aucune émission sanguine artificielle pendant le cours des règles et des lochies, est-elle fondée? Non, sans doute, observe M.r FRETEAU (1); si la maladie avait un caractère inflammatoire, si la plénitude, la dureté du pouls et les autres phénomènes de la maladie qui sévissent avec avidité, ne donnaient pas l'espérance que l'écoulement des règles suffira pour appaiser les accidens, quels risques ferait-on courir à la malade, en pratiquant des évacuations sanguines artificielles?

Je me rappelle d'avoir été appelé, aux environs de Montpellier, pour une femme qui présentait tous les symptômes d'une angine laryngée; au lieu de paroles, on ne tirait d'elle que des sons aigus et inarticulés : elle ne tarda point à succomber, après avoir eté en proie à des angoisses inexprimables. Lorsque je témoignai ma surprise de ce qu'elle n'avait pas été saignée promptement et copieusement, on me donna froidement pour raison, qu'on avait été retenu par la crainte d'arrêter ses menstrues. Pour sentir la frivolité d'une telle réponse, il ne faut que comparer la quantité de sang qu'il eût fallu tirer, avec celle qu'une femme perd périodiquement par les voies naturelles.

(1) Voyez son excellent Mémoire sur les émissions sanguines, couronné par la Société de Médecine de Paris, dans sa séance du 5 juillet 1814.

L'état de grossesse ne saurait être non plus une contre-indication de la saignée, si des circonstances en réclament l'emploi. Je ne voudrais que citer à ce sujet l'observation de Zacutus-Lusitanus, concernant une femme enceinte de sept mois, qui ne dut son salut, dans une maladie inflammatoire très-aiguë, qu'à sept saignées qui lui furent faites.

§. XV.

Dans les divers cas que je viens d'énumérer, la saignée n'agit-elle jamais qu'en évacuant, et ne doit-on pas lui attribuer d'autres effets? Il me semble qu'on méconnaîtrait singulièrement ses avantages, si on voulait toujours les borner à une simple déplétion. La saignée agit encore, dans bien des circonstances, comme rafraîchissante, comme révulsive et comme dérivative, ainsi qu'il nous sera aisé de le prouver.

Veut-on se convaincre, en effet, si elle est rafraîchissante dans certaines occasions, examinons ce qui se passe dans une fièvre inflammatoire très-aiguë : il règne dans tous les organes un feu, une ardeur et une sécheresse remarquables ; la peau est brûlante et imprime au tact un sentiment d'âcreté ; la langue est sèche et aride ; pour peu qu'on tarde à employer la saignée, le feu du sang achève d'en dissiper les parties les plus fluides et les plus tenues; le trouble des fonctions va toujours croissant, plus de secrétions, plus d'excrétions d'aucune espèce; encore quelques instans, et il se formera des stases, des engorgemens dans les viscères, qui entraîneront infailliblement la perte du malade. Hâtez-vous au contraire de saigner, répétez tant qu'il sera nécessaire, et la peau, la langue s'humecteront, et à ce feu, à cette ardeur brûlante qui consumait le malade, succédera une sensation de calme et de fraîcheur délicieuse, une sueur douce plus ou moins abondante se répandra sur toute l'habitude du corps; qu'on ne pense pas que les lavemens les plus rafraîchissans, les tisanes acidulées et tempérantes, eussent pu la suppléer; je parle ici d'une fièvre inflammatoire et caractérisée, et il n'est aucun praticien qui n'ait reconnu, dans ces cas, tout le prix de la saignée, et combien à juste droit elle méritait d'être mise au rang des meilleurs moyens rafraîchissans et antiphlogistiques.

§. XVI.

J'ai dit encore que la phlébotomie agissait, dans certaines circonstances, comme révulsive et comme dérivative.

Depuis la découverte de la circulation du sang par Harvée, les traités modernes sur la saignée ne présentent que des idées mécaniques et hydrauliques. Les auteurs semblent ne voir dans cette opération qu'une soustraction de fluide semblable à celle qui se ferait dans des vaisseaux élastiques ; cependant si, comme on n'en peut douter, la santé consiste bien plus encore dans l'harmonie des mouvemens organiques, que dans l'état même des humeurs, et si, suivant les lieux où elle sera pratiquée, la saignée influe plus ou moins sur l'ordre, l'harmonie, la quantité de ces mouvemens, on conçoit dès-lors que les effets de cette dernière, ne se borneront point à ceux d'une simple déplétion ; aussi les anciens, plus observateurs que nous, et qui considéraient la saignée non-seulement dans les fluides, mais dans le principe qui les anime et les meut, reconnurent encore dans ses résultats un effet révulsif et un effet dérivatif.

§. XVII.

On appelle révulsive, la saignée qui détourne d'une partie le courant des humeurs et des oscillations qui se dirigent trop fortement vers elle. Je considère cette révulsion de deux manières, relativement aux humeurs et par rapport au spasme ou au mouvement nerveux qui se trouve lié à la fluxion.

La première est prouvée par ce passage du livre d'HIPPOCRATE, *De naturâ hominis*, où parlant d'une douleur qu'il s'agit de prévenir par la saignée, il veut qu'on ouvre les veines dans les parties les plus éloignées, afin de rappeler le sang qui se porte vers le siége de la douleur; la seconde est démontrée par les expériences de HALLER, qui a vu qu'en piquant un vaisseau ou seulement en l'irritant, la piqûre ou l'ouverture du vaisseau décidait un appareil de mouvement bien sensible, qui embrassait, et à une assez grande distance, tous les vaisseaux voisins, soit artériels, soit veineux, et qui était dirigé vers la piqûre; en sorte que tout le sang contenu dans ces vaisseaux, changeait son cours et se portait rapidement vers l'endroit du vaisseau, soit piqué, soit seulement irrité.

Ainsi, pour donner des exemples de cette révulsion, la saignée faite au pied dans une frénésie, dans une angine, sera révulsive par rapport à l'inflammation du cerveau et de la gorge. M.r Alphonse LEROY, n'a pas peu contribué à prouver combien ces sortes de saignées sont propres à combattre et à détruire l'appareil des mouvemens fluxionnaires, qui, dans ces circonstances, se dirigent d'une manière dangereuse vers le haut.

Ainsi, dans un métritis déterminé par la suppression subite des règles ou des lochies, la saignée au bras calmera les symptômes, rappellera même l'écoulement. La saignée sera également révulsive dans une pleurésie inflammatoire, sur-tout si on a soin de la pratiquer du côté correspondant à la douleur, à raison de la sympathie plus directe qui existe entre des organes situés d'un même côté.

§. XVIII.

Je ne m'attacherai point du reste à démontrer ici que la saignée révulsive peut être considérée aussi, dans bien des cas, comme anti-spasmodique; il est aisé de concevoir que l'irritation faite par la lancette, en déterminant un appareil de mouvemens contraires à celui qui était établi et un nouveau centre de fluxion, rompt nécessairement les spasmes, indépendamment du relâchement que doit produire l'évacuation du liquide opérée par la phlébotomie. N'est-ce pas sous ce point de vue que cette dernière doit être considérée, lorsqu'elle opère un effet si prompt dans les coliques nerveuses violentes, dans des accès d'asthme convulsif, dans des attaques d'hystéricisme et de convulsion (1)?

(1) Une preuve évidente que la saignée est anti-spasmodique, c'est qu'elle est souvent suivie d'évacuation par

C'est peut être moins encore comme évacuant, qu'en rompant la chaîne des mouvemens nerveux vicieusement dirigés vers une ou plusieurs parties, qu'agissait avec succès, soit la saignée au pouce, que GALIEN employa pour se guérir d'une douleur qu'il éprouvait à l'hypocondre droit, soit la saignée à la salvatelle, recommandée par BIANCHI et GUIDETI, contre des diarrhées symptomatiques excessives. Ce dernier rapportait avoir guéri également, par cette saignée, une fièvre tierce; et on lit dans RIVIÈRE une observation de PACHÈQUE, Médecin à Lunel, concernant une femme atteinte d'une fièvre quarte, qui céda au même moyen.

§. XIX.

La saignée est dérivative, lorsqu'on la fait en vue de diriger le cours du sang vers une partie du corps, en plus grande quantité qu'il ne s'y portait; ainsi, des sangsues appliquées aux grandes lèvres et aux vaisseaux hémorroïdaux, forment une saignée dérivative, par rapport à l'écoulement du flux menstruel et

---

le vomissement ou par les selles. En sollicitant les mouvemens à l'extérieur, elle dissipe ou diminue les spasmes fixés sur l'estomac et les intestins, et qui s'opposent à l'établissement des mouvemens péristaltiques nécessaires aux excrétions des premières voies.

hémorroïdal que leur action tend à rappeler.

Le Père de la Médecine avait très-bien distingué la dérivation de la révulsion dans le traitement des maladies, d'après ce passage de son Traité sur les épidémies, où il dit que, si les humeurs veulent se jeter sur une partie non convenable, il faut les en détourner; mais que si elles prennent un cours salutaire, on doit les aider en ouvrant les passages vers lesquels elles se portent.

Galien avait dit que la saignée révulsive doit se faire dans la partie la plus éloignée du centre de fluxion, et la saignée dérivative dans la partie la plus voisine (1).

Rivière disait, après lui, en parlant de la révulsion et de la dérivation, *illa ad opposita et remota fieri debet, hæc ad vicina* (2).

Mais le célèbre Barthez a de plus observé, dans un Mémoire inséré parmi ceux de la Société Médicale d'émulation, qu'en général il faut saigner dans les parties éloignées, lorsque la fluxion est commençante et lorsqu'elle se renouvelle par reprises périodiques; mais si la fluxion est une fois établie et fixée, il faut

---

(1) Consultez *lib. XIII, method. med., cap. XI.* — *Lib. II, ad Glauconem, cap. II.* — *VI epid., sect. II.*

(2) *Inst. med., lib. V, p. I, sect. II, cap. II.*

saigner de préférence dans le voisinage des parties affectées.

La saignée révulsive paraît agir plus particulièrement sur l'état nerveux et l'appareil des mouvemens fluxionnaires; l'objet que se propose le Médecin en la faisant, est de disperser en quelque sorte ces mouvemens, et d'empêcher qu'ils ne se concentrent sur la partie affectée, tandis que la saignée dérivative semble plutôt se diriger contre l'humeur même de la fluxion; celle-ci est moins copieuse et moins abondante, mais par-là même qu'elle est locale et directe, elle opère d'une manière plus efficace. Ce principe paraît si établi, qu'il ne fut pas même contesté par deux hommes célèbres en Médecine, dont les opinions étaient cependant si opposées sur la saignée, STHAL et VANHELMONT. *Mirum est*, disait l'un, *quantum venæ sectio topica propè locum affectum instituta possit* (1). *Derivatio autem quæ parca est cruoris effusio*, disait l'autre, *sæpe profuit multis morbis topicis* (2).

§. XX.

Après avoir parlé des avantages de la phlébotomie, des points de vue sous lesquels doit

---

(1) STAHL, *Prælect. in morb. chron.*, *tom. II*, *pag.* 25.

(2) VANHELMONT, *De febr.*, *cap. IV*, *n.*° 40.

être considérée son action, et des cas principaux qui paraissent en réclamer l'emploi, nous devons dire quelque chose de ses inconvéniens et de ses abus.

§. XXI.

J'entends par ses inconvéniens les accidens qui peuvent résulter du manuel de la saignée.

Ces accidens sont assez connus, pour que nous n'ayons pas besoin de nous étendre sur cet objet. Tantôt c'est une petite tumeur qui se forme immédiatement au-dessus de l'orifice de la veine, occasionée par l'accumulation du sang dans le tissu cellulaire et qui est désignée par le nom de thrombos ou d'ecchymose, suivant qu'elle a plus ou moins d'étendue; tantôt c'est une tumeur lymphatique produite par l'ouverture de quelques vaisseaux absorbans, qui, ne se cicatrisant pas aussitôt que la veine, laissent échapper la lymphe dans l'endroit d'où on a fait l'ouverture. D'autrefois l'évacuation seule du sang donne lieu à une syncope qui peut encore être déterminée par la crainte de la saignée, par l'inanition ou la faiblesse du malade, la plénitude de son estomac et la relaxation trop subite de la ligature. Ici, c'est un nerf qui, dans l'opération, a été coupé, ou ce qui est plus fâcheux encore, simplement piqué; les accidens qui surviennent sont une douleur vive qui s'étend vers le haut et le bas de la saignée ; quelquefois ils sont suivis d'une fièvre violente, d'un engorgement inflammatoire à la plaie, ensuite de suppurations et d'abcès multipliés, ou bien de la gangrène, suivant l'irritabilité du sujet, et l'état de ses humeurs ou de l'atmosphère qu'il habite. Là, c'est l'artère qui a été ouverte, le Chirurgien ne tarde pas à reconnaître cet accident, il a éprouvé une plus grande résistance au bout de sa lancette ; un sang vermeil, chaud et écumeux, sort avec impétuosité par bonds et à une distance considérable ; la pression qu'on fait sur la veine, au lieu d'en arrêter le jet, tend au contraire à lui donner plus de force. Quelquefois il se forme promptement une tumeur considérable par le sang qui s'extravase sous l'aponévrose qui recouvre l'artère, laquelle est agitée de pulsations isochrones à celles du pouls. Dans d'autres circonstances on a piqué malheureusement le tendon, l'aponévrose, le périoste, et les signes qui l'annonçaient devenaient même assez graves pour réclamer des remèdes prompts et efficaces (1).

Bien des personnes accoutumées à voir opérer

---

(1) On peut consulter sur cet objet le Manuel de la saignée, par Tarbès.

la phlébotomie aussi communément qu'on le fait, auront de la peine à regarder cette opération comme étant d'une exécution très-délicate et qui peut entraîner quelquefois des suites très-fâcheuses ; cependant j'en appelle au Chirurgien d'une pratique très-étendue, il n'aura que trop d'occasions de voir se renouveler ces sortes d'accidens, qui convainquent de plus en plus de la nécessité d'apporter les plus grandes précautions dans l'emploi de ce moyen.

§. XXII.

L'abus de la phlébotomie peut avoir lieu de deux manières, ou lorsqu'on fait des saignées inutiles et sans raison, ou lorsqu'on l'emploie dans des cas qui la contre-indiquent formellement.

§. XXIII.

Quelque robuste que soit un sujet, qu'on pose en principe que si les saignées ne sont pas nécessaires, elles lui nuisent ; réitérées sans nécessité, elles affaiblissent, énervent, vieillissent, diminuent le mouvement progressif des humeurs, et par-là elles engraissent d'abord ; mais ensuite en affaiblissant trop et en détruisant les digestions, elles dérangent la transpiration, rendent catarrheux, affaiblissent le genre nerveux, disposent ou à l'hydropisie, ou à toute sorte de maux de nerfs. On a beau dire que, quelques jours après qu'on a été phlébotomé, l'on a plus de sang, c'est-à-dire que l'on est plus pesant qu'auparavant, et qu'ainsi le sang est bien vîte réparé. Le fait est vrai, observe TISSOT (1); mais ce fait même, cette augmentation du poids après la saignée, dépose contre elle; c'est une preuve que les évacuations naturelles se sont bien moins faites, et qu'il est resté dans le corps des humeurs qui devaient en sortir; l'on a bien la même quantité de sang et au-delà, mais ce n'est jamais un sang aussi bien élaboré; et cela est si vrai, ajoutait cet auteur, que si la chose était autrement, et si quelques jours après la saignée on avait une plus grande quantité de sang semblable, on pourrait démontrer que quelques saignées jetteraient nécessairement un homme robuste dans une maladie inflammatoire.

On voit par-là combien était répréhensible la coutume de saigner dès l'entrée des saisons nouvelles, uniquement par précaution et dans la vue de prévenir des maladies purement imaginaires: ces saignées prophylactiques sont nuisibles pour tous les sexes et les âges, faites avant ou pendant la puberté. De quelles con-

(1) Avis au peuple, II.e vol. pag. 563-564.

séquences ne seront-elles pas suivies, et quel retard n'apporteront-elles pas dans le développement que l'homme attend et reçoit de ce travail de la nature? C'est arrêter la végétation d'un arbrisseau, en déviant mal adroitement la séve destinée à la conduire à son point de perfection. D'un tel abus, les femmes auront à craindre la cachexie, les fleurs blanches, et par suite, la perte des forces génératrices propres à la maternité; et les hommes, chez qui les forces sont plus développées, éprouvent toujours, par l'effet de ces sortes de saignées, une débilitation qui les rapproche de la faiblesse, qui les soumet à l'habitude de cette perte, et par conséquent aux inconvéniens d'une habitude : en effet, que le sujet qui s'est condamné à se faire saigner habituellement, retarde de le faire, sa tête s'embarasse, sa marche devient lente et pénible, il a de la propension au sommeil, des vertiges, et cet état peut même le conduire jusqu'à l'apoplexie s'il renonce tout à fait au remède dont il avait contracté la fâcheuse habitude.

Passerai-je sous silence le tort qu'on fait aux femmes grosses, en les soumettant à la saignée dans presque toutes les époques de leur gestation; souvent il suffit qu'une femme soit en cet état, pour qu'on détermine d'avance le temps où on la saignera. Il en est que l'on saigne dans le quatrième, dans le sixième, dans le huitième mois; les plus heureuses sont celles qui ne le sont qu'une fois: quelles sont donc les raisons sur lesquelles on se fonde pour en agir ainsi ! Une pléthore générale que l'on suppose toujours résulter de la suppression du flux menstruel, le défaut de mouvement du fétus, des éblouissemens, des douleurs de tête, une marche pesante, des varices aux extrémités inférieures, et autres raisons semblables dont il nous serait facile de démontrer la futilité (1).

Un autre usage qui n'était pas moins répréhensible, était celui de faire précéder tous les remèdes altérans par la saignée et les purgatifs. Mais pourquoi saigner et purger (2), s'il

---

(1) Voyez ce qui a été dit de la saignée dans la grossesse, au §. XIV. En rapprochant ces deux articles l'un de l'autre, le Médecin judicieux en conclura qu'il ne faut ni abuser de la saignée pendant l'état de la gestation, ni l'en rejeter exclusivement, et que l'homme sage évitant ces deux extrêmes doit garder un juste milieu, en n'employant ce remède qu'à propos et dans les cas vraiment nécessaires et indispensables. Pour éviter d'ailleurs de s'égarer, on n'a qu'à consulter les règles qu'ont tracées à ce sujet Mauriceau, Pujos, Levret, Lamothe, Deventer, Baudelocque, Gardien et autres Accoucheurs célèbres.

(2) J'ai été saigné et purgé, écrivait Boileau à son ami Racine, il ne me manque plus aucune formalité

n'existe dans les secondes et dans les premières voies aucun signe qui indique le besoin de ces remèdes? En vain alléguerions-nous l'autorité et l'exemple de nos prédécesseurs qui agissaient ainsi: un homme sensé se donnera de garde d'agir sans un motif réel et solide; Botal même, un des plus grands partisans de la saignée, ne se régla jamais d'après de tels principes.

§ XXIV.

On doit s'abstenir de la saignée dans les fièvres muqueuses et lymphatiques, et avec d'autant plus de soin, que, peu attentif ou peu éclairé, le Médecin peut s'en laisser imposer par des symptômes trompeurs et équivoques qu'on observe quelquefois dans leurs cours, tels qu'une certaine plénitude dans le pouls, une oppression, une difficulté de respirer, qui donneraient lieu de penser au premier abord qu'il y a pléthore ou trop de sang; tandis que ces circonstances ne tiennent qu'à la mollesse de la fibre, à la viscosité des fluides, à la lenteur du mouvement progessif du sang.

---

prétendue nécessaire pour prendre les eaux; la médecine que j'ai prise aujourd'hui, m'a fait, à ce qu'on dit, tous les biens du monde; car elle m'a fait tomber quatre ou cinq fois en faiblesse, et m'a mis à tel état qu'à peine je puis me soutenir. (Œuvres de Racine.)

§. XXV.

Elle ne sera pas moins soigneusement rejetée dans ces maladies bilieuses qui surviennent au temps des grandes chaleurs, malgré ce que l'irritation vive du système, la chaleur âcre et brûlante de la peau, un pouls fort, plein et même dur, sembleraient indiquer en sa faveur. J'ose invoquer ici le témoignage des Médecins observateurs ; combien de fois n'ont-ils pas vu, après un soulagement momentané que la saignée avait opéré, tous les symptômes de la maladie bilieuse s'exaspérer, les anxiétés devenir plus considérables, la chaleur plus âcre, plus intense, le pouls plus faible, le délire plus furieux, etc. ?

Combien de fois s'est-on récrié contre des symptômes ataxiques qui n'étaient que le résultat de l'impéritie et des mauvaises manœuvres (1) ?

On objectera que la chaleur étant très-forte dans ces maladies, sur-tout pendant le temps de leur exacerbation, la saignée doit convenir

---

(1) Voyez les *Réflexiones instructivo-apologéticas sobre el eficaz y seguro método de curar las calenturas putridas y malignas*, por Josef de Masdeval ; on lira sur-tout avec intérêt l'article, page 39, *sobre el uso y abuso de las sangrias en las calenturas putridas y malignas*.

à raison de sa propriété rafraîchissante ; mais le Médecin un peu instruit ne peut ignorer que cette qualité réfrigérante de la saignée, ne doit s'entendre que d'une chaleur produite par le sang, et que lorsque celle-ci est causée par la bile, la saignée échauffe au lieu de rafraîchir.

Il est un axiome trivial, savoir : qu'on ne peut détruire un effet qu'en détruisant sa cause ; or, la cause matérielle de ces maladies provient d'une bile âcre et dégénérée : ce n'est donc pas par la saignée, mais par les évacuans, les acides et le régime antibilieux, qu'on fera disparaître cette cause, et avec elle tous les symptômes qui en dépendent.

Grâces aux travaux de Tissot (1), de Guidetti (2), de Plencis (3), de Selle (4), de Stoll (5), de Finke (6), etc., la saignée se trouve réduite à sa juste valeur par rapport

---

(1) *De febribus biliosis.*

(2) *De biliosis febribus et de biliosa pleuritide.*

(3) *Acta et observata medica.*

(4) *Rudim. pyreth. Handb. der medisinisch-prax.*

(5) *Ratio medendi.*

(6) Finke, *De morbis biliosis anomalis.* L'auteur y dit, page 85, en parlant de la saignée : *Centies, quin sæpius illam celebratam vidi precariò à Chirurgis sanguinis humani sitientibus. Candidè loquor, si uni prodesset, certo decem damno esset.*

aux fièvres bilieuses; elle est généralement bannie de leur traitement, et continuera de l'être tant qu'on étudiera les constitutions, et qu'on ne perdra point de vue l'observation qui seule peut assurer les succès du praticien.

§. XXVI.

Le Médecin a également besoin de la plus grande circonspection et réserve dans le traitement des fièvres putrides malignes (1), pour discerner sûrement les symptômes qui indiquent la saignée; car, comme le disaient très-bien HUXHAM et PRINGLE, l'orgasme d'un sang dissous et putride simule quelquefois si exactement la diathèse inflammatoire et la pléthore, qu'il met en défaut la sagacité des praticiens, même les plus exercés.

On peut voir ce que le premier en a dit, en parlant de l'angine maligne ou grangréneuse; ce praticien reconnaissait, avec une franchise bien estimable, avoir été trompé dans deux ou trois occasions par la violence de la fièvre, qui l'avait fait incliner pour la saignée, dont

---

(1) Dénomination qui revient à celle de fièvres adynamiques et ataxiques, adoptée par des Médecins modernes, doués d'ailleurs de beaucoup de mérite, qui, de nos jours, ont attribué aux solides un rôle exclusif dans la production des maladies.

il était résulté de très-fâcheux accidens; c'est pourquoi, ajoutait-il, j'ai coutume dans cette espèce de maladie de n'user qu'avec la plus grande circonspection de ce remède, car dès la première ou la seconde saignée, le pouls s'écrase et les forces s'anéantissent (1).

§. XXVII.

On distingue dans les maladies inflammatoires trois périodes, qui sont ordinairement séparées par des intervalles de temps très-distincts, la crudité ou l'irritation, la coction et la crise; le premier temps, qui est celui de l'accroissement de la maladie, est le seul où

---

(1) *Dissertation on the ulcerous sore-throat*, à la fin de l'essai *On the fevers*. Cette espèce d'angine commença à se faire remarquer en Angleterre vers l'an 1739; elle resta inconnue à la plupart des Médecins jusqu'en 1746. En 1748, le Docteur FOTHERGILL en donna une description très-exacte et estimée. Quelques années après elle fut observée par HUXHAM, par MARTEAU, Médecin d'Aumale, par TISSOT, par le Docteur READ, Médecin à Metz.

MERCATUS en avait décrit une toute pareille qui fit beaucoup de ravages en Espagne, au commencement du 17.e siècle. Il y a apparence que ces ulcères d'Égypte et de Syrie, dont parle ARETÉE, de Cappadoce, et ces ulcères pestilentiels des amygdales, dont ÆTIUS fait mention, étaient de cette nature; quelques-unes des fièvres scarlatines dont parle MORTON, y ont beaucoup de rapport.

la saignée doive être pratiquée; dès que les signes du second temps paraissent, elle ne peut plus convenir, l'inflammation ne peut être résolue et dissipée que par un travail intérieur, qui serait interverti par la saignée. Il ne convient pas davantage de tirer du sang dans le temps du déclin ou de la dépuration, ce serait détruire le peu de forces qui restent, donner lieu à des avortemens de crise, et troubler peut-être d'une manière funeste des fonctions que l'on doit religieusement respecter. Ces maximes sont si vraies, les Médecins les ont de tous temps tellement connues, que si quelqu'un s'est conduit différemment, personne n'a osé le publier comme principe; la seule difficulté a roulé sur la fixation des jours où s'opérait la coction. On ne voit point sur quoi on a pu se fonder, lorsque, fixant un terme à la crudité, on a avancé que cette période ne s'étendait pas au-delà du quatrième jour, et que passé ce terme la saignée était dangereuse : sans doute l'on conçoit que plus une maladie est aiguë, plus le temps de l'irritation sera court, plus le Médecin se hâtera de faire les saignées; mais il est mal aisé de fixer un terme précis dans des maladies qui, suivant les sujets qu'elles attaquent, les symptômes et les circonstances qui les accompagnent, sont susceptibles d'éprouver une infinité de variations dans leur course : mais toujours, quel que soit le terme de la crudité, c'est une vérité constante que l'état de coction de la maladie est celui où l'on doit borner l'application de la saignée; on reconnaîtra cet état par le calme, le relâchement, la diminution de la chaleur, l'humidité de la langue, le peu de soif et d'ardeur à la peau, en un mot, par la rémission de tous les symptômes qui avaient précédé.

§. XXVIII.

Il est encore bien d'autres cas qui reprouvent absolument l'emploi de la phlébotomie; tels sont ceux où il existe un affaiblissement radical des forces vitales dans le corps humain. On sent qu'il ne faut jamais recourir à une semblable opération après des travaux immodérés du corps et de l'esprit, après des maladies difficiles et prolongées, sur-tout après celles qui ont porté une profonde atteinte à l'irritabilité et à la sensibilité; dans l'état d'enfance et de vieillesse (1); dans les hémor-

(1) Ce n'est pas qu'il ne puisse se présenter des cas qui obligent à y recourir et qu'on n'en trouve même plusieurs exemples dans les auteurs; ainsi, Avenzoar saigna son fils à l'âge de 3 ans; Guy-Patin saigna le sien trois jours après sa naissance: il y a plus, ne voit-on pas

ragies passives; enfin, dans toutes les circonstances où la nature à besoin d'être soutenue par la puissance énergique de l'art: elle ne convient pas non plus dans la première période fébrile ou dans le frisson, parce que, portant le sang à la périphérie, elle violenterait la nature, qui dans cette même période dirige ses efforts vers le centre, et porterait obstacle à la réaction nécessaire des forces vitales.

---

des enfans venir au monde sans pouls, sans mouvement, sans respiration, avec une face violette et comme dans un état apoplectique, qui oblige à retarder la ligature du cordon ombilical, et à laisser couler le sang jusqu'à ce que le visage et le reste du corps aient repris leur couleur naturelle, et que la respiration s'établissant, on soit assuré que la circulation n'éprouve plus d'obstacles?

D'autre part, on lit que VOLCAMER fit saigner avec succès une femme de soixante-dix-huit ans, et les observations communiquées à RIVIÈRE, font mention d'un vieillard de quatre-vingt-quatre ans, qui fut saigné avec avantage.

Mais ce sont là des cas particuliers qui font exception à la règle générale, mais ne la détruisent pas.

LISTE CHRONOLOGIQUE

DES PRINCIPAUX AUTEURS QUI ONT ÉCRIT SUR LA PHLÉBOTOMIE (*)

Antoine d'Avignon. De la phlébotomie. 1518, in-8.o

De Ketam. *De phlebotomia. Venet.*, 1522, *in-fol.*

Brissot. *Liber sive apologia de incisione venæ in pleuritide morbo. Paris.* 1538 *et* 1632, *in*-8.o

Dunus. (Thad.) *De ratione curandi per venæ sectionem, lib. III, Paris.* 1544, *in*-8.o

Fuchsius. *Ad Galenum de sanguinis missione. Paris.* 1549, *in-fol.*

Gelhorn. (Cap.) *De phlebotomia et judicio sanguinis missi.* 1564, *in*-12.

Joubert. *De iteranda sæpius phlebotomia. Paris.* 1569.

Francisci Franchini. *De sanguinis missione. Venet.* 1571.

Botallus. *De curatione per sanguinis missionem. Antwerp.* 1582, *in*-8.o

Gyer. *Method and way of healing by letting blood. Lond.* 1592, *in*-8.o

Helling. *De phlebotomia. Marb.* 1594, *in*-4.o

Hermann. *Diss. de venæ sectione in genere. Basil.* 1597.

Varus. *Diss. de venæ sectione. Jen.* 1607.

Jessen. *De sanguine vena secta dimisso judicium. Prag.* 1608. *Vid.* Klinkosch, *Diss. med.*

Lothus. *Diss. de venæ sectione. Regiom.* 1614.

René Moreau. *De missione sanguinis in pleuritide. Paris.* 1622, *in*-8.o

(*) Nous avons pensé que ceux de nos lecteurs qui désirent se procurer de plus amples renseignemens sur les remèdes dont nous traitons, ne nous sauraient pas mauvais gré de leur indiquer les principales sources où ils peuvent puiser.

Tous les formats des ouvrages qui ne sont point désignés, sont en général censés in-4.o

HOFFMANN. (Cap.) *De venœ sectione. Alt.* 1627. *R.* LEMMER.

MONTI. *Trattado della missione del sangue. Pisa*, 1627.

MANNOZ. *Instruction de barberos y flebotomistas. Madrit*, 1628, *in*-8.o

HEURNIUS. *De curatione generali omnium morborum per revuls. derivat. et evacuat. phlebotom. arteriot. cucurbit. scarificat. hirud.*, *etc. Lugd. Bat.* 1628, *R.* STELLINGWERT.

LAIGNEAU. (Dav.) Avis salutaire sur la saignée. Paris, 1635, in-8.o

BRENDEL. *Diss. de venœ sectione. Jen.* 1636.

MOEBIUS. *De legitimo venœ sectionis usu. Jen.* 1654.

ISRAEL. *De phlebotomia et arteriotomia. Heidelb.* 1656.

HOFFMANN. (Maur.) *Dissert. de venœ sectionis necessitate, Alt.* 1661.

KRESLIN. (Ge.) *Neuvermehrtes oder verbessertes Aderlassen büchlein. Nürub.* 1665, *in*-8.o

GEQUIER. *De usu venœ sectionis in medicina. Lugd. Bat.* 1669.

CONRING. *De venœ sectione. Helmst.* 1672.

WEDEL. *De venœ sectione rite adhibenda. Jenœ*, 1675.

SCHNEIDERMANN. *De phlebotomia. Helmst.* 1681, *in*-12.

ALBINUS. *De missione sanguinis. Frf.* 1686.

EMMERICH. *De phlebotomia. Regiom.* 1693.

STOESSER. *Diss. de venœ sectione. Argent.* 1698, *in*-4.o

MOINICHEN. *Diss. de venœ sectionis usu et abusu. Hafn.* 1698.

FRANCKIUS. *De venœ sectionem indicantibus. Kil.* 1701.

STAHL. *De phlebotomia. Hal.* 1701.

Id. De venœ sectione in febribus acutis. Hal. 1703.

Id. De venœ sectione in pede et aliis certis. C. H. regionibus. Hal. 1705.

HECQUET. Explication physique et mécanique des effets

de la saignée et de la boisson, dans la cure des maladies. Paris, 1707, in-12.

ANDRY. Remarques de Médecine sur ce qui regarde la saignée et la purgation. Paris, 1710, in-12.

BERGER. *De usu venæ sectionis et clysterum in curatione variolarum. Vitemb.* 1711. *Vid. Dissert. med. pract.* HALLERI, *tom. V.*

BARRE. *De venæ sectione. Lugd. Bat.* 1712.

BRENDEL. *De usu et abusu venæ sectionis in curandis febribus. Vit.* 1715.

MELLI (Bern.) *La lancetta in prattica. Venet.* 1717.

GRASCHUIS. *De phlebotome. Lugd. Bat.* 1722.

HECQUET. Observations sur la saignée du pied. Paris, 1724, in-12.

FISCHER. *De venæ sectione, ejusdemque administratione methodica. Erf.* 1724.

SILVA. Traité des usages de différentes sortes de saignées, principalement de celle du pied. Paris, 1727, in-12.

BUBERN. *Von den Blutlassen. Goth.* 1729, *in*-4.°

HOFFMANN. (Fr.) *De venæ sectionis abusu: Hal.* 1730.

JUCH. *De venæ sectionis tempore opportuno. Erf.* 1732.

SCHULZE. *Diss. præjudicatæ quædam opiniones de venæ sectione. Hal.* 1738.

DUBOIS. *De sanguinis missionis usu et abusu. Lugd. Bat.* 1740.

MARTIN. Traité de la phlébotomie et de l'artériotomie. Paris, 1741, in-12.

REISS. *Untersuchung des Aderlassens und schröfens. Augsb.* 1743.

MULLER. *De venæ sectionis etiam reiteratæ usu in febribus inflammatoriis imo exanthematicis. Argent.* 1743, *in*-4.°

KLOEKHOF. *De venæ sectionis termino in acutis. Traj. ad Rhe.* 1747, *in*-4.°

DE HALLER. *De venœ sectione veterum ac recentiorum. Gœtting.* 1749.

WEGBECKER. *De venœ apud infantes sectione. Argent.* 1749, *in*-4.°

JUNCKER. *De regulis generalioribus circa venœ sectionem observandis. Hal.* 1751.

QUESNAY. Traité des effets et de l'usage de la saignée. Paris, 1752, *in*-12.

KAUNEGIESSER. *De damno ex venœ sectionis abusu. Kil.* 1756.

JUNCKER. *Diss. de usu venœ sectionis in casibus quibusdam dubiis. Hal.* 1756.

SCHEFFETIUS. *Diss. de sanguine et ejus missione. Gryphiw.* 1756.

NICOLAÏ. *De derivatione ac revulsione. Jenœ*, 1763.

DICKSON. *Treatise on Bloodletting. Lond.* 1765.

ABILDGAARD. *De venœ sectione in suppressione menstruorum. Haf.* 1768.

LUDWIG. *De ratione venœ sectionis in hœmoptoicis. Lips.* 1769. *Idem De ratione venœ sectionis in vomitu cruento laborantibus. Lips.* 1769. *Vid. Advers. med. pract.* LUDW. *tom. I.*

GATTENHOFF. *Venœ sectionis veræ indicationes. Heidelb.* 1771. *Resp.* GROSS. *Vid.* FRANCK, *opusc. med.*

CALLISEN. *De venœ sectione. Hafn.* 1774. *R.* STRAETH.

RUDOLPHI. *De sanguinis missione in febribus putridis. Gœtting.* 1780.

BELIN. *De venœ sectionis effectu atque usu ejusdem generali. Argent.* 1784.

HUNT. *Observationes on the circulation of the blood und the effects of Bleeding. Lond.* 1787.

GERICKE. *Derivat. et revuls. historia et præsid. Jen.* 1787.

WUESTNEY. *Diss. de venœ sectione in morbis adhibenda. Rostoch.* 1791.

BILLING. *Diss. med. de sanguinis missione. Erlang.* 1795, *in*-8.o

MEYER. *Diss. ein wort über den Aderlass als präservativmittel. Würzburg*, 1798.

TARBÈS. Manuel de la saignée. Paris, an 5, in-12.

MARTEL. Sur l'usage de la saignée dans les maladies aiguës. Montpellier, an 5, in-8.o

GRAND. Faut-il prescrire la saignée pendant le paroxisme d'une fièvre intermittente ou non ? Montpellier, an 5, in-8.o

DURAND. Sur les indications et les contre-indications de la saignée. Montpellier, an 9, in-4.o

MASSON. Sur les naissances tardives et sur l'usage de la saignée pendant la grossesse. Paris, an 11, in-8 o

JOULLIETON. Sur la saignée. Paris, an 11, in-4.o

BRUNY. Sur les indications et les contre-indications de la saignée Montpellier, an 11, in-4.o

MASNOU. Sur l'utilité et les abus de la saignée. Montpellier, an 11, in-4.o

VAIDY. *De usu et abusu venæ sectionis. Paris. an.* 12, *in*-4.o

MERLHIOT. Sur les effets de la saignée et la préférence qu'on devrait très-souvent donner à celle du pied sur celle du bras. Paris, an 14, in-4.o

DESRAY. Sur la saignée où l'on observe la préférence qui est due à celle du pied, ou à ses moyens suppléans sur celle du bras, particulièrement dans les maladies de poitrine et dans celles du foie. Paris, 1806, in-4.o

CAILLAUD. Sur la saignée. Paris, 1806, in-4.o

DEVILLIERS. Sur l'emploi de la saignée dans les fièvres et les flegmasies. Paris, 1807, in-4.o

THIEBAULT. Sur l'usage de la saignée dans les maladies aiguës. Strasbourg, 1807, in-4.o

Chabaneau. Sur l'emploi de la saignée pendant le cours de la grossesse. Paris, 1808, in-4.°

Gay. Traité contre la saignée. Paris, 1808, in-8.°

Fauchier. Des indications de la saignée, in-8.°

Souares de Souza. Des cas où il convient de saigner dans les fièvres continues. Paris, 1809, in-4.°

Lasmezas. Sur l'usage de la saignée dans le traitement de la péripneumonie. Paris, 1810, in-4.°

Delivet Réflexions sur la saignée. Gênes, 1810, in-8.°

Montain Aîné. Des effets des différentes espèces d'évacuations sanguines artificielles. Lyon, 1810, in-8.°

Roussel. *De venæ sectionis effectibus indicationibus et contra indicationibus generatim sumptis. Monspelii*, 1811, *in*-4.°

Dornaletche. Sur l'emploi de la saignée dans la péripneumonie simple. Paris, 1812, in-4.°

Clief. Réflexions sur la saignée. Paris, 1813, in-4.°

Piquet de la Houssiète. Sur l'emploi de la saignée dans la pneumonie. Paris, 1813, in-4.°

Émangard. Sur l'emploi de la saignée dans le traitement des fièvres et des flegmasies. Paris, 1815, in-4.°

Vieusseux. De la saignée et de son usage dans la plupart des maladies. Paris et Genève, 1815, in-8.°

Bussod. Sur la saignée considérée comme moyen thérapeutique. Paris, 1815, in-4.°

Martineau. Sur la saignée. Paris, 1815, in-4.°

Berlioz. Mémoire sur les émissions sanguines et sur l'acupuncture. Paris, 1816, in-8.°

Freteau. Sur l'emploi légitime et méthodique des émissions sanguines dans l'art de guérir. 1816, in-8.°

SECTION SECONDE.

DE L'ARTÉRIOTOMIE.

§. I.er

La saignée des artères fut très-recommandée par les anciens Médecins et par les modernes; déjà du temps de Galien, on guérissait les ophtalmies en ouvrant l'artère des tempes, et on remédiait aux vertiges et aux grandes douleurs de tête, par la saignée des artères qui sont derrière les oreilles. Cet auteur rapporte lui-même des observations sur les bons effets de ce secours et qui en prouvent la nécessité (1).

Après Galien, on voit Aretée (2), Oribaze (3), recommander l'artériotomie, quoique ce dernier en parle en Médecin qui ne l'avait jamais pratiquée, ni vu faire. Avicenne l'ordonne dans les pesanteurs de tête et les migraines. Dans des siècles plus modernes, on voit beaucoup de Médecins renommés y recourir avec succès pour le traitement d'un

(1) *De curatione morborum per venæ sectionem.*

(2) *De curatione diuturnorum morborum. pag.* 217-223. *Edit.* Haller.

(3) *Lib. VII, cap. XIII-XIV.*

grand nombre de maladies; ainsi, GESNERUS (1) rapporte qu'il guérit une migraine qui revenait tous les ans, en faisant ouvrir l'artère temporale du côté affecté. LINDANUS (2) était dans l'usage d'ouvrir cette artère, pour guérir la migraine invétérée. SKENCKIUS (3) et TRALLES (4), citent également plusieurs exemples d'hémicranie guérie par ce moyen. RIVIÈRE rapporte, dans ses observations, qu'une violente céphalée qui avait duré quatre mois, malgré les saignées ordinaires, l'application des sangsues au front et aux tempes, et les remèdes convenables, fut guérie par l'ouverture de la même artère, dont on tira cinq onces de sang, quoiqu'il ne sortit pas en arcade et en sautillant, mais goutte à goutte, à cause de sa petitesse et de l'épaississement du sang (5).

On peut lire dans Ambroise PARÉ, l'observation très-intéressante qu'il rapporte d'une douleur de tête opiniâtre, laquelle avait été en vain combattue par les saignées ordinaires,

---

(1) *Lib. III, epist. XCVI.*

(2) *Super* HARTMANN, *lib. II, cap. I, §. XVII.*

(3) *Observat. medicinalium, pag.* 55.

(4) *De venæ sectione, pag.* 262-265.

(5) *Cent. II, observ. LVI, pag.* 506, *columna* 1. Voyez encore son observation LXXXIX.e de la II.e centurie, et les XII.e et XXXI.e observations, communiquées par JACOZ et par FORMIUS.

l'application des sangsues au front et aux tempes, et qui ne céda qu'à l'ouverture de la même artère (1). FONTANUS (2) assure s'en être servi avec succès dans l'ophtalmie opiniâtre; PANAROLLE et James SIMS, contre la frénésie : ce dernier dit avoir vu immédiatement après cette saignée le délire se calmer, le regard furieux et enflammé devenir paisible, et le malade tomber dans un sommeil tranquille qui décidait la crise de tous ses maux (3).

M.r GIGAUD a fait part d'un cas semblable dans le Recueil périodique de la Soc. de Méd. de Paris. Le malade avait tous les signes de l'irritation la plus extraordinaire, tête douloureuse, face rouge et enflammée, insomnie continuelle, le pouls dur et fréquent, pulsation des artères du cou et des tempes, avec une grande

(1) Je fis ouverture de l'artère, choisissant la plus apparente à la temple, et qui avait plus grand battement avec une simple incision, comme pour faire une phlébotomie, et fut tiré du sang deux palettes et plus, lequel sortait par une grande impétuosité de ladite artère, sautelant loing à raison du diastolé et systolé d'icelle; et proteste que par le moyen de cette ouverture, il perdit incontinent la douleur, sans plus lui retourner. Liv. XVII, chap. IV, de la migraine.

(2) *Respons. et curat. medic., lib. I, pag.* 30.

(3) Maladies épid., chap. II, pag. 12.

véhémence, délire perpétuel, loquacité, cris aigus, etc.; on procéda successivement aux différentes saignées, aucun médicament antiphlogistique ne fut oublié; les accidens ne s'adoucirent véritablement que lorsque ce Chirurgien eut ouvert l'artère temporale du côté droit.

RAULIN et ALIBERT ont employé l'artériotomie avec succès contre la manie; et je lis dans les manuscrits de mon Père, qu'il la vit réussir, dans cette même maladie, chez deux sujets âgés l'un de cinquante-cinq ans, l'autre de quarante.

GALLAND (1) en retira de bons effets dans l'ophtalmie endémique d'Égypte: on ne peut, en outre, contester les heureux résultats qu'elle a produits dans les apoplexies sanguines. Prosper ALPIN rapporte que cette opération était en usage en Égypte; et l'on sait que FERNEL, SEVERINUS, TULPIUS et autres, firent tous leurs efforts pour l'introduire dans le traitement de cette maladie, comme offrant de plus grands avantages que la saignée veineuse.

MM. MONTAIN et FRETEAU pensent que l'apoplexie foudroyante des jeunes gens, pourrait être combattue plus efficacement par l'artériotomie que par la phlébotomie, et qu'en général ce remède est fait pour réussir dans beaucoup

---

(1) Voyez sa Dissertation in-4.°, Paris, an 11.

de maladies de la tête où il y aura pléthore relative du système artériel. Ces Médecins pensent encore que, dans le traitement des anévrismes vrais, cette émission sanguine peut être employée avec avantage comme auxiliaire de la méthode de VALSALVA.

MONTAIN va même jusqu'à croire que dans les loupes qui se développent dans les différens membres, on pourrait s'opposer à leur accroissement, à leur nourriture et même les disposer à la résolution, par l'ouverture d'un rameau, d'une branche de l'artère qui se porte dans la partie qui est le siége de la maladie, ou de l'artère qui est la plus contiguë; qu'il serait également possible de prévenir, de diminuer et même de guérir l'obésité, en ajoutant au régime l'évacuation du sang rouge répétée plus ou moins souvent et alternée avec celle du sang noir (1).

§. II.

Malgré ce grand nombre d'observations précieuses et d'autorités respectables qui se réunissent en faveur de l'artériotomie, les Médecins de nos jours semblent, par leur silence, l'avoir entièrement rejetée et proscrite.

---

(1) Voyez ce qu'il a écrit sur les effets de différentes espèces d'évacuations sanguines artificielles, pag. 27.

Je conviens que cette opération n'est pas exempte d'accident; que les lèvres de l'artère ouverte étant membraneuses et agitées continuellement par les mouvemens alternatifs de dilatation et de contraction, ne peuvent se réunir que difficilement; que le sang qui y circule avec plus d'impétuosité que dans les veines, peut surmonter peu à peu la force de la ligature, sortir par l'ouverture, se glisser dans les parties voisines et y former une tumeur anévrismale. Je conviens encore que la cicatrice qui se fait à l'artère fermée ne peut être que fort tendre; qu'il est à craindre qu'elle ne cède aux efforts continuels du sang qui y circule avec rapidité, et qu'alors cette cicatrice se dilatant insensiblement, il doit en résulter un véritable anévrisme. Mais si l'on réfléchit que je n'entends point faire de l'artériotomie un remède ordinaire, mais un remède extraordinaire, et que je ne veux y recourir qu'après avoir fait précéder tous les autres moyens curatifs; je ne vois pas dès-lors comment on se refuserait à opposer celui-ci à des cas contre lesquels tous les secours ont été vainement employés (1), lors sur-tout que l'expérience en atteste si hautement l'efficacité.

---

(1) Voy. l'observation intéressante que Vogel a rapportée d'un jeune homme qui, à la suite d'une chute de

Cette pratique heureuse est fondée sur l'impétuosité du sang qui roule dans l'artère ; il est constant que, dès qu'elle est ouverte, le sang s'élance avec beaucoup de rapidité, et que la révulsion qui s'ensuit est beaucoup plus prompte, plus vive et plus grande que celle que procure l'ouverture de la veine. C'est la raison qui faisait dire à James SIMS, que dix ou douze onces de sang tirées par l'ouverture de l'artère temporale, faisaient plus d'effet que trente onces tirées du bras (1). C'est donc bien gratuitement, ce me semble, que GRANDLER a avancé que cette saignée, quelque indiquée qu'elle soit et aussi bien faite qu'on puisse la supposer, ne pouvait jamais diminuer la quantité et l'impétuosité du sang qui se portait au cerveau.

Quant aux inconvéniens qui peuvent résulter du manuel de cette saignée, je ne pense pas qu'ils soient suffisans pour en balancer les avantages. Outre que nous vivons à une époque

---

cheval, dont les impressions se firent sur-tout ressentir à la tête, éprouva une maladie nerveuse aussi singulière qu'opiniâtre, à laquelle tous les remèdes furent inutilement opposés, et qui ne céda enfin qu'à la section de l'artère temporale. *De sectionis arteriœ temporalis subitaneo effectu ac usu in morbo longo et rebelli. Gœtting. in-4.o*

(1) Mal. épid., chap. II, pag. 12.

où les Chirurgiens sont trop éclairés, pour n'être pas prémunis contre les accidens qui pourraient avoir lieu dans cette opération, il est bien reconnu que l'artériotomie pratiquée au front, aux tempes, derrière les oreilles, sur le cou du pied, etc., par les points d'appui qu'y présentent les vaisseaux qu'on pique, offre une cicatrisation facile et exempte de mauvaises suites (1).

§. III.

M.r Berlioz, qui préconise beaucoup l'artériotomie dans son Mémoire sur les évacuations sanguines, indique un bien plus grand nombre

---

(1) On peut consulter à ce sujet une excellente Dissertation de Nöttinger, qui a pour titre: *De arteriotomia, ejus recto usu et injusto neglectu. Argent.* 1747, *in*-4.° Ce Médecin combat les objections qu'on fait contre cette opération, fondées sur l'écoulement du sang par l'artère, qu'il n'est pas facile d'arrêter, sur la crainte de l'anévrisme, sur l'inhabileté du Chirurgien pour opérer, et sur ce que l'artériotomie peut être indifféremment suppléée, dans tous les cas, par les autres émissions sanguines artificielles. L'auteur ne s'en tient pas là, il examine toutes les artères qui peuvent être piquées, et compulse les auteurs pour y découvrir les divers cas où l'artériotomie est devenue moyen curatif : il en reconnaît huit principaux, qui sont la céphalée sanguine, l'hémicranie idiopathique, l'otalgie sanguine, l'épilepsie, le vertige, la frénésie inflammatoire, l'apoplexie sanguine et la manie.

de vaisseaux où on pourrait la pratiquer, que l'usage habituel n'en reconnaît. Il pense que cette opération pourrait se faire aux sous-orbitaires, aux coronaires des lèvres, aux laryngées, aux thyroïdiennes inférieures, aux collatérales des doigts et des orteils, aux articulaires dans les tumeurs blanches.

Le Docteur MARTIN (1), plus hardi, plus téméraire peut-être, n'a pas craint même de proposer l'ouverture de l'artère radiale, et de recommander aux praticiens cette opération dans certaines circonstances impérieuses; cet auteur ne se dissimule pas les dangers qu'il peut y avoir à la pratiquer, soit qu'on considère la grosseur de cette artère qui fait craindre les événemens, ou la forme de l'os radius qui doit lui servir de point d'appui et qui ne paraît pas assez plat pour se prêter suffisamment à sa compression; mais il pense que le Chirurgien peut trouver un point d'appui suffisant au radius, s'il ouvre l'artère à l'endroit où l'on tâte le pouls, et que quand même le point d'appui ne serait pas total, il pourra se flatter de prévenir tout accident, au moyen de compresses graduées et artistement ajustées à l'ouverture du vaisseau; que puis-

(1) Traité de la phlébotomie et de l'artériotomie, pag. 481 et suiv.

qu'on arrête avec un bandage le sang qui sort de l'artère du pli du bras, quoique cette artère n'ait que les chairs pour tout appui, à plus forte raison doit-on espérer d'arrêter celui qui coule de l'artère radiale, dont le point d'appui est plus solide; que d'ailleurs les dangers qui se trouvent dans l'artère située au pli du bras, disparaissent dans l'ouverture de l'artère radiale, puisque celle-ci n'est accompagnée d'aucun nerf et qu'elle n'arrose principalement que le pouce (1).

D'après ces considérations, le Docteur MARTIN la recommande dans ces apoplexies, ces angines, ces inflammations de poitrine ou du bas-ventre qui ont résisté à tous les secours de l'art; et pourquoi craindrait-on en effet, observe-t-il, d'y recourir dans ces cas désespérés, il vaut bien mieux essayer un remède douteux, que de laisser le malade sans secours, livré à une mort certaine et inévitable.

Si toutefois, malgré ces réflexions, le Médecin ne séparant point dans son esprit l'ouverture de l'artère radiale des dangers attachés

---

(1) Je suis persuadé que si on pratiquait plus souvent l'artériotomie dans les parties où il est difficile de comprimer, le génie des Chirurgiens célèbres aurait bientôt inventé un moyen facile et capable d'opposer un obstacle à l'écoulement de la vie par l'ouverture des artères. MONTAIN, déjà cité sur la saignée.

à cette opération, sur laquelle d'ailleurs l'expérience n'a point encore prononcé, n'osait se hasarder à la pratiquer, qu'il ne renonce pas du moins légèrement à l'artériotomie pratiquée aux artères du front, des tempes, de derrière les oreilles, et des autres parties mentionnées, qui, par leur point d'appui, excluent toute espèce de danger; les préjugés dont il se laisserait prévenir à cet égard l'exposeraient à être privé des avantages que procurent les saignées locales et que de grands Médecins ont su en retirer.

NOMS DES AUTEURS

QU'ON PEUT CONSULTER SUR L'ARTÉRIOTOMIE.

CARDANUS. *De malo medicorum recentium medendi usu. Venet.* 1536, *in*-8.°

SEBIZIUS. *De arteriotomia. Argent.* 1620, *in*-4.°

CASTELLANI. *Phylactirion phlebotomiæ et arteriotomiæ. Argent.* 1628.

HEURNIUS. *De curatione generali omnium morborum per revuls. derivat. et evacuat. phlebotom. arteriot. cucurbit. scarificat. hirud, etc. Lugd. Bat.* 1628. *R.* STELLINWERT.

ISRAEL. *De phlebotomia et arteriotomia. Heidelb.* 1656.

BUTTER. *Diss. de arteriotomia. Edinb.* 1761.

RATTRAY. (Dav.) *De arteriotomia. Edinb.* 1761, *in*-8.°

SCHEURL. (Chr. Th.) *De arteriotomia. Norib.* 1766, *in*-8.°

Beyer *De arteriotomia. Jen.* 1773, *in-4.*° *R.* Weaner.

Crause. *De arteriotomia. Jen.* 1705, *in-4.*°

Martin. De la phlébotomie et de l'artériotomie. Paris 1741, in-12.

Nöttinger. *De arteriotomia, ejus recto usu et injusto neglectu. Argent.* 1747, *in-4.*°

Le Moine. *De arteriotomia aliquando instituenda. Paris.* 1748.

Semple. *De arteriotomia. Edinb.* 1752.

Vogel. (R. A.) *De sectionis arteriæ temporalis subitaneo effectu, etc. Goetting.* 1775, *in-4.*°

Le Vert. Sur la nécessité et les avantages des saignées locales. Paris, an 11, in-4.°

Lacoste. Sur la saignée locale considérée comme moyen thérapeutique. Montpellier, an 13, in-4.°

Montain aîné. Des effets des différentes espèces d'évacuations sanguines artificielles. Lyon, 1810, in-8.°

Berlioz. Sur les émissions sanguines et l'acupuncture. Paris, 1816, in-8.°

Freteau. Sur l'emploi légitime et méthodique des émissions sanguines dans l'art de guérir. 1816, in-8.°

SECTION TROISIÈME.

On entend par saignées locales, celles qui se pratiquent sur la partie malade ou très-près d'elle, et dont l'effet est le plus sensible à la partie affectée, quoique souvent moins copieuses que ne serait une plus abondante faite dans un lieu plus éloigné.

Pour se persuader toute l'efficacité de ce moyen, il faut savoir qu'il peut se former dans les veines ou les artérioles des parties, des obstacles au cours de la circulation, qui sont l'effet d'une contraction spasmodique de ces vaisseaux ou des parties voisines, d'une compression externe ou interne, d'un épaississement inflammatoire particulier du sang ou des autres humeurs, d'un séjour trop long du sang accumulé dans une partie relâchée ou dans une suite de petits vaisseaux variqueux, lequel y circulant plus lentement, s'épaissit, se colle contre les parois de ces vaisseaux, etc. Dans ces divers cas, on juge qu'une saignée faite du grand système circulatoire, ne sera pas d'une grande utilité. Qui ne rirait, en effet, d'un Médecin qui ouvrirait la basilique pour guérir des tumeurs hémorroïdales extérieures enflammées, au lieu qu'on calmera bien plus efficacement les symptômes, si l'on tire du sang de la partie même affectée, en ouvrant un certain nombre de petits vaisseaux qui lui en fournissent. C'est cette opération que l'on nomme saignée locale ou topique, et qui se pratique par les sangsues, les scarifications avec ou sans ventouses, dont nous avons maintenant à parler.

DES SANGSUES.

§. I.er

Laissons aux Docteurs VITET (1) et THOMAS (2) le soin de nous faire connaître l'organisation naturelle des sangsues, et de nous dévoiler avec la plus grande sagacité le mécanisme de leurs fonctions; c'est de leurs usages en Médecine qu'il doit être question. Il n'y a que THEMISON, chef des méthodistes, qui le premier en ait fait mention et les ait employées pour tirer du sang; il paraît qu'il ne s'en servait point comme traitement approprié à certaines maladies, il n'avait en vue qu'une

---

(1) Voy. son Traité de la sangsue médicinale, où l'on trouve tous les détails nécessaires sur l'histoire naturelle des sangsues et sur leur usage.

(2) Voy. son Mémoire pour servir à l'histoire des sangsues. Ce jeune Médecin donnait les plus belles espérances, sa mort prématurée fut une perte pour la science.

évacuation sanguine, et confondait les effets de cette application avec ceux d'une saignée ordinaire.

DIOSCORIDE parle du danger d'avaler des sangsues avec l'eau, et donne les moyens d'y remédier (1).

GALIEN ne fait aucune mention de ce remède; j'avoue qu'il en est parlé dans un petit Traité sur les ventouses et les scarifications qu'on attribue à ce Médecin, mais sans aucun fondement; car ORIBAZE, qui a écrit sur les sangsues, dit avoir tiré ce qu'il en rapporte d'ANTYLLE et de MENEMAQUE, l'un et l'autre de la secte méthodique (2).

PLINE observait que de son temps on s'en servait avec avantage contre les goutteux et contre toute sorte de fièvres. AÉTIUS, d'après ARCHIGÈNE, recommandait de les employer contre les inflammations du foie, dans les cas où les topiques émolliens n'avaient pas réussi.

ARNAULD DE VILLENEUVE conseille leur application sur les blessures et les morsures envenimées.

AVICENNE et RHAZÈS les ont employées avantageusement contre les dartres et les autres maladies de la peau.

---

(1) *Lib. VI, cap. XXXII.*

(2) *Collect. medicinal. Lib. VII, cap. XXI.*

Ambroise PARÉ les recommande dans le traitement des ulcères (1); contre les morsures des bêtes vénimeuses (2) : il parle aussi de leur vertu emménagogue (3).

L'application d'un cautère au haut de la main (entre le pouce et l'index), celle des sangsues aux tempes et l'ouverture des veines situées au front près du canthus de l'œil, étaient les trois moyens que ZACUTUS LUSITANUS employait avec succès contre les céphalalgies opiniâtres (4).

Enfin, cet auteur, ainsi que AMATUS LUSITANUS, SENNERT, FORESTUS, BENEDICTUS, GARIOPONTUS, GUALTERUS, BRUELLE et autres, ont connu l'avantage des sangsues dans les affections produites par la suppression des évacuations périodiques.

§. II.

De nos jours on emploie assez généralement la saignée locale au moyen de ces insectes; on les applique au front et plus communément aux tempes, pour les douleurs à la tête ou le délire; au grand angle de l'œil ou à la

(1) Liv. XIII, chap. IV.
(2) Liv. XXI, chap. XIII.
(3) Liv. XXIV, chap. LXII.
(4) *Lib. I, Prax. med. mirab. observ. VII, VIII et X.*

paupière inférieure pour l'ophtalmie; au visage, dans la couperose; aux gencives, dans le cas de leur engorgement ou de douleurs aux dents; aux bords ou au-dessous de la langue, lorsque cet organe se trouve engorgé, tuméfié; au haut et devant le cou, dans l'esquinancie; sur le point de côté, dans la pleurésie; sur le dos de la verge, dans le phimosis, le paraphimosis et les blénorrhagies cordées; aux bourses, dans les inflammations des testicules; au périnée, dans la rétention d'urine inflammatoire; autour du fondement, pour les hémorroïdes gonflées, douloureuses ou supprimées; à la vulve ou au col de la matrice, dans la rétention des règles; enfin, pour les douleurs rhumatismales ou goutteuses (1) et pour les contusions sur la partie même affectée.

Je pense qu'on peut encore en étendre l'usage à d'autres maladies, telles que les inflammations flegmoneuses ou érysipélateuses; à celles qui occupent les glandes parotides, amygdales, conglobées du cou, des aisselles, des aines; aux panaris commençans; aux dartres; aux hernies étranglées (2); sur les

(1) Voyez le Traité méthodique et dogmatique de la goutte, par le Docteur PAULMIER. 1769.

(2) On a vu après l'application des sangsues autour d'une tumeur herniaire, l'inflammation se dissiper et la réduction s'opérer.

tumeurs squirreuses pour en arrêter les progrès, d'après la méthode du Docteur FEARON, qui n'est pas assez généralement connue et employée (1). Mais je dois avertir que cette méthode demande quelque circonspection, suivant qu'on observe plus ou moins d'intensité dans les symptômes d'une inflammation locale.

§. III.

Je m'explique. Lorsque cette inflammation est très-intense, elle est ordinairement accompagnée d'une affection générale qui détermine la fièvre. Cette dernière considération amène nécessairement une différence dans le mode de traitement. Il ne faut jamais, dans ce cas, se hâter d'appliquer les sangsues sur la partie affectée, sans avoir fait précéder la saignée du bras ou du pied; suivant les indications; sans cette précaution on attirerait encore plus d'humeurs sur la partie

(1) *A treatise on cancer. Lond. edit.* 3, 1790. Lorsque dans les mamelles ou les testicules il se déclare une tumeur squirreuse, cet auteur fait appliquer des sangsues et les réapplique tous les deux ou trois jours, à moins que des circonstances n'obligent à mettre beaucoup plus d'intervalle. Les observations de plusieurs Chirurgiens Anglais et de quelques Français, prouvent que l'on peut ainsi prévenir la formation du cancer.

souffrante, on augmenterait l'inflammation et l'irritation (1). Les saignées locales ne sont donc vraiment utiles et ne peuvent remplacer avantageusement les saignées générales dans les flegmasies, que lorsque l'état inflammatoire sera circonscrit, borné à une médiocre étendue, et que la fièvre sera plutôt locale que générale.

Et c'est la raison pourquoi il est si avantageux d'employer sur le champ les sangsues, dans l'ophtalmie, par exemple, de préférence à la saignée du bras ou du pied, parce que cette inflammation est le plus souvent une affection purement locale où il n'y a que peu ou point de pyrexie.

---

(1) M. Royer-Collard a très-bien observé que lorsque la congestion utérine est très-considérable et que tout l'effort du sang paraît se diriger vers la matrice, l'application des sangsues seconde cet effort et augmente encore la congestion existante. On a vu des inflammations violentes déterminées par elle dans de semblables circonstances. La prudence commande alors, suivant ce judicieux Médecin, de faire avant tout une ou plusieurs saignées du bras, et de n'en venir aux saignées locales, qu'après avoir opéré une évacuation générale suffisante. Voyez l'article aménorrhée, inséré dans le premier volume du Dictionnaire des sciences médicales.

§. IV.

La flegmasie peut avoir son siége sur les parties externes du corps ou dans l'intérieur des organes. Dans le premier cas, il n'est pas difficile de déterminer le lieu où on doit établir l'application de ce remède, c'est, comme nous l'avons dit, sur la partie affectée, et s'il y a impossibilité, on choisit la partie la plus voisine du mal, cependant il est des circonstances qui peuvent faire exception à ce que j'avance : c'est ainsi que Granjean, après avoir employé inutilement les sangsues près de l'orbite dans des inflammations de l'œil, en venait à leur application au fondement, qui opérait un soulagement merveilleux. Ainsi, le célèbre Louis appliquait les sangsues au périnée dans des ophtalmies causées par la suppression subite de la gonorrhée, dans la vue de rappeler l'écoulement.

Lorsque l'inflammation est établie sur quelque organe intérieur, comme dans la pleurésie, l'angine, la néphrésie, on applique alors les sangsues sur les parties extérieures qui répondent au siége du mal. J'ai vu l'illustre Barthez, ayant à traiter une inflammation des reins, en faire appliquer avec succès sur les lombes dix à douze.

Placées sur l'estomac, elles ont arrêté des vomissemens qui s'étaient montrés rebelles à tous les autres remèdes (1).

J'eus occasion de donner mes soins à un homme attaqué d'une douleur vive et poignante de côté, qui l'empêchait de respirer, et lui arrachait les hauts cris. Sept à huit sangsues furent appliquées sur le lieu de la douleur vers les dix heures du soir ; j'eus soin que les plaies restassent ouvertes toute la nuit; à ma visite du matin, la douleur avait entièrement disparu, le malade se trouvait sensiblement mieux, et dès ce moment il marcha vers la convalescence.

§. V.

Quoique la saignée générale convienne dans les flegmasies aiguës, cependant on doit observer qu'il faut être en général plus circonspect sur l'emploi de ce moyen dans le traitement des affections inflammatoires de l'abdomen, que dans celui des affections du même genre de la poitrine qui est le grand foyer du système artériel. Les saignées, ainsi que le pensaient Valsalva et Morgagni, sont respectivement plus affaiblissantes dans les

---

(1) Voyez les observations de Lorentz, insérées dans le journal de Sédillot, tom. XI, pag. 386 et suiv.

flegmasies qui ont leur siége dans l'abdomen; et d'ailleurs, comme l'observe SELLE, il est rare que la fièvre y soit purement inflammatoire; souvent elle est bilieuse en même temps ou de l'espèce des putrides, c'est pourquoi les sangsues appliquées à l'anus, y produisent presque toujours un bon effet (1).

§. VI.

L'existence des flegmasies chroniques est prouvée par l'observation, elles n'échappent qu'au praticien peu attentif; il est vrai que leur diagnostic est généralement très-difficile: les signes caractéristiques de l'inflammation ne s'y rencontrent que d'une manière obscure, la douleur est peu sensible, souvent même il n'y en a point; la chaleur est à peine élevée au-dessus de l'état ordinaire, la fièvre est légère et toujours du genre des hectiques.

Les viscères de la poitrine et de l'abdomen sont les plus sujets aux flegmasies chroniques; c'est à cette cause que la plupart des phthisies doivent leur origine.

Les Médecins qui ont écrit sur cette matière recommandent expressément et d'une manière forte la saignée et les antiphlogistiques, cependant je pense qu'il vaut mieux, en gé-

(1) Voy. art. hépatite, Méd. clinique.

néral, avoir recours aux saignées locales, parce que ces sortes de flegmasies, comme l'observe très-bien FAUCHIER (1), n'attaquent que les tempéramens sans énergie, paresseux, ruinés par trop ou trop peu d'exercice, l'âge, les chagrins, les passions tristes, un mauvais régime, l'intempérance, etc.

§. VII.

Nous avons vu en parlant de l'hémoptysie active, (article de la saignée, §. X), que c'était des saignées répétées et du ralentissement de la circulation, qu'il fallait attendre la guérison de cette maladie, ordinairement aiguë et accompagnée de fièvre.

Lorsque le crachement de sang a cessé, le Médecin s'occupe d'en prévenir les retours, et les meilleurs moyens pour cela sont les petites saignées du bras, faites de temps en temps, et sur-tout l'application périodique des sangsues à l'anus; il est sur-tout essentiel d'y recourir, lorsqu'on a quelques signes qui peuvent faire craindre les rechutes, comme un goût salé dans la bouche, une légère toux, un sentiment d'irritation ou de tension dans la poitrine, une douleur pongitive dans quel-

(1) Voy. son Mémoire sur la saignée, couronné en 1808 par la Société de Médecins et de Naturalistes de Souabe, séante à Tubingen.

que partie du thorax, ou, sans ces signes, quand il y aura plusieurs mois qu'on n'aura pas pratiqué d'évacuation. Faute de ces précautions indispensables, l'hémoptysie, qu'on ne guérirait pas, entraînerait inévitablement la pulmonie.

§. VIII.

Cette maladie qui est ordinairement la suite d'un engorgement pléthorique du poumon, ou d'une maladie inflammatoire (lente ou aiguë) de cet organe, n'est guère susceptible de guérison, lorsqu'elle est une fois décidée; mais si l'art ne peut la guérir, il lui est donné du moins de la prévenir souvent ou d'en modérer les symptômes quand elle est formée.

La saignée, soit générale, soit locale, est nécessaire pour remplir ce but, et s'il y a un moyen de faire vivre long-temps les phthisiques, c'est la répétition de petites saignées du bras ou de l'application des sangsues aux vaisseaux hémorroïdaux, dans les momens où l'élévation, la fréquence ou la dureté du pouls, font présumer un engorgement des vaisseaux du poumon, ou l'inflammation d'un ou de plusieurs tubercules (1).

---

(1) C'est la fréquence de cette cause de phthisie qui rend cette maladie si généralement incurable; car dans

L'émission sanguine au moyen des sangsues doit être préférée, si la gêne de la respiration et l'augmentation de la toux ne sont pas accompagnées de douleur et de fréquence du pouls, ou si le malade paraît trop faible pour être saigné.

Lorsque avec de la faiblesse et peu de fièvre il y a un point de côté assez fort, ou quand le point persiste malgré la saignée, l'application des sangsues sur l'endroit douloureux donne presque toujours du soulagement.

§. IX.

L'hydrocéphale interne a été désignée, par quelques auteurs, sous le nom d'apoplexie hydrocéphalique; d'autres ont pensé qu'il serait plus exact de l'appeler apoplexie enfantile, et de laisser le nom d'hydrocéphale à l'hydrocéphale externe. Cette maladie est peu connue, et avant Robert Whitt, Professeur de Médecine à Edimbourg, qui en parla le premier en 1768 (1) et l'observa chez les enfans, on n'en avait jusque-là aucune des-

---

le traitement de la phthisie tuberculeuse, on n'agit que sur les effets; pour agir sur la cause, il faudrait guérir les tubercules, et c'est une découverte qui est encore à faire. Vieusseux, de la saignée et de son usage dans la plupart des maladies.

(1) *Observations on the dropsy in the brain.*

cription fidèle. Depuis ce temps, Fothergill, Watson, Médecins de Londres, ont donné quelques remarques sur cette maladie. Odier, Médecin de Genève, a publié sur cette matière un Mémoire intéressant, inséré parmi ceux de la Société Royale de Médecine, année 1779. Camper a ajouté des réflexions utiles sur le même sujet.

Cette maladie est originairement un engorgement sanguin du cerveau, dont le cours est plus ou moins inflammatoire et dont l'épanchement dans les ventricules n'est qu'une conséquence.

Les caractères de cette maladie sont un mal aise de quelques jours, plus ou moins de douleur de tête et de crainte de la lumière avec maux de cœur, vomissement une ou deux fois par jour et accélération dans le pouls, c'est la première période. Dans la seconde, le vomissement cesse le plus souvent, l'enfant conserve du dégoût et se trouve dans un état semblable à celui d'une fièvre vermineuse; le pouls devient plus lent que dans l'état naturel, inégal en force et en fréquence; quelquefois il y a des convulsions, ordinairement la pupille est dilatée (1) et se contracte

(1) On a regardé la dilatation de la pupille comme un signe d'épanchement. Il est rare que le malade guérisse après ce signe.

difficilement à la lumière en faisant des oscillations inégales ; on observe souvent une diarrhée verte ou des vomissemens verts, mais ce ne sont pas des caractères essentiels. Dans la troisième période, le pouls redevient fréquent, et les accidens d'assoupissement et de convulsion, souvent de paralysie, prouvent l'état de compression du cerveau; la pupille est alors extrêmement dilatée et ne se contracte pas à l'approche de la lumière, ou se contracte par oscillations et reste dilatée; la conjonctive s'enflamme et la mort ne tarde pas à s'ensuivre.

Outre l'hydrocéphale interne idiopathique, cette maladie est souvent la suite d'une chute ou d'un coup sur la tête, souvent aussi c'est celle d'une maladie éruptive, d'une affection catarrhale, d'une grande frayeur, d'une détermination particulière dans les fièvres.

Plus ce genre d'hydrocéphale est aigu et plus il est promptement mortel, mais aussi plus il est promptement guéri, principalement par la saignée; toutefois, d'après les causes de la maladie qui ont précédé, le prognostic n'est pas le même. L'hydrocéphale interne idiopathique ne se guérit presque jamais ; celle qui est consécutive des fièvres continues se guérit quelquefois ; celle qui vient à la suite de chutes ou de coups, est toujours prévenue par l'application des sangsues aux tempes. Leur quantité varie depuis deux jusqu'à huit, suivant l'âge et la force des enfans ; et l'on doit y revenir, si les symptômes qui ont engagé à les appliquer une première fois, ne cessent pas ou reparaissent.

§. X.

En compulsant les différens auteurs qui ont écrit sur le croup, on ne les trouve point d'accord sur sa nature; mais quelle que soit leur opinion, cette maladie sera très-certainement inflammatoire, si dès le commencement il se manifeste douleur de tête, sur-tout vers la région frontale, rougeur et gonflement du visage, yeux rouges, protubérans, hémorragie nasale, soif, chaleur, pouls généralement plein, fort et dur, etc.; c'est comme telle que l'ont considérée les meilleurs auteurs qui ont écrit sur cette espèce d'angine, GHISI, MICHAELIS, FERRIER, CULLEN, DARWIN, ROSEN, HOME, UNDERVOOD, FRANK, FAUCHIER, VIEUSSEUX, etc., qui recommandent unanimement les émissions sanguines générales ou locales; mais il faut convenir qu'on a plus généralement conseillé, dans cette maladie, la saignée locale que l'ouverture de la veine. Telle était la méthode du Docteur HOME et de LENTIN. La manière de voir de M. des ESSARTS s'en rapproche beaucoup, car la crainte d'une prostration fatale, déterminée par une évacuation trop abondante et trop prompte, le porte à n'employer que les sangsues lorsque les circonstances exigent la saignée; il entretient l'écoulement qu'elles occasionnent et renouvelle leur application jusqu'à ce que le pouls se développe et reprenne de la vigueur. M. Dureuil préfère aussi les sangsues à la phlébotomie. M. Guttfeld insiste beaucoup sur l'utilité qu'on peut retirer de ce moyen en l'employant dès le début de la maladie.

Il est des contrées de la France, comme à Genève, où l'on fait encore usage des sangsues pour prévenir le croup; on les applique au cou, dès que l'enfant éprouve le moindre symptôme qui puisse faire craindre cette maladie.

§. XI.

S'il est des circonstances où les sangsues trouvent une place vraiment utile, c'est surtout dans les suppressions des hémorragies périodiques; cette saignée est inappréciable dans ce cas, non-seulement sous le rapport de l'irritation occasionée par la piqûre de la sangsue, car cette irritation peut rappeler à l'organe les dispositions qui lui sont nécessaires pour reprendre ses fonctions; mais encore sous celui de l'évacuation sauguine qui rappelle au dehors, par les voies les plus sûres et les plus naturelles, le sang dont le séjour détermine les accidens auxquels on veut remédier.

Combien d'hémoptysies, combien de frénésies, d'épilepsies et autres maux nerveux graves, dont on plaçait le siége dans les poumons ou dans le cerveau, et qui n'ont été guéris que par l'application des sangsues aux grandes lèvres, à la marge de l'anus, parce que ces accidens dépendaient de la suppression du flux menstruel ou du flux hémorroïdal (1). C'est ici que le Médecin dogmatique doit soigneusement rechercher la cause qui a précédé le mal, afin de ne pas s'exposer, en attaquant directement le symptôme, à ne faire qu'une Médecine empirique, routinière et par conséquent infructueuse.

A la suite des affections produites par l'aménorrhée, on peut placer celles qui proviennent des lochies trop tôt supprimées. Zacutus-Lusitanus remarquait que, dans ce dernier cas, le remède le plus efficace qu'il avait éprouvé, était l'application des sangsues à la vulve. Il cite à ce sujet l'exemple d'une femme, à qui les lochies retenues après l'accouchement, donnèrent la frénésie. La saignée

(1) *Varices aut hæmorroïdes si maniacis superveniant, maniæ solutio.* Hipp., *aph. XXI, sect. VI.*

du pied, les scarifications aux extrémités inférieures, les sangsues même à l'anus, ne produisaient aucun soulagement; elle ne fut guérie que par l'application immédiate de ces insectes aux parties sexuelles (1). Le même

(1) Dans son Traité sur la sangsue médicinale, Vitet, en parlant de l'inflammation de matrice ou de ses ligamens larges, par suppression de la perte de sang après l'accouchement, ou des lochies, ou du flux menstruel, ou de la perte blanche, pense que les sangsues placées à la partie supérieure et interne de la cuisse, favorisent la résolution de ces espèces d'affections utérines; au lieu que fixées à la vulve, elles rendent souvent l'inflammation plus forte, enflamment d'ordinaire les grandes lèvres, et augmentent considérablement la sensibilité et l'irritation: d'où il conclut qu'on doit en général éviter de mettre les sangsues aux parties extérieures de la génération de la femme, quelle que soit l'indication qu'on se propose de remplir.

Malgré les craintes de ce Médecin, que nous ne saurions partager, nous employons tous les jours, et avec succès, les sangsues appliquées près du siége du mal. Nous ne partageons point non plus les précautions excessives et minutieuses que l'auteur recommande pour éviter les accidens provenant de la piqûre de ces insectes sur certaines parties; nous avons remarqué que les personnes peu instruites, qui font leur occupation journalière d'appliquer les sangsues, les négligent presque toutes, et que les accidens sont très-rares. D'ailleurs, Vitet emploie presque toujours ces animaux dans les cas où nous employons la lancette, et il est douteux, comme l'observe très-bien Vieusseux, que cette méthode soit en général aussi commode et sur-tout aussi utile.

auteur cite aussi une épilepsie produite par la même cause et qui fut guérie par le même moyen.

§. XII.

Trnka a observé que la goutte régulière ou vague, les rhumatismes et les douleurs de sciatique s'étendant quelquefois jusqu'aux orteils, qu'on serait tenté de rapporter à d'autres causes, prenaient souvent leur source dans la turgescence sanguine de la veine-porte ; ces accidens se dissipent lorsque le flux hémorroïdal vient à paraître, et l'application des sangsues à l'anus remplit une indication d'autant plus positive, que c'est la nature elle-même qui la fournit (1).

§. XIII.

La saignée par les sangsues offre, avec l'avantage inappréciable de détruire la pléthore ou l'inflammation dans quelque partie qu'elle soit, celui de pouvoir être employée dans des sujets faibles, chez lesquels la saignée est cependant indiquée. Il arrive de rencontrer dans la pratique des personnes atteintes d'une inflammation de poitrine, par exemple, avec cette circonstance qu'elles sont très-avancées en âge, qu'elles ont le pouls lent, les forces

---

(1) *Historia hæmorroïdum*, tom. I. Voyez à ce sujet une excellente Dissertation de Stahl : *De sanguisugarum utilitate*, insérée dans les *Diss. med. pract.* de Haller, t. VII.

épuisées, ou qu'elles présentent des symptômes adynamiques ; on n'oserait sans risque tenter les saignées générales : de quel avantage ne seront pas au contraire les saignées locales, qui évacuent et dégorgent les parties enflammées d'une manière comme insensible et sans affaiblir les forces. On voit que MONRO, dans des fièvres rémittentes de mauvais génie, voulant remédier à des engorgemens inflammatoires du cerveau, préférait l'application des sangsues aux malléoles et aux tempes, afin de ne point affaiblir le système général des forces dont il était essentiel de soutenir la vitalité.

§. XIV.

Dans ces affections organiques du cœur et des poumons où la nature ne peut rien et qui se montrent supérieures à tous les secours de l'art, l'application des sangsues vient encore offrir un moyen palliatif puissant.

§. XV.

L'obésité a souvent mis obstacle à ce qu'on pût pratiquer les évacuations sanguines convenables, il est heureux que les sangsues puissent y suppléer.

§. XVI.

S'il est un âge dans la vie qui paraisse le moins susceptible de réclamer l'emploi de la saignée, c'est peut-être celui de l'enfance; cependant il est une époque remarquable, dans cet âge tendre, où le Médecin ne peut s'empêcher d'y recourir, et c'est celle de la dentition. Alors la difficulté plus ou moins grande de la sortie des dents, produit dans la bouche une irritation considérable, le sang afflue dans cette partie, et cet appareil de douleurs, qui conduit aux convulsions, se développe très-promptement. Je ne saurais approuver la saignée générale, que cependant le grand SYDENHAM recommandait, parce qu'elle ne me paraît offrir ici, pour tout résultat, que l'affaiblissement général du sujet, sans diminuer en rien l'engorgement local qui est la cause de tout le désordre. La saignée locale, au contraire, sans déterminer cette faiblesse de tout le système, joint à l'avantage de la déplétion des vaisseaux, celui de changer, par l'effet de la piqûre de l'insecte, le mode d'irritation existant. Ainsi, chez les enfans qui ont des convulsions provenant de la dentition, on applique avec beaucoup d'avantage une sangsue au-dessous du lobe de chaque oreille, derrière l'angle de la mâchoire inférieure, et le soulagement est promptement sensible.

§. XVII.

Puisque la saignée locale peut être pratiquée sans crainte de danger chez les enfans, on peut l'employer avec sécurité dans toutes les époques de la vie, quand elle sera jugée utile.

Il ne s'agit que de déterminer d'une manière précise les cas de son application, de distinguer une pléthore locale d'une pléthore générale, une inflammation circonscrite et bornée d'avec celle qui s'accompagne de pyrexie et d'une forte réaction dans le système; d'apprécier, en un mot, l'influence que celle-ci peut avoir sur la première; considération qui conduit quelquefois, comme nous l'avons vu, à ne se servir de la saignée locale qu'après l'avoir faite précéder de la saignée générale.

Les jeunes gens soumis à des saignées de précaution, sont sujets à une pléthore habituelle, à laquelle on pourrait remédier par l'application des sangsues. On parviendra peut-être par ce moyen à les débarrasser des accidens que leur procure l'omission de la saignée à laquelle ils s'étaient accoutumés, et à empêcher les effets toujours nuisibles qui suivent cet abus.

§. XVIII.

Après avoir parlé des avantages des sangsues et des cas où l'on peut recourir avec succès à leur application, voyons quels en sont les inconvéniens, afin de tâcher de les éviter ou de les combattre.

On a éprouvé que la piqûre des sangsues qui vivent dans les marais ou dans des eaux bourbeuses, était suivie d'une légère inflammation ou de petits boutons qui viennent autour de la plaie et durent les trois ou quatre jours ; c'est pourquoi l'on doit choisir de préférence celles qui habitent les eaux les plus claires, et rechercher, pour les usages médicinaux, celles dont la couleur est brune-foncée, avec deux lignes longitudinales jaunes sur les côtés.

On a reproché aux sangsues de produire quelquefois des hémorragies difficiles à arrêter; aussi, PETIT ne voulait point de l'application de ces animaux à l'anus dans le cas d'hémorroïdes, les regardant comme inutiles lorsqu'ils retiraient trop peu de sang, ou dangereux en ce qu'ils pouvaient causer des hémorragies auxquelles il n'était pas facile de remédier, parce que la partie se retirait au dedans de l'anus. Je pense toutefois qu'on aurait mauvaise grâce à balancer dans un cas qui exigerait l'application des sangsues, par la crainte de ne pouvoir arrêter la perte de sang qu'elles seraient dans le cas de produire. Une objection plus fondée qu'on pourrait leur faire, c'est qu'appliquées sur des tumeurs hémorroïdales trop enflammées, elles peuvent attirer quelquefois sur elle une irritation considérable, faire dégénérer même la plaie en ulcère. Il est aisé d'éviter ces inconvéniens, en n'appliquant ces insectes qu'à côté des hémorroïdes.

Il est arrivé qu'en buvant en pleine campagne dans des eaux stagnantes pour se désaltérer, on a avalé des sangsues, et qu'il en résultait des accidens très-fâcheux. LARREY a rapporté des faits analogues dans sa relation de l'expédition d'Orient (1). DANA a décou-

(1) L'espèce de sangsue qu'il rencontra, en traversant les déserts de l'Égypte, était d'un volume aussi petit que celui d'un crin de cheval; elle acquérait celui d'une sangsue ordinaire, lorsqu'elle était gorgée de sang. L'auteur rapporte que les soldats, pressés par la soif, buvaient avidement l'eau où ces insectes étaient répandus, et éprouvaient bientôt les accidens les plus funestes: l'endroit où ces sangsues se fixaient le plus habituellement était la partie postérieure des fosses nasales.

On peut voir les observations de PASSERAT-LA-CHAPELLE, Médecin du Roi à Mahon, consignées dans le Journal de VANDERMONDE, 1758, concernant des soldats qui éprouvèrent des hémorragies considérables, occasionées par des sangsues qu'ils avaient avalées en buvant des eaux de fontaines qui sont mal propres, pleines d'insectes et très-mal saines dans cette île.

Il ne sera peut-être pas hors de propos de rappeler ici l'observation de M. RAZOUX, Médecin à Nismes, qu'on trouve insérée dans le même Journal de la même année. Ce praticien appelé pour une femme malade depuis trois à quatre jours, lui trouve le pouls fort et plein, la peau du corps sèche, aride et brûlante, le

vert, sur les Alpes, une espèce de sangsue très-petite, qui se trouve dans les fontaines où les habitans puisent l'eau qui leur est né-

---

visage rouge, les yeux enflammés, la fièvre des plus vives; elle se plaignait d'un mal de tête affreux qui, malgré les remèdes, avait toujours augmenté; la douleur se faisait sentir vivement au front, elle était presque insupportable; il n'y avait cependant pas d'indices marqués de pourriture. On continue à lui faire des remèdes inutilement; on lui donne enfin un émétique, cette femme vomit très-peu, mais à mesure qu'elle faisait des efforts pour vomir, elle éternuait, et à chaque éternuement elle rendait par le nez trois ou quatre petits vers; elle en rendit insensiblement soixante-douze, qui furent rejetés par la même voie, et tous les symptômes disparurent. Ces vers étaient blancs, leurs corps étaient composés de plusieurs anneaux, ils avaient 7 à 8 lignes de long sur 3 ou 4 de large; en un mot, ils étaient parfaitement semblables à ceux qu'on trouve dans la tête des moutons, et que Réaumur a décrits dans le IV.e tome de l'Histoire des insectes, page 555. Surpris de ce phénomène, et voulant en découvrir la cause, le Médecin apprit que cette femme s'étant trouvée à la campagne, pressée de la soif la plus vive, elle avait cherché de tous côtés de l'eau pour l'étancher; qu'après bien des recherches elle avait découvert une espèce de petite mare, et quoique l'eau fût un peu bourbeuse, elle n'avait pas laissé de s'y désaltérer à deux différentes reprises, s'étant couchée par terre pour boire plus à son aise. Peu de momens auparavant, un berger avait abreuvé son troupeau à la même source, les moutons avaient probablement sali l'eau, et l'avaient infectée de ces petits vers qui leur sortent par le nez.

cessaire. Rien n'est plus alarmant que les accidens occasionés par ces animaux ; il survient des coliques atroces, des nausées continuelles, un grincement des dents, des agitations, du délire, de la fureur, des hoquets, des vomissemens, des convulsions et la mort (1).

Il est arrivé également qu'en voulant les appliquer dans l'intérieur de la bouche, pour dégorger les parties enflammées, les sangsues se sont échappées et ont pénétré jusque dans l'œsophage et dans l'estomac. Les auteurs s'accordent à recommander contre cet accident les boissons salées, les vomitifs et les purgatifs. Le Docteur Double s'est convaincu que de tous les moyens propres à faire périr ces animaux, lorsqu'on a eu le malheur de les avaler, il n'en est pas de plus actif et de plus promptement efficace que le vin rouge. C'est ce qu'il eut occasion d'observer chez une dame qui, étant en proie à de violentes douleurs d'odontalgie, et ayant les gencives fortement phlogosées, crut qu'elle parviendrait à se soulager, en dégorgeant le lieu enflammé par l'application d'une sangsue ; mais à peine introduit dans la bouche, cet animal se dirige vers le pharynx et est involontairement avalé

---

(1) On peut voir son Mémoire intéressant inséré parmi ceux de la Société Royale de Turin.

par la malade; bientôt il survient des cardialgies, un sentiment d'érosion et comme de reptation dans l'intérieur de l'estomac, des mouvemens convulsifs dans les membres et les muscles de la face, un pouls fréquent et irrégulier, le visage pâle et décoloré, etc. Le Docteur Double se décida, d'après les expériences de Bibiena, à administrer un demi-verre de vin rouge, dont il fit prendre quatre doses à un quart d'heure de distance l'un de l'autre; ce remède ne tarda pas à calmer les accidens, et finit par faire rejeter à la malade la sangsue morte et desséchée, avec beaucoup de matières glaireuses, mêlées de quelques caillots d'un sang noirâtre.

Si une sangsue appliquée à l'anus s'introduisait dans le rectum, on administrerait pour l'en chasser des lavemens avec l'eau salée, ou mieux encore avec le vin, dont l'efficacité paraît avoir été démontrée par l'observation qui vient d'être citée.

On a proposé divers moyens pour procéder à l'apposition des sangsues. Un roseau, une canule de métal, un tube de verre blanc proposé par Bruninghausen, Professeur à Wurtzbourg, tels sont les moyens avec lesquels on s'est flatté de diriger plus facilement la sangsue vers le lieu que l'on voulait dégorger. On est généralement dans l'usage de saisir la sangsue avec un linge, et de procéder à son application par cet unique et simple mécanisme; cependant on ne saurait se dissimuler qu'il y a encore des difficultés à la faire prendre par ce procédé. Lorsqu'on la saisit avec un linge, l'effort que la sangsue fait pour s'échapper la fatigue, en sorte qu'elle ne prend qu'avec beaucoup de peine, suce peu et très-lentement. Un moyen qui me paraît devoir mieux réussir qu'aucun autre, consiste à mettre une plus grande quantité de sangsues qu'on n'en voudra appliquer, dans une fiole à demi-pleine d'eau; celle dont on se servira de préférence doit avoir la forme presque sphérique, le cou court, large, l'ouverture un peu évasée et le bord uni; telle, en un mot, que ces fioles qui servent communément pour y mettre les médecines. On pose l'ouverture de ces vases sur la partie malade, en les renversant légèrement, les sangsues s'engagent dans le goulot, et dans moins d'une minute on en verra plusieurs s'attacher. Ce procédé a l'avantage d'économiser le temps, de pouvoir appliquer les sangsues sur les vaisseaux qu'on se propose d'ouvrir, et celui de procurer aux femmes le moyen de se les appliquer elles-mêmes ou de se les faire appliquer par des personnes de leur sexe.

Lorsque les sangsues sont saturées, elles

tombent ordinairement d'elles-mêmes. Si la faiblesse du malade ou autres circonstances ne permettaient pas de les laisser jusqu'au point où elles sont entièrement rassasiées, il suffit d'un peu de sel qu'on jette sur leur dos pour les faire tomber (1). Il serait imprudent de les arracher avec violence, car les dents pourraient rester attachées à la peau et y occasioner des blessures difficiles à guérir.

Du reste, on aurait tort d'attribuer toujours aux mauvaises qualités des humeurs des sangsues et à la manière dont leurs dents agissent sur les nerfs et sur les vaisseaux sanguins, l'érysipèle ou les tumeurs inflammatoires qui surviennent à l'endroit de leurs morsures; très-souvent ces accidens dépendent encore plus de la grande sensibilité et irritabilité, et de la disposition inflammatoire du sujet, laquelle subsiste quelquefois des années entières, quoique le sujet jouisse d'une bonne santé.

---

(1) Si l'écoulement du sang ne cesse pas de lui-même, on l'arrête avec de l'amadou et une ligature convenable; on doit prendre garde de ne le pas laisser couler trop long-temps sans qu'on s'en aperçoive, comme Vieusseux le vit arriver dans un enfant malade du croup, à qui on avait appliqué les sangsues, et qui périt par l'hémorragie qui eut lieu sous l'appareil, pendant qu'il dormait.

NOMS DES PRINCIPAUX AUTEURS

QUI ONT ÉCRIT SUR LES SANGSUES.

Heurnius. *De curatione generali omnium morborum per revuls. derivat. et evacuat. phlebotom. arteriot. cucurbit. scarificat. hirud.*, etc. *Lugd. Bat.* 1628. *R.* Stellingwert.

Botallus. *De incidendæ venæ, cutis scarificandæ et hirudinum applicandarum modo. Lugd. Bat.* 1660, *in*-8.°

Crausius. *Diss. de hirudinibus. Jenæ*, 1695. *R.* Kamper.

Poupart. *Vid.* Journal des savans, année 1695, in-4.°

Stahl. *De sanguisugarum utilitate. Hal.* 1699. *Vid. Diss. med. pract.* Halleri, *tom. VII.*

Rotario. *Raggioni contro l'uso delle ventose e delle sangettole. Verona*, 1701.

Schrader. *De hirudinibus. Erf.* 1713.

Morand. *Vid.* Mémoires de l'Acad. des Sciences. Paris, ann. 1739, in-4.°

Mopillier. *Vid.* Journal des savans, ann. 1744.

Chomel. *Ergo tumidis hæmorroïdibus hirudines? Paris.* 1750. *R.* Morand.

Hannes. *De hirudinibus. Duisburg.* 1763.

Linnæus. *De hirudine. Upsal.* 1764. *R.* Weser.

Ab Humbourg. *Ergo hœmorroïdi recenter tumidæ sectio non hirudo? Vienn.* 1765.

Schmucker *Chir. schriften. Th. I.* 1776.

Hartmann. *Diss. de hirudine medicinali. Vienn.* 1777.

Desbois de Rochefort. *An suppressis prioribus lochiis hirudines? Paris.* 1778. *R.* De la Planche.

GRUNER. *Progr. de recta hirudinum applicatione. Jenæ*, 1780.

FORCKE. *De vermibus medicatis. Gœtting.* 1786.

BACH. *Abhandlung über den nuzen der Blutigel in der arzneywissenschaft. Bresl.* 1789.

ROCHETTE. Sur les sangsues. Paris, an 10, in-4.°

LE VERT. Sur la nécessité et les avantages des saignées locales. Paris, an 11, in-4.°

CHALVET. Sur l'action des sangsues dans les flegmasies. Paris, an 12, in-4.°

LACOSTE. Sur la saignée locale considérée comme moyen thérapeutique. Montpellier, an 13, in-4.°

VITET. Traité de la sangsue médicinale. Paris, 1809, in-8.°

POURCHER-DUCROS. Sur l'emploi des sangsues en Médecine. Paris, 1814, in-4.°

MOUFLET. Sur les sangsues. Montpellier, 1814, in-4.°

VIEUSSEUX. Sur la saignée et sur son usage dans la plupart des maladies. Paris et Genève, 1815, in-8.°

BERLIOZ. Sur les émissions sanguines et l'acupuncture. Paris, 1816, in-8.°

FRETEAU. Sur l'emploi légitime et méthodique des émissions sanguines dans l'art de guérir. 1816, in-8.°

DES SCARIFICATIONS

AVEC OU SANS VENTOUSES.

§. I.er

L'action des scarifications ressemble beaucoup à celle des sangsues; les avantages ne sauraient en être contestés : ce procédé était fort en vogue chez les anciens, qui s'en servaient pour tirer des quantités considérables de sang. HIPPOCRATE en connaissait l'usage, il prétendait qu'il valait mieux n'y pas toucher, que de faire des scarifications superficielles, qui ne pouvaient jamais opérer un grand soulagement, à raison du peu de sang auquel elles donnaient issue.

ORIBASE en a fait un éloge exagéré, il les recommande pour combattre l'aménorrhée, l'ophtalmie et autres affections de ce genre. Les scarifications sont fréquemment employées dans quelques parties de l'Égypte, au rapport de Prosper ALPIN. Cet auteur remarque même que pour mieux exécuter cette opération, on place des ligatures au jarret, et on appelle le sang à la surface de la peau par des frictions réitérées, par des percussions ou d'autres moyens mécaniques. En Europe, les Médecins Allemands sont ceux qui les mettent le plus en usage, mais en général elles ont beaucoup perdu de leur ancienne célébrité.

L'histoire des scarifications se trouve liée à celles des ventouses; on voit en consultant les anciens qu'ils ne recouraient presque jamais à ces dernières, sans scarifier en même temps les parties sur lesquelles ils les appliquaient; dans le cas où ils ne trouvaient pas à propos de scarifier, ils faisaient premièrement piquer par des sangsues, et après que celles-ci gorgées de sang étaient tombées, ils appliquaient des ventouses, qui achevaient de tirer la quantité de sang qu'ils jugeaient suffisante pour le soulagement du malade.

Oribase nous a conservé un passage d'Hérodicus, qui vivait avant Hippocrate, lequel atteste l'antiquité et l'efficacité des ventouses. Ce passage est remarquable. *Cucurbita materiem quæ in capite est, evacuare potest, itemque dolorem solvere, inflammationem minuere, inflationes discutere, appetitum revocare, imbecillem exolutumque stomachum roborare, animi defectiones amovere, quæ in profundo sunt ad superficiem traducere, fluxiones siccare, sanguinis eruptiones cohibere, menstruas purgationes provocare, facultates corruptionis effectrices attrahere, rigores sedare, circuitus solvere, à propensione in somnum excitare, somnum conciliare, gravitates levare, atque hæc quidem quœque his similia prœstare cucurbitularum usus potest* (1).

Hippocrate en parle, d'après ses propres expériences, comme de remèdes les plus propres à détourner le sang d'une partie sur une autre, et en général à produire des révulsions et évacuations très-utiles. On sait avec quel succès il s'en servait en les appliquant sur les mamelles pour arrêter les hémorragies de l'utérus; dans les fluxions du nez, des oreilles, des yeux, il les employait suivies de scarifications; dans l'angine, il les appliquait vers la première vertèbre du cou et derrière chaque oreille. Les méthodiques s'en servaient dans certaines maladies, comme la frénésie, non-seulement sur la tête et sur toutes les parties voisines, mais encore sur les fesses, le bas-ventre, sur le dos et sur les hypocondres. Aretée est encore un des Médecins qui ait le plus fait usage de ces remèdes et avec le plus de méthode, sur-tout dans les maladies aiguës. Dans la pleurésie, par exemple, il veut qu'on emploie les ventouses, qu'on scarifie ensuite, et qu'on tire autant de sang que les forces du malade pourront le permettre, et que même on répande sur les endroits scarifiés, du sel avec

(1) *Collect. medicinal., lib. VII, cap. XVII.*

du nitre, pour rendre ce moyen plus efficace.

Ce remède ne fut point inconnu aux Arabes; on voit entre autres RHAZÈS, guérir le Roi HAMET, Fils de HALY, qui était tombé en apoplexie, en lui faisant appliquer une ventouse au cou.

Quelques autres nations éloignées, outre les peuples Orientaux, sont encore en possession des ventouses. Chez les Hottentots, pour les coliques et les maux d'estomac, leur remède ordinaire est l'application d'une ventouse en forme d'une corne de bœuf sur la partie douloureuse, suivie de deux incisions de la longueur d'un pouce; la remettant au même lieu, l'opérateur laisse encore cette ventouse jusqu'à ce qu'elle tombe remplie de sang.

Les ventouses des méthodiques, de même que celles de tous les autres Médecins, se faisaient communément de cuivre; les unes avaient l'embouchure plus étroite pour attirer plus fortement; les autres l'avaient plus légère, et les bords en étaient recourbés, afin qu'elles attirassent plus faiblement. Lorsqu'il s'agissait d'appliquer des ventouses sur des parties sensibles et qui ne pouvaient pas supporter le poids des ventouses ordinaires, COELIUS nous apprend qu'on leur substituait des vaisseaux de verre ou d'argile qui étaient plus légers.

On avait aussi des ventouses de corne, qu'ils désignaient par le mot de *cornicula*. Les anciens distinguaient encore les ventouses sèches qu'ils appelaient légères, et les ventouses scarifiées ; mais le plus souvent ils ne faisaient usage, ainsi que nous l'avons dit, que de celles-ci.

Il semblait que ces oracles de notre art avaient assez prouvé l'efficacité des ventouses, pour qu'on ne dût pas aisément en abandonner l'usage. Serait-ce la délicatesse de nos mœurs qui répugne à ce remède, ou bien est-ce que la mode, qui exerce son empire tyrannique sur les arts les plus frivoles, l'aurait également étendu sur les choses les plus utiles? Quoiqu'il en soit, les ventouses et les scarifications sont également tombées en désuétude de nos jours; cependant combien de circonstances dans lesquelles ces deux opérations peuvent offrir une utilité réelle et suppléer à la saignée, souvent impraticable, dont on les a appelées les substituts ou les vicaires.

Considérons les divers cas où elles peuvent être heureusement employées, en leur appliquant les mêmes règles de traitement que nous avons établies pour les sangsues (§. III.)

§. II.

Les scarifications avec ventouses se pratiquent tous les jours avec succès dans les cas de fortes contusions (1); sur des parties violemment enflammées qui menacent de gangrène. Cette saignée locale débarrasse la partie suffoquée par l'épanchement d'un sang qui est en stagnation, ou par des vaisseaux trop pleins et trop engorgés.

Lorsque les scarifications sont aidées par l'action des ventouses, celles-ci, indépendamment de l'évacuation du sang plus considérable qu'elles déterminent, opèrent encore un effet révulsif ou dérivatif très-puissant, suivant le lieu de leur application; considérées sous ce dernier rapport, elles deviennent très-avantageuses dans le cas où il faut combattre une pléthore locale, et déplacer en même temps un spasme fixé sur la partie souffrante; les ventouses humides agissant tout à la fois sur les solides et les fluides, rétablissent la circulation, remédient à la pléthore en détruisant l'appareil des mouvemens nerveux.

C'est ainsi que Morgagni s'est servi de ce moyen avec succès dans le traitement de l'apoplexie sanguine, il faisait appliquer les ven-

---

(1) On peut voir l'observation de M. le Professeur Broussonet, sur l'utilité de ce moyen, dans une affection grave résultant d'un coup de pied de cheval dans l'hypocondre gauche. Journal de Sédillot, tom. XVII, p. 57 et suiv.

touses scarifiées à l'occiput, et voulait que les scarifications fussent profondes. MEAD dit avoir obtenu de ce moyen un soulagement considérable. ZACUTUS-LUSITANUS, RIVIÈRE, DE HALLER l'ont recommandé au sommet de la tête.

En effet, quel moyen plus propre pour dégorger l'organe cérébral et produire un effet révulsif, que les ventouses scarifiées appliquées à l'occiput ou sur toute autre partie de la tête, où se rendent, par tant d'ouvertures, un si grand nombre de vaisseaux (1) ?

Dans les rhumatismes aigus, ces sortes de saignées locales modèrent la douleur, sur-tout quand il y a gonflement et rougeur dans l'articulation.

Je conviens que de grandes autorités, PRINGLE, PAULMIER, DE HALLER, MONRO, recommandent dans ce cas l'application des sangsues; mais BOSQUILLON pense que l'on doit préférer les ventouses scarifiées, comme opérant un soulagement plus prompt; il avoue

(1) Voyez une excellente Dissertation de WALTHER, *De scarificatione occipitis, plurium capitis morborum auxilio. Lipsiæ*, 1741, *in*-4.° Cette Dissertation, et celle de NICOLAÏ, qui a pour titre : *De cucurbitularum effectibus et usu. Jenæ*, 1771, *in*-4.°, renferment des recherches précieuses sur les scarifications et les ventouses.

avoir toujours retiré, dans le même cas, de plus grands avantages de leur usage que de celui des sangsues (1).

Les ventouses scarifiées combattent avec succès les inflammations des yeux, des oreilles, des amygdales ; les pesanteurs et les douleurs de tête provenant de la phlogose des méninges; la goutte sereine, la cataracte commençante. On ne saurait se persuader, dit HEISTER, combien elles sont avantageuses dans ces circonstances lorsqu'on les répète prudemment.

Bien souvent dans les pleurésies adynamiques où la faiblesse est un obstacle à la saignée générale, les scarifications suivies de l'application d'une ou deux ventouses, ont opéré un soulagement aussi prompt qu'inattendu.

Nous n'oublierons point l'observation intéressante qui se trouve insérée dans les Mém. de l'Acad. Roy. de Chirur., concernant une angine très-grave, que M. DELGARD parvint à guérir par l'application réitérée des

---

(1) SARCONE vante également ce moyen, dont il eut occasion de reconnaître l'utilité chez un Officier du régiment de Jauch, dans une fièvre rhumatique dont il était atteint. *Egli cadde*, dit-il, *nella febre reumatica, nè dolori lacerantissimi ch'ei soffri nelle articolazioni inferiori non trovò ristoro, che dà salassi particolari, ch'io gli feci praticare, e dall' applicazione dell' estratto di cicuta sullo stesso luogo dolente. Istor. ragionata, p.* 88.

ventouses scarifiées au cou et au-dessous de la partie antérieure des clavicules. Ce Chirurgien remarque en même temps qu'il a eu occasion d'appliquer, et toujours avec le plus grand avantage, ce moyen de soulagement dans les engorgemens inflammatoires de diverses parties du corps.

On a vu les ventousse scarifiées réussir à titre de révulsif et d'anti-spasmodique, dans le délire nerveux, dans la manie, dans l'hémoptysie. L'observation démontre qu'on est parvenu à combattre, dans un court espace de temps, cette dernière affection par des ventouses scarifiées placées à la partie interne des cuisses ou entre les épaules.

L'emploi de ces mêmes moyens sur la poitrine, n'offre-t-elle pas au praticien un des meilleurs secours à opposer à la toux fatigante qui suit la rougeole, et par laquelle la convalescence se trouve si souvent enrayée ?

Forestus les appliquait à la partie supérieure et interne des cuisses chez les femmes, pour rappeler leurs menstrues supprimées.

Desault a employé avec succès les ventouses scarifiées dans le principe des gibbosités de cause humorale, accompagnées de grandes douleurs; et le Docteur Martin assure avoir vu plusieurs fois, à l'Hôtel-Dieu de Lyon, le même moyen réussir dans les engorgemens profonds et douloureux des articulations (1).

M. Freteau pense que, lorsque l'hématurie ne dépend que de la faiblesse et de l'engorgement du réseau vasculaire qui rampe à la surface interne des voies urinaires, des ventouses scarifiées, souvent répétées sur la région lombaire, seraient peut-être le moyen le plus avantageux à opposer à cette fâcheuse maladie (2).

Quoi de plus propre que les ventouses scarifiées à suppléer efficacement la saignée d'ailleurs indiquée, chez des individus chargés d'embonpoint et qu'il est presque impossible de saigner, parce que les veines n'offrent aucune apparence à l'extérieur; chez des sujets faibles et exténués; aussi Galien en recommandait-il l'application, pour remplacer la saignée sur les enfans et les vieillards, chez lesquels elle serait nécessaire.

Les ventouses scarifiées l'emportent, dans bien des circonstances, sur les sangsues, à raison de leur action plus prompte et plus efficace. Ainsi, dans les affections soporeuses essentielles par fièvre inflammatoire; dans les cas de blessures avec forte commotion et

---

(1) Voyez sa Dissertation, Montpellier, an 7, in-4.o

(2) Voyez son Mémoire sur l'emploi des émissions sanguines dans l'art de guérir.

grande contusion ; de suppression subite d'évacuation sanguine habituelle, suivie de symptômes très-graves, etc., où il est essentiel d'établir sur le champ une émission sanguine locale avec forte dérivation et prompte révulsion ; les ventouses scarifiées sont préférables à l'application de ces insectes qui feraient perdre un temps précieux ; de même, ce moyen appliqué sur les parties extérieures précédemment affectées de goutte, de rhumatisme, de dartres, etc., agit quelquefois avec plus d'efficacité que les sangsues, pour rappeler promptement à l'extérieur la matière morbifique et pour dégager le viscère affecté. D'ailleurs on peut enflammer plus ou moins la partie où l'on se propose d'appliquer la ventouse, en laissant brûler plus ou moins de temps des étoupes sur les tégumens avant l'application de la ventouse ; en conséquence, on est maître d'établir une forte dérivation lorsque le cas l'exige, au lieu qu'avec les sangsues, on ne peut pas ainsi diriger les degrés d'irritation, d'inflammation et d'évacuation sanguine.

Les ventouses scarifiées sont très-utiles dans plusieurs maladies chirurgicales ; c'est ainsi, par exemple, que dans les fortes commotions du cerveau, où cet organe affaissé sur lui-même se trouve frappé d'une telle faiblesse que la circulation est presque interrompue dans les vaisseaux obstrués, les ventouses scarifiées deviennent d'un secours puissant, pour redonner au cerveau l'énergie nécessaire pour réagir sur les fluides et en faciliter la circulation.

Précédées de la ponction, les ventouses sont encore d'un grand avantage dans l'ouverture des dépôts, comme s'en est convaincu Petit, de Lyon.

Lorsque les parties enflammées n'offrent pas assez de surface pour recevoir les ventouses, on peut recourir, dans certains cas, à la scarification simple qui ne laisse pas que d'être avantageuse. Ainsi Stahl faisait scarifier de temps à autre le corps des orteils pour prévenir la goutte; et les Egyptiens, comme nous l'apprend Prosper Alpin, sont encore dans l'usage de pratiquer cette opération sur les enfans affectés de maladies aiguës, et qui sont menacés d'un engorgement cérébral (1).

§. III.

Terminons ce que nous avions à dire sur les saignées locales, par quelques réflexions sur la saignée de la jugulaire.

---

(1) *De medicina ægyptiorum, lib. II, pag.* 58-59.

Indépendamment des émissions sanguines locales dont nous venons de parler, il en est encore d'autres auxquelles on ne peut refuser ce nom ; ainsi, lorsque les anciens piquaient les veines frontales, angulaires, nasales, temporales, occipitales, ranines, je pense que ces saignées agissaient plus sur la partie affectée que sur tout le système, et que pour cette raison, on doit plutôt les considérer comme locales que comme générales. Pendant longtemps les modernes, renonçant à cette manière de tirer du sang, y avaient substitué la saignée par la jugulaire, qui leur paraissait produire le même effet ; ils la pratiquaient dans l'apoplexie, la frénésie, la manie, les douleurs de tête invétérées, l'engorgement pléthorique du cerveau. Comme les veines jugulaires viennent immédiatement des sinus de la duremère, on conçoit que leur ouverture doit être un des moyens les plus prompts pour désemplir les vaisseaux cérébraux. Mais pour assurer davantage les succès de cette opération, on doit lui appliquer la même règle que nous avons établie par rapport aux autres évacuations locales, et se bien rappeler que, lorsque l'inflammation qu'on a à combattre est fixée, circonscrite et de peu d'étendue, la saignée faite sur la partie affectée, ou dans le voisinage, doit être préférée aux saignées générales; tandis qu'on doit commencer encore une fois par celles-ci, si l'inflammation est accompagnée de pyrexie et d'une forte réaction dans tout le système.

Tel était le principe dont était pénétré le célèbre ASTRUC; aussi, lorsque dans son Traité des maladies de la tête, il parle du traitement de la frénésie, qu'il avait vu céder plusieurs fois à la saignée de la jugulaire, il recommande expressément de ne la faire que lorsque les vaisseaux auront été préalablement désemplis par les saignées; sans cela, observe-t-il, elle serait à craindre (1).

Lorsque la nécessité de la saignée par la jugulaire sera bien reconnue, on ne se laissera point arrêter, dans son usage, par les craintes d'une méprise sur les vaisseaux qu'on doit piquer. Le Chirurgien que vous choisirez, pour peu habile qu'il soit, aura toujours assez de lumières pour ne pas confondre la

---

(1) Ce sentiment est celui de tous les praticiens qui ont le talent de bien voir et de bien observer. Tout récemment MM. FRETEAU et LAFOND ont remarqué, dans leurs Mémoires couronnés sur les émissions sanguines, que si l'inflammation locale occupe une certaine étendue, il est nécessaire de faire précéder les saignées topiques de la saignée générale; si elle est peu considérable, la saignée locale est sans inconvénient.

veine jugulaire avec les carotides, dont l'ouverture serait mortelle.

On aurait tort également de rejeter la saignée de la jugulaire, sur le prétexte vain que la ligature qu'on applique autour du cou, peut gêner le retour du sang veineux; car, outre que cette opinion paraît peu fondée, et qu'il résulte des observations qui ont été faites, qu'on peut sans crainte appliquer la ligature autour du cou; on peut d'ailleurs éviter cet inconvénient en passant la ligature dans une direction oblique sur la poitrine, vers l'omoplate du côté opposé, et en la faisant tenir par un aide, ou en l'attachant au-dessus de l'aisselle, par ce moyen on ne comprime que le vaisseau que l'on veut ouvrir.

M. Saucerotte, dans ses réflexions sur la saignée de la jugulaire, enseigne une manière prompte, sûre et facile de la faire sans ligature; méthode que pratiquent ses confrères et lui, à Luneville, depuis environ 30 ans. Elle consiste, après avoir examiné à droite et à gauche de quel côté la veine est plus apparente, à appliquer l'extrémité du pouce au bas du cou, au-dessus de la clavicule, pour comprimer le trajet de la veine et intercepter la colonne de sang; puis, à faire faire à plusieurs reprises des frictions de haut en bas, par un aide, avec le doigt indicateur porté horizontalement, de manière à déterminer la colonne du sang, depuis à peu près l'angle de la mâchoire inférieure, en s'arrêtant huit à dix lignes au-dessus du pouce de l'opérateur, qui alors pique directement et assez profondément, avant de faire l'élévation. L'incision faite, on comprime la veine avec le bord du vase qui reçoit le sang, et qui fait l'office de la ligature que le pouce avait commencé. Le reste a lieu comme à l'ordinaire, excepté que l'auteur préfère le taffetas d'Angleterre, à tout autre moyen, pour fermer les bords de la plaie (1).

(1) Voyez ses Mélanges de Chirurgie, in-8.o

NOMS DES PRINCIPAUX AUTEURS

QUI ONT ÉCRIT SUR LES SCARIFICATIONS ET LES VENTOUSES.

MANNUS. *Liber de malleorum scarificatione ex veterum sententia. Patav.* 1583, *in-4.°*

LUCAS IN AVICENNAM. *De phlebotomia, cucurbitulis et hirudinibus, etc. Ticini,* 1583, *in-4.°*

MORELLUS. *De usu scarificationis malleolorum frequentissimo apud antiquos, à modernis neglecto. Brixiæ,* 1590, *in-4.°*

MINADOUS. *Diss. de cucurbitulis corneis, ustione et aurium scarificatu. Tanis.* 1610, *in-4.°*

MAGNI. *Discorso supra il modo di sanguinare. Rom.* 1613.

HEURNIUS. *De curatione generali omnium morborum per revuls. derivat. et evacuat. phlebotom. arteriot. cucurbit. scarificat. hirud., etc. Lugd. Bat.* 1628. *R.* STELLINGWERT.

BOTALLUS. *De incidendæ venæ, cutis scarificandæ et hirudinum applicandarum modo. Lugd. Bat.* 1660, *in-8.°*

WAHRMUNDS. *Un partheyisches Discurs und Vorstellung deyer Fragen vom Schröpfen, etc.* 1690, *in-8.°*

WEDEL. *Diss. de cucurbitulis siccis. Jen.* 1691. *R.* THILEN.

SLEVOGT. *De scarificatione hydropicorum. Jenæ,* 1697.

STAHL. *Propempt. de scarificatione narium ægyptiaca.* 1701. *Vid.* STAHL, *Diss. tom. IV.*

ROTARIO. *Raggioni contro l'uso delle ventose et delle sangettole. Verona*, 1701.

SCHULZE. *Exerc. de Balneis, scarificatione et venœ sectione caute adhibendis. Altorf.* 1727.

PLATNER. *De scarificatione oculorum. Lips.* 1728. *Vid. ej. opusc.*

BAUER. *De scarificatione certo et securo remedio antipodagrico. Lips.* 1732. *Vid. Diss. med. pract.* HALLERI, *tom. VI.*

WALTHER. *De scarificatione occipitis, plurium capitis morborum auxilio. Lips.* 1741, *in*-4.°

MOPILLIER. *Vid.* Journal des savans, 1744.

BUCHNER. *De scarificatione quatenus remedio ad regressa exanthemata iterum producenda. Hal.* 1750.

TRILLER. *De scarificatione oculorum, historia, antiquitate et origine. Vit.* 1754.

BOUVART. *Ergo apud nos perperam obsolevit cucurbitularum usus. Paris.* 1764.

NICOLAÏ. *Diss. de cucurbitulis et eorum usu et effectibus. Jenœ*, 1771, *in*-4.° *R.* WITTICH.

LUSTERBOURG. Avantages de vider les dépôts par la ponction et les ventouses. Montpellier, an 9, in-4.°

HERAUD. Sur les ventouses. Montpellier, an 11, in-4.°

ROUCHER. Avantages des scarifications non-sanglantes dans quelques espèces d'hydropisie. Montpellier, an 13, in-8.°

LACOSTE. Sur la saignée locale considérée comme moyen thérapeutique. Montpellier, an 13, in-4.°

SECTION QUATRIÈME.

SUR L'ACUPUNCTURE.

L'acupuncture nous vient des Chinois et des Japonais. Pour pratiquer la ponction, ils préfèrent une aiguille longue, bien affilée et ronde, et dont le manche est tourné en spirale. Lorsqu'ils veulent l'enfoncer dans les chairs, ils se servent pour cela d'un maillet, ou bien ils l'introduisent par une simple piqûre, ou en la tournant entre le pouce et le doigt indicateur. M. Berlioz préfère ce dernier moyen; il roule entre ses doigts une aiguille d'acier longue de trois pouces, il l'introduit peu à peu et s'arrête quelques secondes, de temps à autre, pour demander au malade s'il est soulagé. Quoique l'introduction perpendiculaire paraisse préférable, l'introduction oblique peut aussi être avantageuse; dans tous les cas, il faut laisser l'aiguille en place pendant quatre ou cinq minutes. L'introduction de plusieurs aiguilles n'a pas paru, du reste, plus avantageuse que celle d'une seule.

On doit observer d'éviter, dans cette opération, le trajet des gros vaisseaux et le voisinage des troncs nerveux; l'expérience ayant prouvé que leur piqûre n'est pas seulement douloureuse, mais encore susceptible d'accidens graves; quant aux endroits charnus, on les épargne moins et on pique même profondément.

Suivant Ten-Rhyne, qui nous a donné des détails sur ce sujet, les Médecins Chinois et Japonais pratiquent l'acupuncture à la tête, dans la céphalalgie, l'affection soporeuse, l'épilepsie, l'ophtalmie, etc.; à l'abdomen, dans les douleurs de colique, dans la dysenterie, l'anorexie, l'affection hystérique, etc.

Ils percent l'utérus des femmes enceintes, le fétus même lorsqu'il fait des mouvemens extraordinaires, dans la vue de les faire cesser.

Ils font encore usage de ce procédé dans les maux de tête récens et invétérés, dans le vertige, la cataracte, les maladies nerveuses et convulsives, la plupart des affections abdominales, la tuméfaction des testicules, les rhumatismes vagues et ambulatoires, etc.

Dans toutes ces maladies on perce la partie où le mal a pris naissance.

On serait tenté de s'effrayer, en pensant que les Chinois et les Japonais ne ménagent pas même l'estomac et les intestins qu'ils perforent dans cette opération; mais on doit être sans aucune crainte, car, comme l'observe M. Berlioz, si les ouvertures faites à l'estomac de l'homme par les instrumens tranchans, n'ont pas occasioné de très-graves accidens, si la ponction de l'utérus chez les femmes affectées de l'hydropisie de cet organe, a été pratiquée par CAMPER, sans aucun résultat fâcheux, qu'aurait-on à craindre de la simple piqûre de cet organe ? Certainement il y a une grande différence entre des blessures faites par un trocar, une épée, un couteau et la piqûre d'une aiguille ronde très-aiguë, qui sépare les fibres plutôt qu'elle ne les divise.

Du reste, mon expérience ne m'ayant pas mis à même de constater les effets d'un tel procédé, je me contenterai de présenter quelques réflexions à ce sujet.

Je considère l'acupuncture sous trois points de vue.

Cette opération peut agir ou comme évacuation sanguine, ou en donnant issue à l'air renfermé, ou par son stimulus sur les parties que l'on pique.

Considérée sous le premier point de vue, l'acupuncture est nulle; elle n'appartient sous aucun rapport aux évacuations sanguines, elle peut seulement aider quelquefois à en établir les indications. Cette opération n'est en effet suivie d'aucun succès, lorsque la maladie reconnaît pour cause une turgescence sanguine ou l'inflammation.

Considérée sous le second point de vue,

l'acupuncture peut n'être pas sans quelque avantage dans la pratique ; car, si comme l'observe VITET, dans sa Médecine vétérinaire, la blessure de la panse des ruminans par le trocar, pour donner issue aux vents, ne présente aucun inconvénient; si ROUSSET et Pierre LOWE ont percé les intestins boursouflés pour en faciliter la réduction; et si cette méthode, suivie de succès, a été conseillée dans les mêmes circonstances par le célèbre SABATIER, on conçoit que l'acupuncture pourra offrir quelques points d'utilité, en donnant issue à des gaz ou fluides élastiques qui distendent douloureusement les parties où ils sont contenus.

Considérée sous son dernier rapport, l'acupuncture devra être utile en agaçant la fibre engourdie, en réveillant en elle sa sensibilité et rétablissant son jeu et ses oscillations, ou bien encore en déplaçant les spasmes et calmant les douleurs par les points d'irritation que cette opération détermine (1);

---

(1) C'est sous ce dernier rapport que semble l'avoir envisagé le célèbre VAN-SWIETEN, dans le passage suivant: *Acupuncturæ Japonensium, irritando nervos, spasmos et dolores in aliis locis corporis hœrentes mirifice levant. Comment. ad Herm.* BOERH., *aphor.*, *t. II*, *p.* 225. La manière de voir de M. FRETEAU paraît s'en rapprocher, lorsqu'en parlant de l'acupuncture il la regarde

d'après cet aphorisme du Père de la Médecine : *Duobus doloribus simul obortis non in eodem loco, vehementior alterum obscurat* (1) ; c'est pourquoi on pourrait y avoir recours, avec quelque espoir de soulagement, dans des cas de paralysie, dans les contusions sans ecchymose, contre les rhumatismes vagues, les douleurs et les affections nerveuses simples ; mais quoiqu'en dise M. Berlioz, dont je respecte d'ailleurs l'opinion, je ne saurais adopter son enthousiasme pour ce procédé, et jusqu'à ce que des expériences ultérieures en constatent l'efficacité, j'aurai peine à croire qu'un si faible moyen puisse être mis en balance avec les émétiques, les vésicatoires, les eaux thermales, l'électricité, l'opium, dont les Médecins Européens reconnaissent journellement les bons effets.

Du reste, il peut se faire, observe très-bien M. Bedor, que le préjugé qui porte les Chinois à désirer si souvent cette opération, peut-être par la seule habitude contractée de la subir, de la voir répéter, et même celle de la préconiser, détermine une con-

---

comme un excitant extérieur qui, en appelant une affluence d'humeurs vers le lieu de l'opération, peut dans quelques circonstances faire une heureuse diversion.

(1) Hipp., *aph. XLVI*, *sect. II*. Charter.

fiance dans ce moyen de soulager leurs maux, qui ne doit pas peu contribuer à le rendre efficace chez eux ; tandis que l'auxiliaire puissant de l'imagination du malade, lui manquerait totalement chez des peuples qui sont bien loin de se laisser prévenir en faveur des moyens douloureux de guérir, malgré la conviction de leur fréquente nécessité (1).

(1) Dict. des Sciences Médicales, art. acupuncture.

NOMS DES AUTEURS

QU'ON PEUT CONSULTER SUR L'ACUPUNCTURE.

TEN-RHYNE. *Mantissa schematica de acupunctura ad diss. de arthritide. Lond.* 1683, *in*-8.°

BIDLOO. *Diss. de puncto. Lugd. Bat.* 1709.

KOEMPFER. *Amœnitates exoticæ. Lemgov.* 1712, *in*-4.°

DUJARDIN. Histoire de la Chirurgie. Paris, 1774, in-4.°

BEDOR. Dict. des Sc. Méd., art. acup. Paris, 1812, in-8.°

BERLIOZ. Sur les émissions sanguines et l'acupuncture. Paris, 1816, in-8.°

CHAPITRE QUATRIÈME.

Des Émétiques.

§. I.er

On désigne par le nom d'émétiques ou de vomitifs, ces médicamens qui ont la propriété d'exciter une convulsion dans l'estomac, de manière que ce viscère se contractant de bas en haut, pousse par le *cardia* et l'œsophage les matières qu'il contient dans sa cavité.

L'action irritante de ces remèdes sur l'estomac ne se borne pas à cet organe; il y a lieu de croire qu'elle s'étend encore aux parties voisines, à en juger par cette bile abondante qu'on rend en vomissant; car, si cette humeur existait toujours dans l'estomac avant le vomissement, elle devrait paraître dans les premières évacuations par le haut, au lieu que, dans la plupart des cas, elle ne sort qu'après des vomissemens réitérés, et souvent après de grands efforts multipliés.

Les signes qui indiquent le besoin des vomitifs, sont les douleurs et les pesanteurs de tête; la bouche amère et pâteuse; la langue chargée, blanche ou jaunâtre vers son milieu; la pâleur, le dégoût, les nausées, les rapports fréquens d'un goût nidoreux ; une couleur jaune ou verdâtre qui revêt le contour de la bouche et les aîles du nez ; l'excrétion d'une humeur collante et visqueuse par la bouche ; les dents sales ; l'haleine échauffée et fétide ; le mal-aise général ; les douleurs vagues situées au-dessus du diaphragme ; le spasme des muscles de la face, du cou, de la lèvre inférieure ; le tremblement de la langue ; des gonflemens vers l'épigastre, etc. : plus il y a de ces symptômes réunis, plus l'indication du vomitif est assurée et pressante.

§. II.

L'usage des émétiques remonte à une haute antiquité. HÉRODOTE et DIODORE, de Sicile (1), en parlant de la Médecine des Égyptiens, nous apprennent qu'elle consistait toute entière dans l'abstinence, les lavemens, les émétiques et les purgatifs, sans nous dire d'ailleurs qu'elles étaient les substances que ce peuple employait.

Les Médecins Grecs faisaient usage des émétiques, qu'ils donnaient à titre de prophylactiques et comme moyens curatifs ; mais

(1) Voyez les traductions qui nous ont été données d'HÉRODOTE, par LARCHER, et de DIODORE, par l'Abbé TERRASSON.

en général ils les manièrent mal, ce qui vient vraisemblablement de ce qu'ils n'en avaient que de mauvais, soit qu'ils fussent impuissans, comme l'eau miellée ou la décoction d'hysope, à laquelle ils ajoutaient un peu de vinaigre et de muriate de soude, soit qu'ils fussent d'un emploi très-incommode dans les maladies, comme les raves des méthodiques (1), ou enfin trop violens, comme l'ellébore blanc.

On peut voir dans les livres *De morbis*, *De internis affectionibus*, *Epidem.*, *etc.*, l'emploi que le Père de la Médecine en faisait. Dans ses épidémies, liv. V, il fait particulièrement mention de l'emploi de l'ellébore, chez un homme d'Athènes, à qui il dit l'avoir donné avec succès. *Hic veratrum in lentium succo bibit.*

Les Médecins modernes sont plus habiles dans l'administration des vomitifs, qui sont devenus entre leurs mains le remède le plus général, le plus efficace et en même

(1) Ce remède vomitif, usité chez les anciens, consistait en une livre d'écorce de racine de raifort, macérée dans de l'hydromel et mêlée ensuite d'un peu de vinaigre simple ou scillitique, que le malade mangeait toute entière, et sur laquelle il avalait peu à peu la liqueur dans laquelle elle avait macéré. Voy. Daniel le Clerc, Hist. de la Méd., 2.e part., liv. IV, sect. I, chap. XI.

temps le plus sûr, de tous ceux que l'art de guérir emploie; et on doit penser que leur pratique l'emporte infiniment en ce point sur la pratique ancienne, par l'avantage qu'a la Pharmacie moderne d'avoir été enrichie d'un grand nombre d'émétiques.

Nous ne prétendons point parler ici de toutes les substances ou préparations médicamenteuses, douées de cette propriété, qui, tour à tour, ont été mises en usage, telles que l'oxide d'antimoine vitreux; les oxides d'antimoine hydro-sulfuré rouge et orangé; le sirop de Glauber; le sulfate de zinc; les racines de scille, d'*asarum*, de pain de pourceau, d'ellébore noir; les écorces d'hyèble et de sureau; les feuilles de tabac, de tithymale; de gratiole, etc.: nous nous bornons à parler de deux médicamens principaux et les plus usités dans la pratique, l'ipécacuanha (1) et le tartrate de potasse antimonié.

---

(1) L'ipécacuanha appartient à la famille des rubiacées. (Pentandrie monogynie de LINNÉ.) Il n'a été bien connu que depuis les recherches de MM. MUTIS et BROTERO, que M. DECANDOLE a principalement répandues : il résulte, d'un très-bon Mémoire de ce dernier, que cette racine si utile est fréquemment remplacée par plusieurs racines récoltées des violettes, des apocynées, des euphorbes, etc.

On n'ignore plus aujourd'hui que le véritable ipéca-

Les Médecins, considérant le degré d'activité de ces deux substances et leur action sur le système, ont dû établir des nuances entre elles, et l'expérience semble, en effet, avoir consacré certains cas où l'une mérite d'être préférée à l'autre ; c'est ainsi que lorsqu'on juge le vomissement nécessaire chez les enfans, les femmes et tous les individus doués d'un tempérament sensible et irritable, ou lorsqu'en même temps qu'on évacue on se propose d'obtenir un effet tonique, subastringent, anti-spasmodique, il vaut mieux employer l'émétique végétal ; tandis qu'on préfère le tartrate de potasse antimonié, lorsque le sujet qu'on veut évacuer est robuste, que la sensibilité n'est pas trop exaltée, qu'il y a des humeurs muqueuses et tenaces à expulser, et lorsqu'il s'agit de déterminer des vomissemens forts, comme dans les apoplexies et les paralysies séreuses, la colique métallique, etc.

Cependant ces différences ne sont pas assez notables pour qu'on ne doive appliquer à ces deux substances les préceptes généraux de pratique concernant l'emploi des vomitifs.

---

cuanha péruvien est du genre *psychotria*, et que le véritable ipécacuanha du Brésil est du genre *callicocca*. Le premier s'appelle *psychotria emetica*, le second *callicocca ipecacuanha*, et ils appartiennent à deux plantes différentes de la même famille.

Ces médicamens sont du reste d'un usage très-étendu dans la pratique ; car, indépendamment des fièvres gastriques dont nous allons parler, que les écarts de régime semblent avoir rendues beaucoup plus fréquentes de nos jours, et qui en réclament essentiellement l'emploi, on peut dire qu'en général il est peu de maladies aiguës dans lesquelles les émétiques ne puissent convenir, vu que la plupart de ces affections se lient souvent, dans leur cours, à un état de gastricité qui en complique la marche, et sert plus ou moins à les entretenir (1).

§. III.

Si une langue sale et chargée, le mauvais goût de la bouche, l'anorexie, la pesanteur et le gonflement de l'épigastre, les nausées, comme il arrive dans les fièvres gastriques, indiquent au Médecin le besoin d'évacuer,

---

(1) Il y a peu de maladies dans lesquelles l'émétique ne puisse être donné et répété sans danger et avec le plus grand avantage ; et peut-être quand, par ce moyen ou d'autres appropriés, nous avons débarrassé l'estomac et les intestins des matières nuisibles qui peuvent les surcharger, nous pouvons dire que nous avons déjà bien avancé la cure d'une maladie. Thomas Reid, Essai sur la phthisie pulmonaire, pag. 342.

celui-ci est dans l'usage de se diriger à cet égard d'après deux principes : il évacue après la coction, conformément à ce précepte du Père de la Médecine, *concocta purgare oportet*; et dans le commencement ou dans l'état de crudité de ces maladies, lorsque cet état coïncide avec la turgescence, d'après cet autre précepte du même, *non cruda nisi turgeant*, c'est-à-dire lorsqu'il y a réplétion d'humeurs dans l'estomac et les intestins, qui, par leur mobilité et le trouble qu'elles excitent dans ces viscères, indiquent au Médecin la nécessité d'en provoquer l'évacuation (1). L'émétique est sur-tout très-utile dans ce premier temps, et l'expérience a démontré que, donné dès le principe, ce remède suffisait souvent pour conjurer l'orage et dissiper jusqu'aux dernières traces de la fièvre.

Il est vrai que ce vomissement artificiel n'est pas toujours critique, c'est-à-dire que toujours il ne suffit pas pour terminer seul la maladie; mais ce que le vomissement évacue est autant de travail épargné à la nature et un poids de moins pour le malade qui se trouve

---

(1) *Materia turgens est aliquid molestum circà primas vias hærens quod aut per os aut per alvum, plerùmque excuti potest atque haud raro ventriculum aut intestina ad ipsum expellendum irritat.* Glass. *Comment.* 7, *pag.* 95.

sensiblement soulagé. Ainsi, lisons-nous au septième livre des épidémies, que l'épouse de *Theotime* ayant éprouvé, au commencement de sa maladie, des anxiétés, des nausées, des frissons, but beaucoup d'eau miellée, qui la délivra par le vomissement de ces fâcheux symptômes.

HIPPOCRATE avait dit, depuis long-temps, que le vomissement convient à ceux qui ont des rapports avec amertume à la bouche, des nausées et des anxiétés dans l'estomac. *Cibi fastidium, cardiæque morsus et visus obscuratus cum vertigine, nec non os sæpè amarum, purgandum sursùm indicant* (1).

SYDENHAM était dans l'usage de donner des vomitifs au commencement de la maladie, comme on peut s'en convaincre par les détails de la fièvre continue de 1661, qu'il a décrite.

CELSE conseillait l'émétique aux malades qui ont la bouche amère avec anxiété, tintement des oreilles (2). PIQUER était dans le même usage, ainsi qu'il l'exprime dans le passage suivant de son Traité des fièvres.

Si en los principios de las calenturas ardientes, tiene el enfermo un sabor en la lengua muy amargo, y el ansia de la boca de el

(1) *Sect. IV, aph. XVII.*

(2) *De re medica, lib. I, cap. III, pag.* 33.

estomago es muy grande, y todo lo que toma le dá ganas de provocar, entonces es muy util un vomitivo, porque con este medicamento se echan fuera de el cuerpo muchas coleras, y con ellas algunos otros humores que alivian à la naturaleza (1).

Mais pourquoi chercherions-nous d'autres autorités, lorsque nous avons tous sous les yeux le *Ratio med.* de STOLL, où ce Médecin célèbre nous prouve, par un grand nombre d'exemples, qu'en administrant à propos l'émétique, dès le début de ces fièvres, il fut assez heureux pour emporter, comme d'emblée, la maladie et la dissiper complétement.

Ainsi, dans le premier temps de la maladie, lorsque avec des signes de crudité il y a encore turgescence dans l'estomac, l'émétique est utile et indispensable ; il enlève promptement et avec un soulagement sensible des humeurs bilieuses, muqueuses, dont le foyer (2) peut

---

(1) *Tratado de las calenturas, pag. 90, de el vomitivo.*

(2) On sait que le plexus stomachique envoie des nerfs à toutes les parties du corps, et que, de ces nerfs, naît principalement la correspondance de l'estomac avec elles, en sorte que, lorsqu'une irritation de ce viscère gêne ses mouvemens, trouble ses fonctions, les autres organes qui correspondent avec lui, en reçoivent nécessairement des irradiations et en partagent les désordres.

Telle est l'origine de la plupart des maladies humor-

donner lieu, sans doute, dans bien des circonstances aux symptômes les plus alarmans; mais quels qu'en puissent être, et la nature et le nombre, ils ne sauraient en imposer au praticien instruit; et lorsque, saisissant l'indication, il est bien convaincu de la nécessité d'évacuer, il ne doit pas un seul instant balancer à le faire.

L'émétique est bien moins indiqué au déclin des fièvres gastriques, et, à proprement parler, il est rare qu'il soit utile sur la fin de ces fièvres, à moins, comme le remarque SYDENHAM, qu'on n'eût négligé de le donner au commencement. D'ailleurs, l'emploi de ce remède, sur la fin d'une maladie aiguë, est un moyen délicat, en ce qu'il peut achever d'abattre les forces que la maladie a déjà bien

---

rales ou compliquées de causes matérielles; elles ont en tout ou en partie leur siége dans les organes digestifs; c'est-de-là que partent les différens phénomènes morbides, essentiels ou adventices qui les signalent.

Le jeune Médecin ne saurait assez se pénétrer de ces principes, et il se verra moins exposé à errer dans sa pratique, si, sans s'arrêter à cette foule de symptômes aussi nombreux que variés qui se présentent à sa vue, et faisant bien moins attention à la cause formelle qu'à la cause matérielle, qui a son siége dans les premières voies, il sait de bonne heure chercher dans l'émétique le seul remède propre à s'en délivrer.

diminuées, et sans doute l'indication ne saurait en être saisie que par un praticien consommé.

Ajoutons que le vomissement étant rarement critique, puisque, sur le nombre de malades dont HIPPOCRATE a parlé dans ses épidémies, on n'en remarque qu'un seul qui ait été guéri par le vomissement (1); il s'ensuit que l'art s'éloignerait des vues de la nature, en excitant le vomissement après la coction, et lorsque la maladie touche à sa fin.

Ainsi, il paraît que l'émétique ne convient jamais, à plus juste titre, que dans le principe des maladies. Et, par rapport à ce commencement, nous avons déjà remarqué qu'on ne devait s'empresser d'évacuer qu'autant qu'il y avait turgescence stomacale; car, si l'humeur était fixe, tenace et adhérente aux parois de l'estomac, comme on l'observe particulièrement dans les fièvres gastriques muqueuses (2),

---

(1) De tous les cas rapportés dans le premier et le troisième livres des épidémies, observe BARKER, il n'y en a qu'un seul où la maladie ait été emportée par un vomissement naturel, et même où la fièvre était d'abord passée et était ensuite revenue; de sorte qu'on pourrait dire, ajoute-t-il, que ce vomissement arriva dans le commencement de la fièvre.

(2) *Turgescentia humoribus biliosis propriè competit; crassi verò humores atque frigidi orgasmi capaces minimè esse solent.* RIVER. *Instit. med., lib. V, de purgatione.*

on sent que l'émétique serait prématuré, et loin d'être utile pourrait être dangereux; il convient, avant de le donner, de disposer les matières par des tisanes appropriées, de les rendre fluides, mobiles et aptes à être éliminées (1).

Du reste, le Médecin ne saurait être retenu dans l'administration de l'émétique, par le gonflement ni par la tension souvent douloureuse des hypocondres ou de la région épigastrique ; ces accidens passagers sont dus à l'irritation que la matière gastrique excite ou entretient dans ces parties, et ne manquent point de se dissiper à mesure que l'action du

(1) Le passage suivant de l'ouvrage de FINKE, vient trop à l'appui de ce que j'avance, pour n'être pas cité. *Tempus vomitoria in febribus biliosis propinandi admodùm incertum. In multis ab emetico erat inchoandum ; vidi tamen etiam alios et quidem non paucos in quibus periculosum fuisset materiam adhucdùm crudam, statim in principio morbi suprà movere. De morbis biliosis anomalis*, *pag.* 84.

TISSOT, dans sa fièvre bilieuse de Lausanne, s'exprime non moins clairement, en parlant des mauvais sucs des premières voies : *Illos fluidos et mobiles reddere debui ante evacuationem*, *pag.* 35 ; voilà pour la crudité sans turgescence ; et, à la page précédente où la turgescence avait lieu, il venait de dire : *Pluriès è contrà morbidos humores adeo mobiles deprehendimus ut sacrum sit evacuantia adhibere.*

vomitif a lieu. Le Professeur FOUQUET en a parlé dans son opuscule sur la constitution semestrée de l'an 5. STOLL en avait fait également mention en ces termes : *Non pauci qui dolores acutos in hypochondrio alterutro ad attactum auctos querebantur, dato emetico liberabantur, ut adeò non omnis dolor acutus ad attactum auctus pro inflammatorio haberi debeat* (1).

On serait trop heureux si les fièvres gastriques se présentaient avec ce cortége de signes, dont nous avons parlé dans notre premier paragraphe, et qui ne permettent point de méconnaître l'indication de l'émétique : mais il s'en faut que cette indication soit toujours aussi évidente, et il se présente souvent des circonstances où, enveloppée de symptômes équivoques, elle peut induire en erreur le praticien le plus exercé; c'est ainsi, par exemple, que l'amertume de la bouche, qui est regardée comme un signe ordinaire de l'affection des premières voies, se rencontre cependant quelquefois dans les maladies phlogistiques; et il ne faudrait pas se décider, d'après ce signe unique, pour l'emploi des vomitifs.

Les nausées et même les vomissemens bilieux

---

(1) *Rat. med., tom. I, pag.* 8.

qu'on rapporte le plus ordinairement à un état de gastricité, peuvent toutefois tenir à une irritation des tuniques de l'estomac, qui serait pernicieusement augmentée par l'action des évacuans.

La rougeur du visage et des joues qui a fréquemment lieu dans les maladies inflammatoires, peut dépendre aussi d'une affection gastrique, comme le remarque STOLL en plusieurs endroits de ses ouvrages (1).

Enfin, le teint jaune, les yeux chargés de bile peuvent être encore des accidens nerveux et des symptômes d'inflammation.

Que fera donc le Médecin dans cette incertitude, il suivra le conseil du praticien de Vienne ; il ordonnera au malade des boissons tempérantes et quelques lavemens, prescrira de petites saignées : l'observation de ces remèdes l'éclairera sur la nature et le genre de la maladie ; mais ce qui pourra mieux que tout, dans ce cas, dissiper ses doutes, ce sera le génie de la constitution épidémique et le caractère de la fièvre concomitante.

Dans les affections gastriques qu'accompa-

(1) *Faciem prœrubram ac quasi minio pictam in biliosis frequentissimè video. Biliosi sæpè numero suprà modum rubuerunt, at everso ventriculo et bile refusâ cum levamine palluere. Rat. med., tom. II, pag.* 243 *et* 277.

gne le type intermittent, est-il indifférent d'administrer le vomitif pendant le paroxisme ou dans l'intermission? Les auteurs sont partagés sur ce point; les uns, tels que GRAINGER, CULLEN, LIND ont été d'avis de le placer dans le temps même de l'invasion de l'accès. SLOLL pensait que le vomissement était la crise naturelle du frisson, comme la sueur est celle de la chaleur. CELSE choisissait aussi ce temps pour provoquer le vomissement. HIPPOCRATE donnait le vomitif à la même époque dans la fièvre quarte. (*Lib. de affectionibus.*) D'autres, tels que THOMPSON, le recommandent vers la fin de la période du frisson; il en est qui l'ordonnent dans le chaud fébrile; d'autres, enfin, et de ce nombre sont SYDENHAM et BOERHAAVE, le placent dans le temps de l'intermission, de manière que le remède ait entièrement terminé son action avant l'invasion de l'accès suivant. Cette pratique est généralement adoptée comme la plus sûre et la moins sujette aux inconvéniens.

§. IV.

On a mis en balance les émétiques et les purgatifs, et on a cru pouvoir indifféremment, dans le commencement des fièvres gastriques, les substituer les uns aux autres; mais il suffira de quelques réflexions pour nous convaincre que la préférence doit être pour les premiers de ces remèdes, et qu'ils ne sauraient être à cette époque remplacés par aucun autre.

En premier lieu. Un avantage qui résulte évidemment de l'action des émétiques, c'est que, suivant la remarque de FERNEL, ces médicamens évacuent non-seulement les humeurs qui occupent l'estomac et les replis de ces tuniques, mais encore par des secousses salutaires ils attirent à eux, des membranes voisines de l'intérieur du foie, de la rate, du pancréas, celles qui y sont en stagnation (1).

Ce n'est pas tout : SYDENHAM et STOLL avaient fait la remarque que les malades se sentaient souvent très-soulagés par le vomissement qu'ils éprouvaient, quoique d'ailleurs les matières qu'ils rendaient n'offrissent rien de bien remarquable par leur quantité ni par leur qualité. THION DE LA CHAUME et BUREL observèrent, dans la maladie française qui régna à Algésire, que l'émétique relevait les forces,

(1) *Noxios quippe humores ex ipsis frontibus elicit et vacuat, omnem quæ in ventriculi capacitate in ejusve tunicis hæret illuviem imprimis expurgat, è præcordiorum membranis, è cavis jecoris et lienis et ex pancreate omnis generis supervacuos humores sinceros elicit. De morbis eorumque causis, lib. III, cap. III.*

diminuait l'accablement et facilitait toutes les espèces de secrétions.

Il faut donc reconnaître que ce médicament, indépendamment de son action évacuante, agit de plus en réveillant le ton engourdi du système nerveux, et en excitant la force contractile des vaisseaux, par les secousses qu'il donne à l'estomac et aux autres parties qui concourent au vomissement.

En outre, par l'action sympathique qu'exerce le vomitif sur tout le système, l'habitude du corps se couvre d'une diaphorèse abondante, qui annonce que ce remède jouit encore secondairement d'une vertu sudorifique; avantage qu'apprécient très-bien les Médecins observateurs, et dont ils ne manquent pas de profiter, soit pour favoriser le développement des fièvres éruptives (1), soit dans la vue d'expulser, par les pores de la peau, les miasmes contagieux qui ne sont encore que flottans dans le tissu des chairs (2).

---

(1) Gundelsheimer avait observé (et la même remarque a été faite par beaucoup d'autres Médecins), qu'un émético-cathartique donné au commencement des maladies varioleuses, faisait rendre une grande quantité de matières par haut et par bas, et qu'en même temps l'humeur variolique diminuait, les boutons se développaient et parvenaient sans trouble à leur maturation. *Vid.* Act. Berolin. décad. II, vol. II, membr. II.

(2) Voyez ce qu'a écrit le Docteur Lind, sur les fièvres

Enfin, si l'affection gastrique se trouve compliquée d'une fièvre intermittente, l'émétique en agissant d'une manière particulière, et qui nous est inconnue, sur les nerfs, modifie, change, détruit même tout à fait cette disposition vicieuse du système qui constitue la cause formelle des fièvres intermittentes, et qui tend à en renouveler les accès; voilà pourquoi il n'est pas rare de voir disparaître des fièvres par l'action seule d'un vomitif.

En second lieu. En donnant l'émétique, on évacue les matières par les voies les plus promptes et les plus sûres, *citiùs et tutiùs*,

---

contagieuses. Par l'heureux emploi que ce Médecin célèbre faisait de l'émétique, aux premiers signes de leur invasion, il n'enlevait pas seulement les miasmes qui s'étaient introduits avec la salive dans l'estomac; mais il dissipait encore le reste par l'organe cutané, et parvenait ainsi à étouffer une maladie grave dans son berceau.

Dans le traitement de la peste du Caire, observée en 1801, le Docteur Pugnet eut occasion de reconnaître l'efficacité du même moyen. Nous avons vu, dit ce Médecin, des contagions imminentes céder complétement au seul émétique, soit que le miasme qui affecte d'abord les organes de la digestion en fût chassé avant d'avoir pu s'y fixer ou se répandre, soit que ce puissant sudorifique l'eût atteint et poursuivi dans un asile plus caché, pour le soumettre aux lois de l'abondante transpiration qu'il déterminait. Voyez ses Mémoires sur les fièvres pestilentielles et insidieuses du Levant, pag. 217.

comme disait GUIDETTI (1) ; tandis que par les purgatifs on s'expose à prolonger et à aggraver la maladie en propageant son foyer, par la raison que ces derniers remèdes multipliant les points d'irritation et présentant la matière putride des premières voies aux vaisseaux qui tapissent la longueur du tube intestinal, doivent nécessairement en favoriser l'absorption dans le sang, et en cela je suis d'accord avec GUIDETTI (2), Frédéric HOFFMANN (3) et le Médecin de Vienne. Les paroles de ce dernier sont expresses. *Qui materiem alienam in ventriculo et partibus illi communicantibus stabulantem purgante aggreditur, aut nihil agit, aut morbum graviorem reddit; hœc enim cùm ex ventriculo ad inferiora deturbatur, per longissimum intestinorum canalem circumducta et vasis resorbentibus quàm plurimis adplicata, ab iisdem excipitur et sanguinem vitii hùc usque expertem, inficit* (4).

En troisième lieu. Ce qui fait que les émétiques ne sauraient être indifféremment remplacés par les purgatifs, c'est, comme l'avait très-bien dit GRIMAUD, que l'action des éva-

(1) *De febribus biliosis, pag.* 19.

(2) *Emeticorum et purgantium apologia.*

(3) *Diss. XIV de duodeno sede plurium morborum.*

(4) *Rat. med., tom I, pag.* 34.

cuans doit être subordonnée à la tendance des mouvemens, et que, dans le commencement d'une maladie, tous les efforts ont une direction bien marquée vers les parties supérieures; en sorte que, d'après cette disposition, la nature se prête bien plus pleinement à l'action de l'émétique, et que les purgatifs la contraignent d'une manière pernicieuse.

Ajoutons que faute d'avoir donné le vomitif dans le principe, survient souvent une diarrhée énervante, comme l'ont observé Sydenham (1); Guidetti (2), Tissot (3), Glass (4). Il y a lieu de soupçonner, disait l'Hippocrate Anglais, lorsque la diarrhée se manifeste dans le cours de ces fièvres, qu'à coup sûr le malade a éprouvé, dans le principe de son mal, des envies de vomir qu'on n'a pas secondées; et ce grand Médecin sentait tellement l'importance de l'émétique dans ce cas, qu'il ajoute que la diarrhée cessera le plus souvent, si on administre ce remède, quoique tard et long-temps même après que les envies de vomir auront disparu, en ayant

---

(1) *Febris continua* 1661, *pag.* 31.
(2) *De febribus bilios.*, *pag.* 19.
(3) *Febris bil. Laus.*, *pag.* 12, 60.
(4) *Comment. VII*, *pag.* 110.

égard toutefois à l'état des forces du malade (1).

§. V.

Les circonstances dans lesquelles les émétiques sont employés pour agir sur des organes plus ou moins éloignés de l'estomac, sont très-multipliées. Ces moyens agissant comme révulsifs ou comme dérivatifs, opérant des interversions ou des déplacemens, excitant des ébranlemens salutaires, provoquant des excrétions, etc., amènent quelquefois sous ces différens rapports, la solution entière des maladies. Entrons dans les détails.

§. VI.

De légères secousses imprimées par un émétique doux et répété par intervalles au diaphragme et aux poumons, peuvent être très-avantageuses pour détruire des tubercules qui y prennent naissance, et trop souvent sont le germe de la phthisie.

Prosper Martian pensait que la commotion qu'occasionne ce remède, ne pouvait jamais

(1) *Compertum habebis, etiamsi proclivitas illa ad vomendum jampridèm prœterierit, diarrhœam tamen, quam primùm vomitorium exhibueris, plerùmque cessaturam, dummodò emetico ferendo pares fuerint œgri vires. Loco citato suprà.*

être très-nuisible aux poumons qui y sont déjà accoutumés, en raison de la toux violente qui tourmente la plupart des phthisiques, et qu'ils pouvaient être fort avantageux au contraire aux malades, en raison de l'expectoration qu'ils favorisent. On connaît les éloges que Robinson, de Dublin, et Cullen en ont fait dans les affections de poitrine tuberculeuses. Ce dernier, en particulier, fait mention d'un homme qu'il avait connu, et qui, sur cent malades qu'il avait traités, dont la plupart avaient des tubercules, en avait guéri la moitié par ce moyen.

Bosquillon nous dit avoir donné souvent l'ipécacuanha à petites doses, et avoir déterminé par ce moyen des vomissemens assez considérables, qui lui paraissaient soulager le malade pendant quelque temps (1).

Thomas Reid, qui a beaucoup recommandé, comme on le sait, l'émétique pour le traitement de la phthisie pulmonaire, observe qu'en prescrivant ce médicament, non-seulement on évacue les matières contenues dans l'estomac, et on prévient l'accumulation des flegmes visqueux, des sucs âcres et bilieux sur ce viscère; mais on exprime, on chasse

---

(1) Élémens de Médecine-pratique de Cullen, tom. II, pag. 90.

encore, au moyen de l'expectoration, tout le mucus et les fluides purulens qui engorgent les ramifications des bronches et des vésicules aériennes, ainsi que le pus renfermé dans les cavités des tubercules et des vomiques, par l'agitation douce, la compression légère que l'acte du vomissement imprime à la masse pulmonaire (1).

§. VII.

On s'est servi des secousses qu'excite le vomissement pour faire percer les vomiques des poumons; cette méthode a souvent réussi : elle ne fut point inconnue au Père de la Médecine, qui, dans son livre *De morbis*, *lib. II*, a décrit tous les symptômes de cette affection et les moyens convenables pour la traiter, parmi lesquels il recommande d'exciter la toux, de secouer le malade et de le faire vomir (2).

Cependant le Médecin ne peut ignorer qu'il

---

(1) Essai sur la phthisie, pag. 178.

(2) Il est à remarquer seulement que ce que nous appelons vomique, HIPPOCRATE le désignait par le nom de tubercule; tandis que nous n'appliquons cette dénomination qu'à des tumeurs dures, glanduleuses qui se forment dans les poumons, qui excitent une toux opiniâtre, finissent par s'abcéder et font périr le malade dans la consomption.

y a du danger à tenter cette voie de guérison, et il doit user de beaucoup de précaution, parce que l'abcès peut crever dans l'intérieur de la poitrine, et si la quantité de pus est considérable, le malade court risque d'être suffoqué. Il est prudent alors de chercher, en ramollissant la peau par des émolliens appliqués au dehors de la poitrine, à faire crever l'abcès à l'extérieur.

§. VIII.

Un émétique a réussi quelquefois pour déterminer l'expulsion d'un corps étranger arrêté dans le larynx, la trachée-artère ou dans l'œsophage. On peut voir l'observation rapportée par M. Le Tual, dans le Journal de Médecine de Vandermonde, année 1766, concernant une épingle avalée et arrêtée dans l'estomac, qui fut rendue sur le champ par le moyen de choux verts, suivis de l'émétique. On peut voir encore ce qu'a dit Hevin, du vomissement considéré comme moyen curatif, dans son excellent Mémoire sur les corps étrangers embarrassés dans l'œsophage et la trachée-artère (1).

A côté de ce Mémoire, et comme lui faisant

(1) Mémoires de l'Académie Royale de Chirurgie, tom. I.

suite, on doit placer celui de M. Sue aîné, où l'on trouve les plus savantes recherches, réunies aux avantages d'une discussion sévère et d'une bonne logique (1); l'auteur ne s'y montre pas partisan des vomitifs, il fait connaître, par de bonnes raisons, tous les dangers qu'on doit en craindre, et combien peu ils offrent d'espérance de réussite, lorsqu'on a recours à ce moyen pour expulser, par le vomissement, des corps solides arrêtés dans l'œsophage ou dans l'estomac.

Dans le premier cas, observe-t-il, le canal est tellement embarrassé par le corps étranger, et l'état de suffocation est si urgent, qu'il est impossible au malade d'avaler un liquide quelconque; mais en supposant que le vomitif pénètre jusque dans l'estomac, les contractions de ce viscère qui ont assez de force pour expulser les matières liquides ou molles qu'il contient, en auront-elles assez pour chasser au dehors un corps étranger, dur, solide et fortement engagé dans les parois de l'œsophage? Ne contribueront-elles pas plutôt ces contractions, ces convulsions à l'engager

(1) Voyez son Mémoire sur les corps étrangers arrêtés dans l'œsophage et l'estomac, avec des remarques critiques sur celui d'Hevin. Mém. de la Soc. Méd. d'émul., tom. IV.

encore davantage? Ne faut-il pas le double d'efforts et de force pour faire sortir par en haut un corps quelconque, d'un canal qui va toujours en augmentant d'*amplitude* à mesure qu'il descend ?

Dans le second cas, n'est-il pas à craindre que les secousses de l'estomac, qui est en même temps irrité et par le vomitif et par la présence d'un corps étranger, ne donnent lieu à une inflammation de ses membranes qui fera périr le malade, comme cela arriva au sujet dont M. GRAVEL, célèbre Chirurgien de Londres, a donné l'histoire? Peut-on croire que l'orifice de l'estomac en convulsion par l'effet de l'émétique, donnera un libre passage à un corps étranger, tel qu'un écu de six francs, par exemple, plus capable par son poids et sa figure d'augmenter son irritation et son serrement convulsif, que de dilater ses parois? Aussi M. SUE n'hésite pas à conclure que l'usage des vomitifs, pour forcer l'estomac à rejeter par le vomissement les corps étrangers qu'il contient, est plus nuisible qu'utile, et produit très-rarement l'effet qu'on en attend.

§. IX.

Des auteurs tels que CULLEN et COE (1)

(1) *A treatise on biliary concretions*, *pag.* 244.

se sont servis de l'émétique, pour expulser les concrétions biliaires qui engorgent les canaux hépatiques et suscitent par leur présence des coliques très-douloureuses. Ils ont pensé que l'action du vomissement pouvait contribuer à la dilatation du conduit cholédoque, en comprimant tous les viscères de l'abdomen, et particulièrement la cystique du fiel et les vaisseaux biliaires qui sont distendus, et il est certain que cette pratique a été quelquefois couronnée de succès; mais il ne faut point se dissimuler qu'il serait imprudent d'y recourir, si l'on avait lieu de soupçonner, d'après la durée de la maladie, que le volume du calcul est considérable, ou si l'irritation et les douleurs qui se font sentir faisaient craindre une inflammation ; il vaut mieux, dans ce cas, s'en tenir à des moyens doux, tels que des bouillons avec les plantes savoneuses et tempérantes, le petit-lait, les bains, les sucs d'herbes, qui insensiblement diminuent la tension des fibres, résolvent les concrétions et en facilitent le passage dans le duodenum (1).

---

(1) On peut consulter ce qu'a dit à ce sujet M. Pujol, Médecin à Castres, dans un très-bon Mémoire sur la colique hépatique, inséré dans ses Œuvres en quatre volumes in-8.°, qui ont paru depuis peu d'années.

Cet auteur estimable, à la mémoire duquel je me plais

§. X.

Dans l'apoplexie, la paralysie, la léthargie, dont la cause est l'atonie ou une surcharge de fluides séreux qui compriment l'origine des nerfs, quel autre remède que l'émétique antimonial sera plus propre à exciter sympathiquement le cerveau, à réveiller sa sensibilité, à en faciliter le dégorgement, à rétablir, en un mot, l'exercice de ses fonctions si essentielles à tout le système; mais avant de recourir à ce moyen actif, il faut bien prendre garde qu'il n'y ait congestion cérébrale de sang, car il occasionerait la mort en augmentant l'engorgement.

On ne fait pas toujours cette distinction, dit Fourcroy (1), avec assez de soin dans la pratique, et l'on commet, faute d'attention, des erreurs extrêmement préjudiciables. Les jeunes Médecins doivent donc considérer cet

---

ici à rendre hommage, n'a pas rougi, de nos jours, de professer hautement les principes religieux et de les consigner dans ses écrits; il savait très-bien que le philosophisme, qui rétrécit les cœurs et les esprits, et avilit la majesté nationale, ne date guère en France que depuis la dernière moitié du siècle dernier, et que sous le siècle de Louis XIV, qui fut celui des *grands hommes* et des *grandes choses*, les Médecins se faisaient gloire de se distinguer autant par leur piété que par leur savoir.

(1) Encyclopédie méthodique, art. émétiques.

objet avec beaucoup de précaution, rassembler les symptômes qui accompagnent ces maladies terribles, et apprendre sur-tout à bien distinguer celles que l'on appelle séreuses, d'avec celles qui sont sanguines et qui dépendent de la pléthore cérébrale.

Il y a des apoplexies nerveuses que l'exhibition d'un émétique enlève sur le champ; son action irritante sur l'estomac détruit par révulsion le spasme qui était fixé sur l'organe encéphalique, ou peut-être se fait-il un changement subit et prompt des forces toniques de l'intérieur à l'extérieur, et par ce moyen l'équilibre du système se trouve rétabli.

§. XI.

Dans les fortes commotions du cerveau dont l'effet primitif est de produire une irritation sur ce viscère, d'où naît ensuite et son engorgement et souvent l'affection des voies biliaires; le célèbre DESAULT s'attachait à prévenir cet effet consécutif en détruisant le principe qui le produit, en même temps qu'il ranimait, par des secousses imprimées à tout le système, l'action troublée des forces vitales. Ces indications diverses, il les remplissait par la saignée, les stimulans et les évacuans.

Parmi ces derniers, l'émétique antimonial

auquel il donnait la préférence, réunissait, au double effet de déterminer un point d'irritation autre que celui fixé sur le cerveau, et d'exciter le système nerveux par les secousses imprimées à toute la machine, l'avantage d'agir efficacement sur les voies biliaires, de faciliter le flux de la bile, de prévenir l'engorgement du foie, les abcès qui s'y forment, et par-là même d'empêcher la réaction de cet organe affecté sur le cerveau déjà malade, de pousser à la peau, d'exciter une transpiration salutaire, etc.

Le tartrate de potasse antimonié à la dose de deux grains et même davantage, suivant les dispositions du sujet, était donné en lavage. Quelquefois le malade vomissait, souvent quelques selles étaient produites, souvent aussi aucune évacuation sensible n'avait lieu, l'effet du remède n'était pas moins réel dans cette circonstance. L'usage en était continué pendant huit, dix et même quinze jours consécutifs, d'après les effets plus ou moins prompts qu'il produisait.

Dès le premier jour, quelquefois même le second, ou même le troisième, le malade sortait de l'assoupissement, ses fonctions intellectuelles se rétablissaient, et il était entièrement rendu à lui-même au bout de quinze ou vingt jours.

DESAULT s'était convaincu que ce moyen méritait la préférence, sur-tout dans les grands hôpitaux, dont le séjour est déjà une cause prédisposante à l'affection bilieuse des organes gastriques, indépendamment de la commotion du cerveau (1).

Du reste, cette méthode, quoique moins usitée qu'elle ne l'est devenue depuis entre les mains de ce Chirurgien célèbre, n'était point nouvelle. On voit que BOUDOU, autrefois l'ornement de la Chirurgie pratique à l'Hôtel-Dieu de Paris, avait donné deux fois l'émétique avec succès, à la suite d'un coup à la tête, avec perte de connaissance ; et PETIT, en parlant des plaies à la tête, ainsi que FAUDACQ, dans ses réflexions sur les plaies, étaient parfaitement d'accord sur l'usage du vomitif et des autres évacuans dans la cure des effets de la commotion du cerveau. Ce dernier les croyait propres à favoriser la résorption du sang épanché sur la dure-mère et dans la substance cérébrale même, sur-tout si on avait eu soin de faire précéder la saignée (2).

---

(1) Voy. ses OEuvres chirurgicales, vol. I.er, pag. 53 et suivantes.

(2) On peut voir sur la même matière une Dissertation de GEISLER, *De usu vomitoriorum*, insérée dans les *Diss. med. pract.* DE HALLER, *tom. VII, pag.* 148 *et seq.*

§. XII.

Dans les affections catarrhales de la gorge, les vomitifs sont administrés avec le plus grand succès; les ébranlemens salutaires que leur action détermine, se répètent sur l'organe affecté, excitent la contraction des glandes salivaires qui étaient engorgées de mucosité, déterminent une plus grande secrétion, diminuent le gonflement des amygdales et des autres parties de la bouche, et rétablissent la liberté de la déglutition.

Dans l'angine membraneuse ou le croup, les Médecins recommandent de donner des doses suffisantes d'ipécacuanha ou de tartrate de potasse antimonié, soit dans la vue de diviser et d'atténuer les flegmes, soit pour exciter le vomissement.

Crawfort, Cheyne, Thompson, Guttfeld, Desessarts y ont recours dès le début, et ils en continuent l'usage tant que les accès de toux se renouvellent.

On connaît le mode de traitement mis en usage par le Docteur Nacquart. Après avoir, s'il y a lieu, combattu l'état phlogistique, ce Médecin gorge son petit malade de sirop d'ipécacuanha, lui en faisant prendre à de courts intervalles une petite cuillerée, pour le maintenir dans un état continuel de vomissement. Par ce procédé, constamment couronné de succès, il fait quelquefois prendre aux enfans jusqu'à une livre de sirop dans vingt-quatre heures.

Des observations multipliées attestent que ces remèdes ont quelquefois occasioné la sortie d'une grande quantité de mucus et même de lambeaux de fausse membrane.

L'émétique est sur-tout utile dans le croup (1), dit SALOMON, lorsque l'urine est blanche et chargée de mucosité, parce que, suivant lui, cette espèce d'urine annonce que la membrane formée dans les vaisseaux aériens, est en quelque sorte mobile et peut aisément s'en détacher (2).

---

(1) On sait que cette maladie fut proposée en 1807, par le Gouvernement Français, pour sujet d'un prix, qui fut remporté par MM. JURINE, de Genève, et ALBERS, de Bremen; il est à désirer, pour l'intérêt de la science, que leurs travaux nous soient connus. Après eux MM. VIEUSSEUX, CAILLEAU et DOUBLE méritèrent une mention honorable, par d'excellens Mémoires qui sont imprimés. Voyez le Recueil des observations et des faits relatifs au croup, par SCHWILGUÉ. Voyez encore sur cette maladie les auteurs cités à l'article Sangsues, §. X.

(2) Un célèbre Chirurgien de Paris, M. DUPUYTREN, a expliqué, par la différence de conformation et de fonction des membranes muqueuses et des membranes séreuses, comment celles qu'on expectore dans le croup sont mobiles ou du moins peu adhérentes; tandis que

§. XIII.

Les vomitifs ne peuvent qu'être très-efficaces dans des maladies où il s'agit d'exciter, par toute sorte de moyens, le ton du système lymphatique. Les secousses que leur action imprime à toute la machine, en réveillant les absorbans, favorisent singulièrement le repompement du liquide épanché.

Boerhaave et Sydenham en ont recommandé l'usage, et on trouve dans les Mémoires de l'Académie des Sciences, 1703, l'exemple d'une hydropisie, que M. Duverney parvint à guérir par l'usage continu de ces moyens (1).

celles qui se forment à la surface des membranes séreuses, sont ordinairement adhérentes à ces membranes. Voyez sa Dissertation, Paris, an 12, in-8.°

(1) Le vomissement spontané a déterminé souvent l'absorption et l'évacuation des eaux. Marcellus Donatus rapporte l'observation d'un jeune homme atteint de l'hydropisie ascite, qui vomit naturellement une grande quantité d'eau à deux reprises différentes, et fut guéri sans prendre aucun médicament. Un autre jeune homme, dont parle Forestus, ayant fait quelques lieues sur mer, éprouva des maux de cœur et des vomissemens considérables, qui le guérirent de son hydropisie : on peut voir encore une observation remarquable rapportée par Pinot, dans le Journal de Médecine de Vandermonde, Avril 1758.

Mais il faut remarquer que les vomitifs qui peuvent opérer le plus grand bien, donnés dans le commencement d'une hydropisie ascite, par exemple, seraient nuisibles lorsque la maladie est avancée, à raison de l'état des forces que ces moyens acheveraient d'abattre. Suivant Monro, les émétiques donnés à des doses assez petites pour ne point faire vomir et répétés souvent, fatiguent moins et procurent quelquefois d'abondantes évacuations séreuses par les selles, les urines ou les sueurs (1).

C'est pareillement à l'aide des ébranlemens légers et presque insensibles, que l'estomac reçoit de l'émétique pour les transmettre aux autres parties du corps, que des auteurs ont combattu avec succès des maladies cutanées rebelles, des obstructions; qu'ils ont décidé la fonte des engorgemens écrouelleux, des poulains, des spermatocèles commençans; provoqué enfin les excrétions les plus utiles dans les maladies.

N'a-t-on pas vu souvent dans de vieux ulcères se manifester un commencement de gangrène, qu'on arrêtait subitement en excitant, par les vomitifs, le principe de vie qui s'éteignait dans la partie malade?

---

(1) Essai sur l'hydropisie, pag. 36.

N'est-ce pas encore par l'ipécacuanha donné pendant quelque temps et à petites doses, qu'on rehausse le ton de l'estomac, qu'on rectifie des digestions imparfaites et languissantes, et qu'on parvient à guérir des hémorragies des poumons, de l'utérus, comme Aasheim (1), Robinson, Cullen l'ont observé?

§. XIV.

On connaît la méthode des Médecins Anglais contre les fièvres, qui consiste à donner aux malades, une heure environ avant le temps de l'accès, de légères doses de tartrate de potasse antimonié, dans la vue uniquement d'exciter des nausées; ils se fondent, pour en agir ainsi, sur l'idée que la cause prochaine de la fièvre, provenant d'un affaiblissement dans le ton général du système, qui détermine le reflux de la chaleur et des forces vers le centre, l'action de l'émétique qui se répète sympathiquement jusqu'aux vaisseaux cutanés, qui soutient et augmente même le ton de ces derniers, doit empêcher cet affaiblissement de paraître, et rompre d'une manière salutaire l'ordre habituel des mouvemens vicieux que la nature avait contractés.

(1) Voyez ses Réflexions sur les propriétés de l'ipécacuanha dans l'hémoptysie, dans les Mémoires de la Société Royale de Médecine de Copenhague.

§. XV.

Il n'est pas rare de voir un ptyalisme critique s'établir dans le cours des fièvres muqueuses ou lymphatiques et au déclin de la variole; mais il arrive quelquefois que l'humeur salivaire est si épaisse, qu'elle ne coule point et qu'il y a danger de suffocation ; dans ce cas, un léger émétique a déterminé la salivation et dérobé le sujet à la mort prochaine qui le menaçait.

Telle était la méthode que suivait Thomas Reid; il nous dit que, dans les dernières périodes de la petite-vérole confluente, où les malades sont menacés de périr prochainement par les flegmes visqueux et par la matière purulente qui se portent sur les bronches et environnent l'épiglotte, il avait souvent, au moyen d'un émétique, arraché bien évidemment les malades des portes de la mort (1);

(1) Telle était également la pratique de Sydenham et d'Huxham. *Ubi eò res rediit*, nous dit le premier, *ut æger singulis momentis à suffocatione periclitetur, stupore obrutus, et spiritu ferè undèquaque præcluso, ægro ità ad incitas redacto, emeticum per opportunè ac feliciter nonnùnquam exhibui. Variol. regul., an.* 1667.

J'ai eu souvent le courage, nous dit le second, dont je traduis ici les propres paroles, d'employer ce remède pour dernière ressource, au risque de perdre ma réputation, et il m'a heureusement réussi; mais il m'est quell'auteur ajoute encore que, quand il traitait ces maladies dès leur début, il empêchait toujours, par ce même moyen, les *fauces* de s'engorger, et par-là, non-seulement il prévenait la déglutition de la matière putride et son séjour dans l'estomac et les intestins; mais encore il rappelait très-souvent la maladie du caractère confluent à l'état d'éruption distincte, prévenait la fièvre secondaire, et conservait la langue nette jusqu'à la crise (1).

§. XVI.

Bulliard a très-bien observé, dans son Histoire des plantes vénéneuses de la France, que parmi les signes de l'empoisonnement, il en est qui sont communs aux poisons irritans, et aux poisons stupéfians, et d'autres qui sont particuliers à l'une et à l'autre espèce.

Les signes généraux et communs sont un état de mal-aise, des anxiétés, des nausées, des baillemens, des hoquets, des convulsions, des inquiétudes, le délire, etc.

Les signes particuliers tiennent essentiel-

---

quefois arrivé de la perdre avec le malade. J'aime cependant mieux, suivant l'avis de Celse, ajoute-t-il, hasarder un remède douteux, que de laisser périr mon malade sans secours. *On the small pox.*

(1) Essai sur la phthisie, pag. 338.

lement et constamment à la cause qui les produit, ils servent toujours à la dévoiler et n'existent point sans elle ; ainsi, lorsqu'aux signes généraux viennent encore se joindre un sentiment d'ardeur brûlante, des douleurs vives, des espèces de déchiremens momentanés dans les entrailles et l'estomac, avec déjections sanguines ; si une agitation violente se répand en outre dans l'économie vivante, et en trouble d'une manière effrayante les fonctions, en causant des convulsions continues ou alternatives, des espèces de crampes dans tous les membres, mais sans qu'il y ait stupeur ni engourdissement ; voilà des caractères qui portent l'empreinte d'un poison âcre ; ce sont là les signes particuliers aux poisons de cette classe nombreuse, qui ne manquent pas de faire périr dans les tourmens ceux qui, par inadvertance ou par la scélératesse d'un ennemi, les ont avalés, s'ils restent quelque temps exposés à leur action sans être secourus à propos.

Si, au contraire, aux signes communs dont nous avons parlé, succèdent un état de stupeur, d'engourdissement, des envies de dormir insurmontables ; si les paupières du sujet sont enflées, son visage gonflé, ses membres tremblans ou agités de légères convulsions, l'œil hagard, ouvert et saillant ; si son pouls est plein et petit par intervalles, qu'il soit accompagné de soubresauts, que le malade se plaigne de gonflemens à la langue et dans toute la capacité de la bouche, ou qu'il ait la mâchoire serrée, le ventre tendu, ou si on le trouve déjà plongé dans un sommeil qui ait le caractère d'un sommeil léthargique; ce sont là des signes certains de la présence d'un poison stupéfiant.

Dès que le Médecin est convaincu qu'un poison vient d'être pris à l'intérieur en assez grande quantité pour produire quelque accident fâcheux, son devoir le plus empressé doit être d'expulser, par un émétique, la substance délétère dont les effets commencent à se manifester (1); il est d'autant plus nécessaire d'accélérer le vomissement, que les vomitifs ne conviennent plus lorsque le poison a déjà étendu ses impressions dans le système; l'action irritante des émétiques

---

(1) Quelle que soit la nature de la substance vénéneuse, il faut tâcher de la porter au dehors. Si cette substance est très-irritante, elle aura pu, à la vérité, dès le moment de son contact avec la muqueuse gastrique, enflammer cette membrane et altérer plus ou moins son tissu; mais, dans ce cas, il est toujours important d'arrêter les progrès de l'action, et la provocation du vomissement est un des moyens indiqués. NYSTEN, art. émét., Dict. des Scienc. Médic.

et des purgatifs ne ferait plus qu'ajouter à l'intensité des accidens. C'est alors qu'il est salutaire de recourir plutôt aux adoucissans, aux sédatifs, etc., ou même aux médicamens qui agissent par la loi des affinités relatives.

Comme les poisons excitent souvent par leur présence des vomissemens considérables, c'est une observation importante à faire, qu'il ne faut pas confondre le vomissement qui prévient l'effet d'une substance vénéneuse, avec le vomissement qui est l'effet ou la suite de l'action de cette même substance. Le premier remplit l'objet d'un antidote préservatif; l'autre, au contraire, indique le poison dans toute son action et toute son énergie. C'est le cas de s'éclairer de toutes les lumières pour ne pas confondre ces deux états : une méprise donnerait lieu à des erreurs grossières qui pourraient entraîner les plus funestes conséquences (1).

Il n'est pas du reste question ici de ces poisons qui affectent d'une manière si rapide le principe de la vie, qu'ils préviennent tous

---

(1) Si l'on désire de plus amples détails sur cette matière, on peut consulter la Thérapeutique d'ALIBERT, la Médecine légale criminelle de FODÉRÉ, le Traité de toxicologie générale d'ORFILA, où il est question de tous les poisons tirés des règnes minéral, végétal et animal, etc.

les secours de l'art en tuant sur le champ ; ainsi que le remarquent dans leurs ouvrages MEAD, STENZEL, LINDELSTOP, DUHAMEL, FONTANA, SAGE, BUCQUET, etc. C'est sans doute un poison de ce genre que LOCUSTE prépara, par ordre de NÉRON, pour l'empoisonnement de BRITANNICUS ; car, au rapport de TACITE et de SUÉTONE, ce jeune Prince ne l'eut pas plutôt pris, qu'un froid mortel s'empara de tous ses membres.

§. XVII.

Les vomitifs sont utiles dans les diarrhées. Le Médecin se conforme aux vues de la nature qui a guéri ces sortes d'affections en opérant un vomissement spontané. *Longo profluvio alvi detento, spontanea succedens vomitio profluvium solvit* (1).

L'action anti-péristaltique de ces remèdes, produit une inversion dans les intestins et arrête leur mouvement trop précipité.

Les émétiques sont également avantageux dans les dysenteries ; mais on ne doit point se dissimuler qu'ils ne sauraient convenir indifféremment dans toutes les espèces. De quel avantage pourraient-ils être, en effet, dans ces dysenteries nerveuses dues à la ré-

---

(1) *Aph. XV, sect. VI.*

tropulsion de l'humeur perspirable ou à un spasme fixé sur le tube intestinal, que l'expérience a prouvé ne pouvoir céder qu'à l'usage des pédiluves, des diaphorétiques, des opiatiques et quelquefois même de la saignée ?

Quelle utilité pourrait-on en attendre dans la dysenterie des camps et des armées, dans cette dysenterie adynamique, que caractérisent l'abondance des évacuations fétides, les pétéchies, la faiblesse du pouls, la prostration des forces? L'action énervante de ces remèdes ne ferait qu'ajouter à l'état fâcheux des malades et précipiter la fin de leurs jours; aussi MONRO, TISSOT, ZIMMERMANN, DEGNER, qui ont très-bien traité de cette dysenterie, les y proscrivent-ils formellement.

Quels heureux résultats pourrait-on se promettre également dans la dysenterie inflammatoire, d'un remède actif qui, par ses impressions sur le bas-ventre enflammé, aggraverait tous les symptômes au lieu de les amender?

Ce n'est que dans les circonstances où la dysenterie tient à une affection gastrique, et où il y a surcharge des voies digestives, que l'émétique doit être invoqué comme un médicament salutaire.

Si on donne plus généralement ici la préférence à la racine du Brésil, que des auteurs ont été jusqu'à regarder comme le spécifique de cette maladie, elle est due à l'action particulière que cette substance exerce sur les membranes muqueuses de l'estomac et des intestins, et à la vertu qu'elle a d'en relever la force contractile.

§. XVIII.

Personne n'ignore que ce remède faisait la base de la méthode de Doulcet, dans le traitement de la fièvre puerpérale ; remède qui devait, en effet, réussir et qui réussira toujours, tant que cette fièvre dépendra d'un embarras gastrique : il serait très-nuisible, au contraire, si la péritonite portait l'empreinte du génie inflammatoire, ou si les femmes qui en sont atteintes étaient douées d'une sensibilité très-irritable, ainsi que l'ont observé Baglivi, Selle, Stoll.

§. XIX.

Le vomitif est extrêmement utile dans l'asthme humoral, tant pour évacuer la saburre gastrique que pour détourner les déterminations vers les poumons. Mead (1) le recommandait et le répétait fréquemment. Rivière (2), Willis (3) avaient observé que ce médica-

(1) Avis et précept. de Médecine, pag. 133.

(2) *Prax. med., lib. VII, cap. I, pag. 246.*

(3) *De medicament. operationibus, pars II, de asthmate.*

ment, donné dans l'accès, en calmait la violence et en abrégeait la durée. FLOYER (1) s'était convaincu, par des expériences faites sur lui-même, que cette évacuation adoucissait beaucoup l'attaque, en débarrassant l'estomac d'une grande quantité d'humeurs qui le surchargeaient, et que les efforts pour vomir dissipaient le spasme fixé sur cet organe et les poumons, et évacuaient de ces derniers une humeur visqueuse et gluante. MARC ACKENSIDE (2) a fait connaître, dans un Mémoire, toute l'utilité qu'on pouvait en retirer dans cette maladie. Lorsqu'il trouvait le malade dans un violent paroxisme, il lui prescrivait vingt grains d'ipécacuanha, et ne manquait jamais de procurer dans l'instant un grand soulagement.

Il est constant que ceux qui éprouvent de légers vomissemens se sentent la respiration plus libre ; on doit en tirer une induction pour le vomitif dans cette affection, ainsi que dans d'autres qui s'en rapprochent. Je l'ai vu merveilleusement réussir dans un cas de catarrhe suffocant; le diaphragme, bientôt après l'action, éprouva moins de gêne.

---

(1) Traité sur l'asthme.

(2) Voyez le premier tome des Transactions de Médecine de Londres.

Huxham nous assure qu'il a souvent donné l'émétique, et avec succès, dans les péripneumonies, lorsque l'expectoration venait à cesser et que la difficulté de respirer augmentait (1).

Dans l'épidémie catarrhale qui répandit son influence sur toute l'Europe, dans le printemps de 1782, Cleghorn, Flint, Macqueen, Henri, Houlston, Newel et beaucoup d'autres Médecins observèrent que l'émétique fut d'un grand secours aux malades, qu'il contribua d'une manière efficace à leur prompt rétablissement, et que, dans quelques circonstances où la congestion muqueuse menaçait de la suffocation, ce remède parut en arracher plusieurs à la mort.

Enfin, les vomissemens spontanés qui surviennent dans cette toux convulsive, que les auteurs désignent par le nom de coqueluche, prouvent qu'il est peu de remèdes qui lui soient plus appropriés que les émétiques.

§. XX.

Le peu que nous avons dit jusqu'ici des contre-indications de l'émétique, a dû faire

---

(1) *But I have several times given an emetic in peripneumonies with great advantage, when the Expectoration hath been suddenly suppressed, and the Difficulty of Breathing greatly augmented. On the peripneumony, p. 203.*

pressentir qu'autant ce remède est utile lorsqu'il est bien indiqué, autant il peut être nuisible et dangereux lorsqu'il est administré d'après des indications fausses.

§. XXI.

L'expérience nous a appris que son action était à craindre après une forte passion d'âme, dans un état d'inflammation du système ou de congestion sanguine dans les veines de l'estomac et des parties voisines.

§. XXII.

En effet, les maux de cœur, les envies de vomir, les oppressions et un sentiment de poids douloureux qu'on éprouve vers l'épigastre, à la suite d'une violente affection de l'âme, telle que la colère, annoncent un spasme et un état de concentration des forces vers l'intérieur, qui contre-indique formellement les vomitifs, et en rendrait l'emploi très-préjudiciable, peut-être même mortel, comme on en a un exemple dans le sujet dont HOFFMANN nous a transmis l'observation (1), qui périt par l'effet d'un émétique imprudemment avalé après un violent accès de colère qu'il venait d'éprouver.

---

(1) Voyez sa Dissertation *De medicina emetica et purgante post iram veneno. Hal.* 1721.

§. XXIII.

La diathèse inflammatoire du système est une autre contre-indication non moins majeure de l'émétique. On voit les mauvais effets qui en résultèrent dans la fièvre de 1665, que SYDENHAM a décrite. On lit que ce Médecin fut conduit à l'emploi de ce remède, par les bons effets qu'il lui avait vu produire dans la constitution de 1661 ; mais celle-ci était une fièvre gastrique inflammatoire qui réclamait, après la saignée, l'emploi de l'émétique, tandis que celle de 1665 étant purement inflammatoire, ce médicament y produisit de pernicieux effets : SYDENHAM déclare lui-même, avec franchise, que la mort en résulta chez un sujet.

§. XXIV.

La suppression du flux menstruel chez les femmes et de l'écoulement hémorroïdal chez les hommes, donne lieu à une turgescence sanguine des vaisseaux de l'estomac et des parties circonvoisines, et il y aurait à craindre que l'émétique, en provoquant leur rupture, n'amenât une fâcheuse catastrophe.

§. XXV.

L'état de faiblesse et de prostration des forces contre-indique formellement l'emploi de ce remède, qui peut même devenir mortel, comme on en trouve un exemple dans l'observation rapportée par Stoll, d'une jeune personne à qui l'émétique fut funeste, parce que ses forces ne lui permirent pas d'en supporter l'action. Cette faiblesse réelle du système, *debilitas vera*, doit être bien distinguée de la faiblesse fausse ou apparente, *spuria*, qui a lieu au commencement des maladies, lorsque les sujets n'ont pas été épuisés par la longueur de la fièvre, ni par les évacuans; très-souvent cette dernière prend sa source dans la gastricité, et les évacuans suffisent pour relever les forces, comme l'avait très-bien remarqué Baillou (1); ce qui nous amène à dire qu'il n'y a point, à proprement parler, de véritables cordiaux, et que celui-là seul en mérite le nom, qui combat directement et détruit la cause de la faiblesse (2).

§. XXVI.

On doit éviter de faire vomir dans les obstructions invétérées ou les squirres des

(1) *Vires dejectæ videntur, (sed id fit ob morsum bilis) et purgatione restaurantur. Epidem. lib. I, oper. med.*, *tom. I, pag.* 7.

(2) *Quot sunt causæ debilitatis, tot cardiacorum genera; non aliud enim datur cardiacum quàm quod debilitatis causam tollit. Feb. bil. Lausan., pag.* 173.

viscères abdominaux que les émétiques ne peuvent pas détruire et qu'ils augmentent; lorsque la nature est occupée de quelque évacuation salutaire et critique; dans les apoplexies sanguines; dans le cas de tumeurs anévrismales internes; chez les personnes éminemment nerveuses, ainsi que dans l'empyème (1), l'hémoptysie (2), le rachitis (3). La respiration courte

---

(1) Septalius, cet exact observateur des maladies et de la vertu des médicamens, nous avertit que, dans l'empyème, le vomissement est très-dangereux, en ce que, pendant le mouvement convulsif des muscles de l'abdomen, la grande abondance de pus dont la poitrine est remplie, étant comprimée, arrête souvent le mouvement de la circulation dans le cœur, ce qui fait que le malade expire.

(2) Il est une hémoptysie bilieuse, dont Stoll a très-bien parlé, et que l'on peut se flatter de guérir par l'émétique; mais dans ce cas il faut bien s'assurer de la maladie, car une méprise peut rendre le remède mortel.

(3) Nous nous sommes attachés à prouver, dans notre Cours particulier de maladies aiguës et chroniques, que le rachitis n'était point récent, comme l'ont avancé des auteurs modernes, qui ont voulu rapporter la naissance de cette maladie vers le milieu du 16.e siècle. Nous nous fondions, pour croire qu'elle devait être ancienne, sur ce que les causes qu'on lui assigne généralement, sont de tous les temps et de tous les lieux. Mais d'ailleurs on n'a qu'à consulter les notes de l'édition grecque des Aphorismes d'Hippocrate, par Lefevre de Villebrune, pour se convaincre que cette maladie est infi-

et pénible des individus atteints de cette dernière maladie, la mauvaise conformation de leur poitrine, des vaisseaux comme étranglés où les humeurs ne circulent qu'avec peine, tout semble faire un devoir au Médecin de proscrire, dans ce dernier cas, un remède trop actif, dont les secousses pourraient occasioner des épanchemens mortels, ainsi que nous en avons vu des exemples.

---

niment plus ancienne qu'on ne croyait du temps de GLISSON et de BOERHAAVE. Cet éditeur en produit un exemple antérieur de plus de deux cents ans, qui paraît sans réplique : il s'agit d'un enfant de Vicence, pour lequel HUGON DE BENCIS fut consulté, et chez lequel il est impossible de méconnaître les traits de la gibbosité. Voici le passage: *Iste infans de Vicentia mensium circà* 30, *incidit in gibbositatem, in quâ spondiles declinant plurimi versùs dextrum latus. Multiplicantur plus debitò ventrositates in ventre et pedes fuerunt debilitati.* La lecture des auteurs latins prouve encore que les Romains avaient leurs *frontones*, leurs *gibbi*, qui sont des conformations dépendantes du rachitis.

On connaît ce vers de MARTIAL :

Cum sint crura tibi simulent quæ cornua lunæ.

Nous sommes convaincus qu'ESOPE avait été rachitique dans son enfance, et le fameux fabuliste a existé deux mille ans avant la naissance de la noueure. On n'a en outre qu'à lire les Traités d'HIPPOCRATE, *De morbis ossium*, *De glandulis*, *De articulis*, divers passages de ses Épidémies et de ses immortels Aphorismes, pour se convaincre que le rachitis n'est point une maladie nouvelle.

§. XXVII.

L'axiome généralement reçu en Médecine que le vomissement se guérit par le vomissement, est vrai, si on l'entend des mauvaises matières contenues dans les premières voies, qu'un vomissement spontané ne suffit pas pour enlever, et qu'on achève d'emporter par un émétique; mais que cet axiome est sujet à de restrictions, et combien il serait dangereux de le suivre dans les vomissemens produits par les inflammations des viscères abdominaux, par une obstruction au pylore, par une hernie étranglée, par des calculs arrêtés dans les reins et les uretères (1), etc.? On trouve sur cette dernière cause plusieurs observations rapportées dans le *Sepulchretum* de BONNET, dans la Dissertation de MEIBOMIUS, *De vomit.* JAMES parle, dans son Dictionnaire, d'un Botaniste de Hal, âgé de 60 ans, qui, en conséquence d'une pierre qui resta longtemps arrêtée dans le milieu de l'uretère gauche, eut des vomissemens continuels et

---

(1) Voy. une Dissertation très-intéressante de WITWER, *De vomitu vomitûs remedio. Altorf.* 1742, *in*-4.° L'auteur y distingue, avec beaucoup de sagacité, les cas de vomissement qui demandent l'emploi des vomitifs, et ceux où le même moyen serait très-préjudiciable.

dégoût insurmontable pour tous les alimens pendant trois ans; d'où s'ensuivirent la perte des forces, l'exténuation de tout le corps, et la mort (1).

§. XXVIII.

Il est dangereux de faire vomir les goutteux. L'expérience a démontré que souvent le vomitif avait appelé la goutte à l'estomac ou

---

(1) J'ai vu ce vomissement avoir lieu chez une femme qui se plaignait constamment d'une douleur sourde au rein droit, dont on aurait été tenté, d'après l'inspection des urines, de rapporter la cause à la présence d'un calcul ou de graviers. L'autopsie cadavérique présenta ce rein presque entièrement défiguré par la suppuration; en poursuivant les recherches, les autres viscères furent trouvés sains, à l'exception du rein gauche, dans lequel on apercevait des points de suppuration commençans, et une partie de sa substance déjà entamée : ce qu'il y avait de remarquable, c'est que le sujet ne s'était jamais plaint dans sa maladie d'aucune douleur de ce côté. Ce fait, qui d'ailleurs n'est pas rare, ne saurait être rapporté à aucune loi de mécanique connue, et ne peut être expliqué d'une manière satisfaisante, ce me semble, que par cette sympathie qui existe entre deux organes congénères; sympathie qui fait, comme l'observe BARTHEZ, dans ses Élémens de la science de l'homme, que lorsqu'un de ces organes est affecté, son affection occasionne sensiblement et fréquemment une affection correspondante de l'autre.

sur un autre viscère (1); on a vu même, hors des accès, les vomitifs, quoique d'ailleurs bien indiqués, déterminer des suffocations et des oppressions extrêmes.

La fièvre qui accompagne les attaques de la goutte, lorsqu'elle ne porte point les caractères inflammatoire, ni de gastricité, est essentiellement dépuratoire; elle tend directement à produire un dépôt complet de l'humeur goutteuse sur les articulations, et se termine ensuite par des évacuations de sueurs et d'urines critiques.

Si, comme dit BARTHEZ, on trouble violemment les mouvemens de cette fièvre en donnant l'émétique, il peut causer des affections inflammatoires ou paralytiques, suivant que les circonstances du malade le disposeront aux unes ou aux autres.

Le vomitif ne peut être indiqué que par

(1) C'est la raison qui rendait l'action des émétiques et des purgatifs redoutable à SYDENHAM, et les lui faisait proscrire dans cette maladie, ainsi qu'il le déclare dans le passage suivant : *Nihil prorsùs aliud præstabunt remedia sive emetica sive cathartica propriè dicta, nisi ut materia peccans quam natura in corporis extremitates protruserat, in sanguinis massam denuò revocetur, undè accidit ut quæ in articulos eliminari debuerat in aliquod è visceribus fortè irruat, atque ita æger qui in nullo priùs discrimine versabatur jàm de vita periclitetur. Tract. de pod., pag.* 310.

le caractère gastrique ou bilieux de la fièvre goutteuse, et dans ce cas même, observe-t-il, il ne faut l'ordonner qu'autant que l'estomac n'est point affecté sensiblement d'un état spasmodique violent ou tendant à l'inflammation, car la mort pourrait être causée par une inflammation gangréneuse survenant aux vomissemens excités par l'émétique.

§. XXIX.

On doit également s'abstenir des émétiques pendant l'écoulement du flux menstruel, de même que pendant la gestation ; et il sera toujours prudent de les éviter dans ces deux états, à moins qu'il n'y eût plus de danger en ne les employant pas qu'en les mettant en usage, ce que le Médecin doit examiner attentivement dans sa sagesse.

Une crainte moins fondée peut-être serait celle qu'on aurait d'exciter le vomissement dans le cas de hernie ; l'expérience a prouvé qu'on pouvait le faire sans aucun inconvénient, pourvu qu'on eût la précaution auparavant, comme le recommande Stoll, de maintenir la hernie par une large et forte bande.

Du reste, les contre-indications de l'émétique, qu'on a voulu tirer de l'âge, du sexe, des saisons, du climat, du tempérament, ne s'accordent point avec l'observation ; et le vomitif pourra être administré dans tous les âges, dans les différens sexes, dans toutes les saisons, tous les climats, tous les tempéramens, si d'ailleurs ce remède est indiqué.

LISTE CHRONOLOGIQUE

DES PRINCIPAUX AUTEURS QUI ONT ÉCRIT SUR LES ÉMÉTIQUES.

RHODIUS. *Diss. de recta clysterum glandium et vomitoriorum administratione. Vitt.* 1613.

PENA. *Diss. an jejuno vomitus? Paris.* 1631.

BOURDELOT. (Petr.) *An peracutis ut plurimùm purgatio per superiora? Monsp.* 1639.

MOEBIUS. (Godof.) *Emetologia s. de natura et usu vomitoriorum præstantissimo. Jen.* 1649.

WEDEL (G.-W.) *De vomitoriis ritè adhibendis. Jen.* 1675.

LIENARD. (Nicol.) *An à vomitu partus facilior! Lutet.* 1684.

LEHENHERR. (Dan.) *Diss. de vomitoriis. Jen.* 1704.

BRAKE. (Andr.) *De vomitoriis medicamentis. Lugd. Bat.* 1692.

BRUNO. *Diss. de vomitionis commodo in ægris sine febre. Altd.* 1700.

HEUNINGER. (J.-S.) *De vomitoriis. Argent.* 1704, *in-4.° Resp.* SAINCTLO.

WEDEL. (G.-W.) *Diss. de vomitoriis. Jen.* 1704, *in-4.° Resp.* ZAPF.

PINCKEMANN. *Diss. de emeticis. Regiom.* 1706.

SCHAPER. (J.-Ern.) *De emeticis antimonialibus. Rost.* 1713.

MEIBOM. (Brand.) *De vomitoriorum natura atque usu. Helmst.* 1719.

DEPRE. (Jo.-Fr.) *De vomitoriorum usu et abu. Erf.* 1719.

HOFFMANN. (Fr.) *Diss. de medicina emetica et purgante post iram veneno. Hal.* 1721.

ARENDS. (Jo.-Aug.) *De emeticis eorumque indicationibus contra-indicationibus. Herbipol.* 1723, *in*-4.° *Resp.* G. STOLZ.

HOFFMANN. (Fr.) *Observ. de cauto et præstantissimo vomitoriorum usu. Hal.* 1725.

DUVAL. (Fr.-Phil.) *De emeticorum effectibus in C. H. Lugd. Bat.* 1726.

STAHL. (Jo.) *De emeticis, eorundemque producto nempè vomitu. Erf.* 1730, *in*-4.° *Resp.* WEISS.

HILSCHER. (Sim.-Paul.) *De vomitoriorum natura usu et abusu. Jen.* 1732.

GASNIER. (Th.-Renat.) *Quæstio an incipienti pleuritidi aliquandò emeticum. Paris.* 1732. *R.* CHEVALIER.

FONTAINE. (A.-Fr.) *An alvi diuturno fluore vomitus? Paris.* 1733.

GOELICKE. *Diss. de emeticorum usu et abusu in praxi medica. Francof.* 1734.

FATHERGILL. (J.) *De emeticorum usu in variis morbis. Edimb.* 1736.

WITWER (J.-Conr.) *Diss. de vomitu vomitûs remedio. Alt.* 1742, *in*-4.°

SCHULZE. (J.-H.) *De ipecacuanha Americana. Hal.* 1744, *in*-4.° *Resp.* HUEBER.

BUCHNER. (A.-E.) *De radice ipecacuanhœ. Erford.* 1745, *in*-4.° *Resp.* HELCHER.

BUCHNER. (A.-E.) *De emeticis. Hal.* 1746.

GEISLER. (J.-Ebr.) *De usu vomitoriorum. Lips.* 1746, *in*-4.° *Vid. Diss. med. pract.* HALLERI, *tom. VII.*

SCHEFFELIUS. *Diss. de fatis medicamentorum in genere et in specie vomitoriorum, etc. Gryphisw.* 1747.

HAMBERGER. *Diss. de emeticorum agendi modo et usu. Jen.* 1749.

BOURDELIN. (Lud.-Claud.) *An tussi puerorum clangosæ vulgò coqueluche emesis ! Paris.* 1752. *Resp.* BASSEUILLE.

JACQUES. (Gab.-Ant.) *Ergo peripneumoniæ putridæ vomitoria ? Paris.* 1752, *in-4.° Resp.* Thom. DE PREVAL. *Vid. Diss. med. pract.* HALLERI, *tom. II.*

GIANELLA. (Car.) *De admirabili ipecacuanhœ virtute in curandis febribus tùm autumnalibus tùm lentis tùm aliis sive continuis sive intermittentibus sedem in primis viis habentibus. Patavii*, 1754, *in-4.° Vid. Diss. med. pract.* HALLERI, *tom. V.*

BUCHNER. (A.-E.) *De provido emeticorum usu in morbis acutis contagiosis. Hal.* 1756, *in-4.° Resp.* HASE.

BUCHNER. (Jos.-And.-Guill.) *De emeticorum in medicina castrensi provido usu. Hal.* 1758.

ROEDERER. (J.-G.) *Paralipomena de vomitoriorum usu. Goetting.* 1758.

GUIDETTI (Thom.) *Emeticorum et purgantium medicamentorum apologia. August. Taurin.* 1759, *in-8.°*

BOSE. (Ern.-Gottl.) *De emesi in febribus acutis. Lips.* 1759, *in-4.° Resp.* HEDWIG.

WESTPHAL. (And.) *De limitandis laudibus ipecacuanhæ ad curandam dysenteriam. Gryphisw.* 1764, *in-4.° Resp.* BORRIES

JUSSIEU. *An convulsionibus recens natorum vomitoria ? Paris.* 1765. *Resp.* LE PREUX.

KALTSCHMIED. (C.-F.) *De vomitoriis Jen.* 1765. *Resp.* KLOTZ.

VOGEL. (Rud.-Aug.) *De usu vomitoriorum ad ejiciendos vermes. Goetting.* 1765. *Resp.* ROHN.

TOURNAY. *An sub emesi gravior apoplexia ! Nanceji*, 1773. *Resp.* TARDY.

WETSPHAL. (And.) *De limitandis laudibus vomitoriorum ad curandas febres malignas. Gryphisw.* 1775, *in-8.° Vid. Syll. opusc. med. pract.* Baldinger, *tom. II.*

Willich. (M.-Ulr.) *De frequenti catarrhorum ex primis viis origine. Goetting.* 1776, *in-4.°*

Döllinger. (J-Ign.) *De vomitûs ortu, progressu et usu, etc. Bamberg.* 1780. *Resp.* Goldwiz.

Wolff. (J.-J.) *De vomitoriorum usu in febribus. Goetting.* 1780, *in-4.°*

Berends. (Car.-Aug.-Guill.) *Vomitoriorum historiæ periculum. Frf.* 1780.

Desessarts. (J.-Car.) *De emeticorum viribus et agendi modo. Paris.* 1780. *Resp.* Laservolle.

Nose. (C.-W.) *uber die Zulässigkeit der Ausführungen besonders durch Brechmittel in hizigen krankheiten. Augsb.* 1781, *in-4.°*

Plenciz. (J. de) *Neglectus emeticorum per observata practicorum confutatus. Prag.* 1781, *in-4.° Resp.* Neumann. *Vid.* Klinkosch, *Diss. med., tom. II.*

Melart. (Cor.-Christ.) *De tempore exhibendi emetica in febribus intermittentibus, maximè opportuno. Goetting.* 1782.

Scipio. (God.-Guill.) *De vomitus excitandi indicantibus et contra-indicantibus. Jen.* 1782, *in-4.°*

Ackermann. *Progr. de usu emeticorum in pleuritide vera inflammatoriâ. Kil.* 1782.

Kragl. *Diss. de methodo emetica. Vienn.* 1784, *in-8.° Vid.* Stoll. *Diss. med. edit.* Eyerel, *tom. IV.*

De Oberkamp. (Fr.) *De vomitoriis eorumque usu medico. Heidelb.* 1786. *Resp.* Heisen.

Neumann. (Jo.-W.) *Vertheidigung der oft Vernachläsigten Brechmittel, etc. Schwerin.* 1786.

Gruner. (Chr.-God.) *Estne febrium intermittentium curatio ab vomitoriis remediis incipienda? Jen.* 1788. *Resp.* Greff.

SCHRAMME. (J.-C.-B.) *De egregio emeticorum usu nominatim in febribus. Gott.* 1788, *in*-8.°

LAURENS. Sur l'usage, l'abus et la manière d'agir des émétiques. Montpellier, an 9, in-4.°

BLANC. Sur les émétiques. Montpellier, an 10, in-4.°

DASTROS. Sur les émétiques. Montpellier, an 11, in-4.°

PAIRIER. Sur les émétiques. Paris, an 11, in-8.°

MASSIP. Sur l'usage des émétiques dans la pratique de la Médecine. Paris, an 11, in-8.°

FOUR. Sur les effets des émétiques. Montpellier, an 12.

PORTA. Sur les indications et contre-indications dans l'usage de l'émétique. Montpellier, an 12, in-4.°

PHARAMOND. Sur les effets et abus des émétiques. Paris, 1806, in-4.°

LISSARAGUE. *De usu emeticorum in genere. Monsp.* 1806.

LAULANHIER. Sur l'emploi de l'émétique dans des circonstances qui semblent le proscrire. Montpellier, 1807.

BONNIER. Sur l'emploi de l'émétique ou tartrate de potasse antimonié dans quelques cas de maladies aiguës. Montpellier, 1807, in-4.°

REBOUL-DAMALET. Sur les indications et contre-indications des émétiques et des purgatifs dans le traitement des maladies aiguës. Montpellier, 1810, in-4.°

ABBADIE. Sur l'emploi des émétiques dans le traitement des plaies d'armes à feu. Montpellier, 1814, in-4.°

NYSTEN. Sur les émétiques. Paris, 1815, in-8.° Voyez Dictionnaire des Sciences médicales.

CHAPITRE CINQUIÈME.

Des Purgatifs.

§. I.er

Les purgatifs sont des médicamens qui, par leur qualité irritante et en raison de l'action qu'ils exercent sur les intestins, non-seulement augmentent et décident les évacuations alvines, mais encore déterminent sur ces organes l'affluence des humeurs, en la diminuant dans les autres parties.

Cette définition servira à nous expliquer pourquoi indépendamment de leur avantage dans les maladies qui occupent les voies digestives, les purgatifs peuvent être si utiles dans beaucoup d'autres placées ailleurs.

§. II.

Nous avons vu dans le chapitre précédent, §. II, qu'au rapport d'Hérodote et de Diodore de Sicile, l'abstinence, les lavemens, les émétiques et les purgatifs composaient toute la Médecine des Égyptiens.

L'art de guérir qui commença chez les Grecs, à peu près comme en Égypte, nous présente dans ses fastes le premier exemple d'un purgatif donné par un berger. MELAMPE, occupé de faire paître ses chèvres, ayant observé qu'elles étaient purgées lorsqu'il leur arrivait de manger de l'ellébore, guérit avec ce remède les filles d'un Roi d'Argos, atteintes de folie. DIOSCORIDE (1), PLINE (2), APOLLODORE (3), GALIEN (4) nous ont transmis également ce fait, et quoiqu'ils diffèrent entre eux sur les circonstances, ils s'accordent tous quant au fond (5).

Le nombre des purgatifs connus du temps d'HIPPOCRATE était déjà considérable. Cet auteur fait mention, dans ses ouvrages, de l'ellébore noir, de l'ellébore blanc, de la coloquinte, de la bryone, de l'élatérium, de la scammonée, du tithymale, du péplus, du thapsia, de l'aconit, du carthame, etc.

On voit qu'indépendamment des maladies aiguës où il en faisait usage, il les employait dans la mélancolie, la manie, les fluxions à

(1) MATTH. *in* DIOSCOR. *comment. lib. IV, cap. CXLVI.*

(2) *Lib. XXV, cap. V.*

(3) *Lib. II.*

(4) *De atrabile liber.*

(5) C'est ici le plus ancien exemple que nous ayons de la purgation, et l'on pourrait croire, d'après SERVIUS, que c'est ce qui fit donner à MELAMPE le surnom de χαθαρτης, qui semble marquer qu'il a été le premier qui ait donné des purgatifs.

la tête, les douleurs des membres, la leucoflegmatie et autres maladies invétérées.

Dans la suite des temps, les purgatifs restèrent comme moyens principaux dans le traitement des maladies, et les Médecins de tous les âges les ont toujours plus ou moins employés; mais la Matière médicale éprouva quelques heureux changemens entre les mains des Médecins Arabes : on sait qu'ils remplacèrent les purgatifs violens des Grecs, par des purgatifs plus doux, dont ils enrichirent l'art de guérir; que c'est par eux que nous connaissons l'usage, qui nous est devenu si familier depuis, de la manne, de la casse, du séné, de la rhubarbe, des tamarins, des myrobolans, de l'aloès (1).

C'est en vain que dans des siècles plus rapprochés du nôtre, des hommes d'un grand mérite, tels que Fernel, Guybert, J. Prevost, Bumaldus, Th. Bartholin, Beverwick, Constantin, Chomel, firent tous leurs efforts

(1) C'est eux qui imaginèrent encore de varier les médicamens sous un grand nombre de formes : ils sont les inventeurs des sirops, des confections, des conserves, des juleps; on leur attribue aussi l'invention de la distillation, et on trouve dans les ouvrages de Geber, qui nous sont restés, des modèles de quelques appareils distillatoires qu'ils employaient pour préparer plusieurs médicamens.

pour s'opposer à l'introduction de ces drogues étrangères, et insistèrent, auprès de leurs contemporains, pour qu'on n'employât de préférence que les simples qui croissent sur notre sol, se fondant sur ce que ces derniers médicamens sont aussi bons, souvent meilleurs, toujours préférables, parce qu'ils sont plus récens, qu'ils peuvent être recueillis avec plus de soin, et enfin parce qu'on est plus sûr de leur identité (1).

L'usage a depuis long-temps prévalu, et les Médecins de nos jours admettant quatre classes de purgatifs, les composent indistinctement des substances exotiques et indigènes.

A la première classe, ou celle des eccoprotiques qui agissent faiblement, ils rapportent les huiles douces, les plantes émollientes, le suc de raisins, les raisins secs, les pruneaux et tous les fruits sucrés.

Dans la seconde, ou celle des minoratifs, dont l'action et plus marquée et un peu plus irritante, ils placent la manne, les tamarins, la casse, le polypode de chêne, le tartrate acidule de potasse, la magnésie.

La troisième classe comprend les purgatifs proprement dits, ou les cathartiques, qui sont

---

(1) Voyez la Dissertation de M. LOISELEUR-DES-LONGCHAMPS, sur les purgatifs indigènes. Paris, 1816, in-4.°

plus actifs et produisent des évacuations plus considérables. De ce nombre ils rangent les sels neutres, la rhubarbe, les follicules et les feuilles de séné, l'agaric blanc, les eaux minérales purgatives.

La quatrième classe, enfin, renferme les purgatifs drastiques, qui sont les plus violens et les plus âcres de tous. Leur action produit une grande irritation et occasionne souvent des spasmes, des coliques, des évacuations sanguines et des superpurgations. A cette classe se rapportent l'aloès, le jalap, la scammonée, la coloquinte, la gratiole, l'élatérium, la gomme gutte, le nerprun, les ellébores, etc.

Mais la différence entre les eccoprotiques et les minoratifs n'étant pas assez tranchée, il convient de ne faire, avec le Docteur MÉTRASSE (1), qu'une seule classe de ces deux premiers, divisant ainsi les purgatifs en trois classes, en eccoprotiques ou évacuans doux, en cathartiques, et en purgatifs forts ou drastiques.

§. III.

Nous avons déjà dit, dans le chapitre précédent, paragraphe III.e, que les évacuans convenaient essentiellement dans les affec-

(1) Voy. sa Dissertation sur les purgatifs. Paris, 1811.

tions gastriques, et qu'on devait même s'empresser de les donner, s'il se manifestait de bonne heure des signes de turgescence dans les premières voies.

Cette turgescence peut être stomacale ou intestinale; celle-là se connaît par les frissons, la langue sale, la bouche mauvaise, un dégoût total pour les alimens, des gonflemens vers l'épigastre, des nausées, des vomissemens. Les signes de celle-ci, sont la langue chargée vers la base, l'anorexie, les vents, les douleurs dans les régions situées au-dessous du diaphragme, un sentiment de pesanteur et de lassitude dans les genoux, des borborigmes, des tranchées, un flux de ventre fétide, etc.

La première des indications se remplit par les émétiques, la seconde par les purgatifs; quelquefois, lorsqu'on veut remplir une indication double et opérer une crise artificielle par haut et par bas, on donne un émético-cathartique: mais toujours pour l'emploi de ces moyens, et sur-tout des purgatifs, il est prudent de saisir le temps de la rémission ou de l'apyrexie, de préférence à celui des paroxismes, dans les affections gastriques qui sont accompagnées d'un type rémittent ou intermittent (1).

(1) Le type de la fièvre devrait être étudié, avec d'autant plus de soin, que ce signe sert à éclairer sur

L'émétique est plus indiqué, comme nous l'avons vu dans le même paragraphe, au commencement des affections gastriques: les purgatifs conviennent mieux sur leur déclin; la raison de cette différence vient de ce que, dans le principe, les efforts d'action tendent davantage vers les parties supérieures, tandis que vers la fin, ces efforts se dirigent d'une manière marquée vers les parties inférieures.

Ici deux réflexions, qui naissent de notre sujet même, viennent fixer notre attention.

En premier lieu. On a dit que les maladies des premières voies étaient bien plus rares chez les anciens qu'elles ne le sont parmi nous, et cela est vrai: on a voulu en trouver la raison dans les écarts de régime plus fréquens et plus multipliés de nos jours; on aurait dû la chercher encore, ce nous semble, dans les règles diététiques que suivaient sévèrement les anciens, dans les frictions sèches, dans les bains froids, dont ils faisaient un grand usage, et les différens exercices auxquels ils se livraient habituellement; moyens puissans

---

la nature des maladies; l'observation ayant prouvé que le type continu paraît spécialement attaché aux affections des secondes voies, tandis que le type rémittent ou intermittent accompagne plus ordinairement celles qui résident dans les premières.

qui devaient fortifier éminemment la peau et les organes digestifs.

En second lieu. Il paraît que les maladies gastriques ne sont point assujetties à cette marche régulière, à ces mouvemens coordonnés qui semblent réservés pour les maladies inflammatoires; qu'elles ne sont point non plus, comme ces dernières, susceptibles d'une coction ni d'une crise répondant à des jours fixes et déterminés; en un mot, il paraît que si les maladies des secondes voies sont dépendantes de la nature, celles des premières sont du ressort de l'art; c'est ainsi que pensaient BAGLIVI (1), JUNCKER (2), TISSOT (3), STOLL (4); les deux premiers avaient dit expressément qu'il ne fallait point s'attendre à retrouver dans les maladies mésentériques, ni ces jours décréteurs, ni ces mouvemens salutaires et critiques qui signalent les maladies d'un autre ordre.

Néanmoins, quelque respectable que puisse être une opinion appuyée par de si grands noms, nous ne saurions l'approuver en entier, et il nous est impossible de ne pas

---

(1) *Prax. med.*, *lib. I*, *pag.* 52.

(2) *Conspect. medic. theor. pract.*, *pag.* 510.

(3) *Feb. bil. Laus.*, *pag.* 27.

(4) *Rat. med.*, *tom. I*, *pag.* 40.

admettre des exceptions dans quelques circonstances. En effet, comme je le disais dans mon Cours d'instituts de Médecine-pratique, si l'on jette un œil observateur sur les maladies gastriques principalement bilieuses, on verra, sous certaines constitutions de l'air, la nature étendant son pouvoir d'une manière active sur les premières voies, opérer des actes trop sensibles et trop apparens pour pouvoir être révoqués en doute.

On apercevra avec un peu d'attention des signes de coction, soit dans les selles qui, crues et aqueuses dans le principe, s'épaississent insensiblement, prennent plus de consistance, présentent quelque chose d'homogène, de lié, de *pultacé* (1); soit dans l'état de la langue qui, sèche d'abord et couverte d'un enduit épais et sale, s'humecte progressivement sur les bords, et laisse apercevoir, sous un sédiment délayé, un fond de chair nette et couleur de rose; soit dans les urines qui étaient rouges et crues dans le commencement, et qui deviennent peu à peu troubles et sédimenteuses.

Enfin, on verra avec un peu d'attention s'opérer à certains jours déterminés, tels que

---

(1) *Oportet humores cracescere, morb. ad crisim progrediente.* (Hipp., *Coac. prœnot.*, *sect. II.*)

le 4.e, le 7.e, le 11.e et le 14.e, des évacuations qui soulageront extrêmement le sujet, et formeront la solution de la maladie.

Si on pouvait nier la vérité de ce que nous avançons, nous n'aurions qu'à invoquer le témoignage de grandes autorités, telles que Hoffmann, Whytt, Ponce de Santa Cruce, Robert, Fouquet (1), dont le sentiment est conforme au nôtre; nous en appellerions aux Médecins attentifs et éclairés de nos jours, qui n'hésiteraient pas à nous répondre, que dans ces maladies, à un émétique et quelques délayans près qu'ils ont administrés, ils ont eu occasion de voir la nature se chargeant du soin de les amener à une guérison complète.

Nous convenons encore une fois, qu'il n'en est pas de même dans toutes les maladies gastriques, où le plus souvent l'art est nécessaire; qu'à mesure que leur cause matérielle se trouve, par son siége, comme hors de la portée de la nature, elle est bien moins soumise à son action que l'humeur morbide des secondes voies, sur laquelle cette même nature exerce un empire direct et immédiat; mais nous pensons aussi que, dans certaines circonstances, il s'opère naturellement une coction *excrémentitielle* et des solutions, plutôt que

---

(1) Voyez sa constitution semestrée de l'an 5.

des crises proprement dites, et que c'est gratuitement que l'on a avancé que les maladies gastriques n'étaient, dans aucun cas, susceptibles d'être guéries que par les secours de l'art.

Une fois bien pénétré de ce principe, il en résultera qu'on purgera moins, qu'on purgera à propos et qu'on s'affranchira surtout de la règle routinière et trop long-temps suivie, qui consistait à purger alternativement de deux jours l'un, pendant le cours de ces maladies ; règle banale, bien digne des plaisanteries du Roscius français, ainsi que du reproche qu'adressait l'illustre Venel aux Médecins de son temps, lorsqu'il s'écriait : « C'est « dans cette secte (de Médecins purgeurs) qu'il « est possible de trouver de bons praticiens « sans lettres, sans talens, sans esprit ; c'est dans « le pays où elle est resserrée, qu'on peut voir « régner la croyance publique, que les connais- « sances, le génie et même une dose très-com- « mune d'esprit, est non-seulement inutile, « mais même nuisible au Médecin ; opinion, « au reste très-conséquente, car faut-il, en « effet, beaucoup de connaissances, beaucoup « de talens pour purger un jour l'autre non, « dans tous les cas (1) ? »

(1) Voyez l'article purgatifs, Encyclopédie.

§. IV.

Mais revenons: si les fièvres gastriques ne se jugent pas d'elles-mêmes, nul doute qu'en ce cas-là il ne faille recourir aux cathartiques. Mais quel sera le nombre de purgatifs qu'exigera le traitement? C'est ce qu'on ne peut déterminer au juste; c'est d'après l'état des premières voies qu'on se réglera, et souvent c'est une grande faute de ne pas purger assez, comme c'en est toujours une de trop purger. Par cette dernière pratique on compte rendre au malade l'appétit et les forces qu'il a perdus, et ce principe est faux, l'anorexie et la faiblesse dépendaient au commencement des mauvais sucs qui surchargeaient les voies digestives; mais on ne réfléchit pas qu'au déclin de la maladie, lorsque le foyer gastrique a été enlevé, les mêmes symptômes peuvent être entretenus par le relâchement des fibres et l'inertie des secrétions. En portant l'usage des purgatifs trop loin, on ne ferait que prolonger la maladie, augmenter la faiblesse, donner lieu peut-être à des affections chroniques et à des accidens nerveux plus ou moins graves. Aussi c'est une chose indispensable pour le Médecin, après les évacuations, de terminer le traitement par un régime restaurant, par l'exercice et l'emploi des toniques et des amers.

§. V.

L'observation nous présente beaucoup de maladies dont la solution naturelle s'opère par les évacuations alvines; c'est ainsi qu'il n'est point rare de voir des ophtalmies céder à des selles spontanées. *Ophtalmiâ laboranti bonum, si à diarrhœà corripiatur* (1). Ainsi, la surdité survenant dans le cours d'une fièvre aiguë, a été emportée par un flux de ventre bilieux et dysentérique, tout à coup suscité par la nature, comme on en trouve plusieurs observations dans les Épidémies d'Hippocrate.

C'est pour se conformer à ces vües, que l'art, dans des cas analogues, sait recourir aux purgatifs, et, excitant un flux de ventre artificiel, parvient à guérir les affections de la tête les plus rebelles et les plus opiniâtres (2).

---

(1) *Aph. XVII, sect. VI.*

(2) J'ai vu cette méthode de traitement employée par le célèbre Barthez, chez un homme atteint du tic douloureux, décider la guérison de cette maladie, en déterminant la métastase d'une humeur âcre sur le genou, avec gonflement considérable de la partie. Cette affection chronique de la face, qu'on ne doit point confondre avec le *raptus caninus* de Coelius Aurelianus, et qui paraît se rapprocher du *tortura faciei* d'Avicenne, ne commença à être signalée d'une manière satisfaisante qu'en 1756, dans des observations chirurgicales d'André, Chirurgien à Versailles. Vieillard fit paraître en 1768,

Souvent même ces affections qu'avait aigries un traitement empirique, n'ont pu disparaître que par la saignée et les évacuans. TRALLES dit avoir vu des hommes attaqués d'une ophtalmie grave, chez lesquels on avait appliqué mal à propos des vésicatoires au cou qui n'avaient fait qu'augmenter le mal en attirant davantage les humeurs à la tête, et qu'il ne parvenait à guérir que par l'emploi des antiphlogistiques et des purgatifs doux répétés (1).

§. VI.

Lorsqu'une dentition pénible, chez la plupart des enfans, les expose à des engorgemens inflammatoires, à de violentes douleurs de tête, à des fluxions aiguës sur la gorge, les yeux et les oreilles, à la fièvre, à la convul-

---

une Dissertation où il en parle. Le Docteur FOTHERGILL décrivit cette maladie avec quelque exactitude en 1776; cette même année, et trois ans après, THOURET donna, dans les I.er et III.e vol. des Mémoires de la Société Royale de Médecine de Paris, de concert avec ANDRY, trois belles observations où les traits principaux du tic douloureux se trouvent dessinés avec la dernière vérité. PUJOL fit paraître, en 1787, sur cette matière, un Essai intéressant par les recherches précieuses qu'il renferme. Les auteurs plus modernes en font mention en parlant des névralgies.

(1) *De usu vesicantium in febribus acutis*, pag. 66.

sion, etc., est-il un moyen plus propre à calmer ces accidens, que de solliciter et d'entretenir la liberté des selles par de doux évacuans ; et l'expérience ne démontre-t-elle pas chaque jour, qu'il suffit que les évacuations alvines soient un peu plus abondantes qu'à l'ordinaire, pour prévenir ces maux ?

§. VII.

Ce ne sont pas là les seuls exemples, dans l'économie vivante, qui nous présentent un mouvement fluxionnaire déjà établi, disparaissant par un mouvement contraire. De tels actes se renouvellent fréquemment. Ne voit-on pas des diarrhées entretenues par l'habitude que la nature avait contractée de refouler l'action dans les entrailles, se dissiper à mesure qu'un nouvel appareil de forces se divise vers l'organe cutané ? C'est pourquoi Baglivi avait dit : *Sudor diarrhœis superveniens morbum sistit* ; et le même conseillait, dans le cas de diarrhée, les opiatiques unis aux antimoniaux, d'après ce précepte : *Alvi laxitas, cutis densitas et contrà.*

Dans ces éphidroses spontanées qui épuisent les malades et les jettent dans le marasme, le meilleur traitement consiste à détourner les forces de l'organe extérieur, en faisant concourir à cet effet les purgatifs et les toniques, particulièrement les bains froids.

Huxham opposait aux sueurs symptomatiques qui surviennent dans le cours des fièvres lentes nerveuses, sa teinture de quinquina, à laquelle il ajoutait l'élixir de vitriol, en même temps qu'il lâchait le ventre avec la rhubarbe.

§. VIII.

Personne n'ignore que le mercure administré intérieurement, en frictions, en fumigations, etc., porte quelquefois sur les glandes salivaires, qu'il les tuméfie et enflamme toutes les parties de la bouche, de l'arrière-bouche et du gosier, quoiqu'il soit manié avec circonspection. On sait, et l'expérience le confirme tous les jours, que les évacuans sont alors les remèdes les plus efficaces et les plus prompts, pour détourner la salivation et diriger l'humeur qui est en mouvement sur le canal intestinal (1).

Les lavemens laxatifs, lorsque la voie de la déglutition est absolument impraticable, n'ont-ils pas journellement les plus grands succès? Est-ce autrement qu'en tenant le ventre libre que l'orage se dissipe insensiblement,

(1) Voyez Traité des maladies vénériennes d'Astruc, IV.e vol., pag. 250 et suiv.

que les tuméfactions, l'inflammation disparaissent et que les ulcérations se guérissent?

§. IX.

On n'ignore point non plus que les purgatifs sont très-utiles, par rapport à un écoulement purulent ou lymphatique qu'on se propose de tarir, tel qu'on l'observe dans les vieux ulcères, dans les parotides, dans les blénorrhées, les leucorrhées anciennes, etc.; dans tous ces cas, les purgatifs n'agissent pas seulement comme évacuans, mais encore à titre de révulsifs.

§. X.

C'est cette vertu qu'ont les purgatifs de détourner le cours des mouvemens et des humeurs, qui en fait justement proscrire l'application dans les maladies exanthématiques lors de leur éruption. La distraction vicieuse des forces vitales que ces remèdes opèrent, peut même les rendre mortels, administrés au moment où la nature était occupée d'une fonction importante. HIPPOCRATE cite l'exemple d'un purgatif qui occasiona la mort du malade en arrêtant une crise salutaire (1). Et il n'est peut-être aucun praticien

(1) M. HALLÉ a vu un enfant qu'on avait purgé trop promptement au milieu de la desquammation de la rougeole, être pris le lendemain du croup et périr.

qui n'ait vu un cathartique imprudemment administré dans une péripneumonie, au moment où l'expectoration s'établissait, arrêter les crachats et causer promptement la mort du sujet.

§. XI.

L'action des purgatifs a été regardée comme pouvant être très-utile dans les phthisies pulmonaires commençantes, en diminuant et détournant les humeurs qui se jettent sur l'organe pulmonaire, suivant la remarque qu'en a faite SYDENHAM : *Lymphæ succedentis in pulmones defluxus sit præcavendus.*

LACHASSAIGNE, dans son Traité de la pulmonie, observe que le premier degré de cette maladie est le seul où les praticiens aient ordonné les purgatifs, encore n'ont-ils permis que les plus doux. Ce ménagement lui paraît avoir été porté trop loin; il pense que des purgatifs plus actifs feraient, dans bien des cas, une révulsion avantageuse capable de prévenir l'affection que l'on redoute. RIVIÈRE rapporte qu'il fut atteint d'un catarrhe, accompagné d'une toux extrêmement forte et opiniâtre qui résista à tous les remèdes connus, au point de lui faire craindre qu'il ne dégénérât en phthisie, et dont il ne put se guérir qu'au moyen d'un purgatif avec le calomelas et le jalap, qui lui fit rendre une quantité considérable d'humeurs pituiteuses et bilieuses (1).

§. XII.

De toutes les espèces d'angine, il n'en est point qui réclament les purgatifs avec plus de droit, que les angines gastro-muqueuses ou bilieuses. Après l'exhibition de l'émétique, ces médicamens opèrent le plus grand bien, soit en achevant de débarrasser les voies digestives des matières qui les surchargent, soit en détournant des parties supérieures le flux des humeurs et dirigeant leur mouvement vers les parties opposées.

Mais autant les évacuans conviennent dans les affections symptomatiques de la gorge, autant la conduite de ceux qui ont osé se permettre l'emploi des purgatifs forts et réitérés dans l'angine idiopathique ou inflammatoire, serait répréhensible et meurtrière.

(1) Voyez l'observation vingt-huitième de la troisième centurie. L'observation trente-unième de la même centurie fait mention d'une femme attaquée d'une toux et difficulté de respirer, avec douleurs aux épaules et aux bras, qui, après beaucoup de remèdes, fut guérie avec un bol composé de calomelas et de diagrède. J'assure avoir employé ces remèdes dans des cas analogues, d'après l'autorité de ce Médecin célèbre, et en avoir retiré de bons effets.

En effet, c'est une vérité acquise par des observations nombreuses, que les maladies de la gorge, comme celles de la poitrine, tendent à se juger par le haut, *sursùm*; or, en purgeant violemment dans ce cas, n'est-ce pas détourner les mouvemens et les attirer dans un sens contraire? N'est-ce pas, suivant la remarque du célèbre Bordeu, s'opposer à l'effort naturel des parties qui se dégagent par les crachats, et, en arrêtant cette excrétion, s'exposer par-là même aux suites les plus fâcheuses? C'est ce que nous donnait assez à entendre le vieillard de Cos, lorsqu'il dit, en différens endroits de ses Coaques, que rien n'est si dangereux que l'angine dans laquelle il ne paraît aucun produit d'un effort salutaire.....; qu'il faut tout craindre pour des malades qui, dans cette affection, ne rendent point de matières cuites par la bouche (1).....; que la chute de l'angine sur les poumons est d'autant plus à redouter, qu'il n'y a pas eu de crachats.....

Et pourquoi donc la chute de l'angine sur les poumons est-elle tant à craindre? Le Père

(1) *In anginâ laborantibus, subarida sputa, gracilescentibus faucibus, malum prænuntiant.*

Anginâ laborantes, nisi celeriter cocta expuant, perniciosè habent.

de la Médecine nous en donne encore la raison ; parce que la maladie tombant sur cet organe, la fièvre et le point de côté paraissent, et le malade meurt ordinairement suffoqué.

Or, un purgatif violent peut occasioner ces accidens, et on ne saurait trop l'éviter (1). Aussi, l'on voit qu'Avicenne ne voulait point de purgatifs dans l'angine, non plus que Coelius-Aurelianus. Paul d'Égine n'en parle pas. Rhazès les voulait très-légers, ainsi que Fernel. Sydenham, Sennert hésitaient lorsqu'il fallait purger en pareil cas. Hoffmann, Zacutus-Lusitanus ne penchaient que pour les minoratifs.

Il est étonnant que les auteurs qui ont tant parlé du mauvais effet des purgatifs forts et répétés dans cette maladie, n'aient rien dit de l'émétique, qui non-seulement est très-utile dans les maux de gorge dépendant d'un foyer gastrique, mais qui peut encore offrir

---

(1) Les mêmes effets peuvent résulter des saignées du pied, ainsi qu'il conste des observations faites à cet égard par Recolin, et insérées dans le IV.e volume des Mémoires de l'Académie Royale de Chirurgie.

Delivet, déjà cité, vit également l'abus de ce moyen déterminer la métastase sur les poumons, dans les angines qui régnèrent épidémiquement à Gênes, en 1707 et 1708.

d'heureux résultats dans l'angine idiopathique, en favorisant la maturation et en ouvrant les voies des crachats et des mucosités qui inondent l'intérieur de la bouche et le gosier. BORDEU rapporte qu'en 1745 et 1746, il fut témoin d'une épidémie angineuse, à Montpellier, dans laquelle il vit donner très-hardiment l'émétique à des personnes de tout âge, de tout sexe, et même, ajoute-t-il, dans les angines les plus inflammatoires. S'il était permis, observe ce Médecin à ce sujet, de ne pas abandonner les trois-quarts de la bésogne à la nature, il me semble qu'il y aurait moins d'inconvéniens à insister sur les vomitifs, que sur les saignées et les purgatifs.

§. XIII.

HIPPOCRATE avait observé que l'automne faisait prédominer une humeur tenace et visqueuse, à laquelle il donna le nom d'atrabile. GRANT remarque, d'une manière plus particulière, que c'est vers la fin de cette saison et au commencement de l'hiver, que se manifeste sur-tout cet épaississement jaune morbifique, qui acquiert successivement par les froids plus de consistance, d'acrimonie et de ténacité, d'où résulte à la fin ce que les anciens désignaient par le nom de suc mélancolique ou humeur atrabilaire. Sa présence porte le plus grand trouble dans le système, et c'est avec raison que le Médecin Anglais ajoutait que cette humeur, lorsqu'elle est fixée dans les intestins, cause du dégoût, l'abattement de l'esprit, du chagrin, des veilles et tous les autres symptômes de la mélancolie, qui ne cessent que lorsque la cause a été enlevée.

Les voies de solution par lesquelles la nature mène à la guérison de cette maladie, que les Médecins modernes appellent hypocondriacie, *cum materia*, sont des selles poisseuses, massives, tenaces et de couleur noire; un écoulement considérable de sang des hémorroïdes ou des mois; des dartres, des échauboulures ou d'autres éruptions à la peau; une fièvre déterminée de l'espèce des intermittentes. On voit encore survenir, dans le cours de cette maladie, des sueurs abondantes et uniformes, des urines noires et des vomissemens d'une matière atrabilaire, qui concourent à en opérer la crise.

Toutefois, malgré les autres évacuations, cette crise n'est complète, comme l'observait Grant, que lorsque les selles noires commencent à paraître. Ce Médecin s'occupait d'abord, dans le traitement, à disposer les premières voies en recourant aux émétiques et aux purgatifs, suivant le siége de la turgescence; il passait ensuite à l'emploi des secours propres à débarrasser les viscères abdominaux de l'humeur atrabilieuse qui les engouait, et recommandait, à cet effet, le tartrate de potasse (sel végétal), dont il donnait une once tous les matins, dans deux bouteilles d'eau rose, avec autant de manne, dans la vue de procurer des selles abondantes; il joignait utilement à ces moyens, l'exercice pris chaque jour en plein air, et, lorsque tout annonçait que la matière était en mouvement, il en facilitait encore l'évacuation par les lavemens émolliens, le petit-lait, les eaux minérales, insistant ainsi pendant quelque temps sur l'usage des purgatifs et des doux résolutifs.

§. XIV.

Les purgatifs conviennent éminemment dans la fièvre secondaire de la petite-vérole, et cela non-seulement à cause de la matière purulente qu'ils évacuent, mais peut-être aussi parce que cette fièvre est souvent nourrie et entretenue par un foyer gastrique; ils doivent être continués assez long-temps pendant la convalescence de la maladie : ce sont de puissans moyens qui concourent, avec le régime végétal, à prévenir les dépôts si familiers à la suite de la variole.

Des auteurs sont également dans l'opinion

qu'après la desquammation de la rougeole ; lorsque tous les symptômes sont dissipés, il est nécessaire de purger plusieurs fois le sujet, dans la vue d'entraîner le reste de l'âcre morbilleux. CULLEN, sans rejeter tout à fait ce sentiment, pense que, pour éviter les suites de la rougeole, on doit de préférence s'attacher à prévenir et à détruire l'état inflammatoire du système auquel cette maladie a donné lieu ; les purgatifs peuvent être de quelque utilité sous ce rapport, mais la saignée et les adoucissans le seront encore davantage, en proportion des symptômes qui indiquent les dispositions inflammatoires.

§. XV.

Les parotides qui paraissent dans le cours d'une fièvre aiguë grave, sont ou symptomatiques ou critiques. Les premières se manifestent de bonne heure, et loin d'alléger la maladie, semblent au contraire en aggraver les accidens ; elles sont sujettes à disparaître et deviennent très-dangereuses par le transport de la matière sur quelque organe essentiel.

Les parotides critiques paraissent beaucoup plus tard, sont moins sujettes à la rétrocession, influent d'une manière avantageuse sur la maladie, et contribuent à en compléter la crise. On opère souvent la résolution des premières au moyen des évacuans; on doit alors regarder ces parotides symptomatiques comme des accidens liés avec les effets des fièvres gastriques, et qui rentrent dans le traitement de ces dernières.

Loin de tenter la résolution des parotides critiques, on doit au contraire éviter tout ce qui pourrait en favoriser la délitescence. On y applique plutôt par-dessus les maturatifs et les ventouses, afin d'attirer au dehors une plus grande quantité de matières et d'accroître le gonflement de la tumeur qu'on se hâte d'ouvrir, comme on dit sur le vert, sans attendre des signes de fluctuation qu'on chercherait souvent en vain.

§. XVI.

Dans l'ictère occasioné par des sucs bilieux ou muqueux qui surchargent les voies digestives, ou donnent lieu, par leur viscosité, aux engorgemens du systême hépatique, l'emploi des purgatifs est nécessaire; ils atténuent, divisent, expulsent ces humeurs, et par le point d'irritation qu'ils excitent sur le duodénum et les parties voisines, ils rendent plus libre et plus facile le mouvement progressif de la bile dans ses couloirs. Ils seraient contre-indiqués dans l'ictère spasmodique, dont Bruning a très-bien parlé, et que l'on voit survenir à la suite des maladies nerveuses ou des fortes affections de l'âme: celui-ci ne doit être traité que par les adoucissans, les tempérans et les antispasmodiques.

§. XVII.

Les purgatifs forts et résineux ne conviennent guère que dans les apoplexies et autres affections comateuses par atonie; dans la colique intestinale, connue sous le nom de colique des peintres; dans les hydropisies et toutes les maladies dépendantes d'un amas de sérosité, *à colluvie serosa*, qu'a si bien décrites Charles Le Pois. Mais il est à remarquer en particulier, par rapport à l'hydropisie ascite, qu'on doit être réservé sur l'emploi des purgatifs drastiques dans son traitement, et ne point en abuser pour les raisons suivantes, puisées dans l'expérience même.

a. Ces remèdes affaiblissent les viscères sur lesquels ils agissent, et font affluer plus d'eau dans le bas-ventre qu'ils n'en évacuent;

b. La voie de solution qui s'opère par le tube intestinal, est la moins sûre et la plus infidèle de toutes;

c. Ces remèdes, d'ailleurs, altèrent et épuisent plus que les autres médicamens;

d. Enfin, ils contrarient l'usage si essentiel

des toniques et en détruisent les effets (1).

§. XVIII.

La plupart des ouvrages de Chirurgie qui traitent des plaies des parties molles et dures, parlent d'une manière très-étendue de l'attention qu'on doit avoir de se faire rendre compte de la situation du sujet lors de sa blessure, de la nature du corps qui a blessé, de la force impulsive avec laquelle il a été lancé, etc.

De telles recherches sont sans doute nécessaires et importantes; mais il n'est pas moins intéressant de prendre des informations précises sur l'état présent et positif du blessé, sur la disposition actuelle et les vices de ses humeurs, sur la régularité et l'irrégularité de ses fonctions. On doit aussi s'informer bien exactement si les viscères de la digestion étaient remplis, et si la digestion était commencée ou à demi faite ou accomplie.

Indépendamment des alimens et des boissons dont le sujet peut être répu au moment de sa blessure, le sang qui s'écoule acciden-

---

(1) On peut voir à ce sujet une Dissertation de Buchner, qui a pour titre *De validiorum evacuantium noxis in hydrope. Hal. Magd.*, 1762, où l'on trouve bien exposés les inconvéniens et les dangers des trop forts évacuans dans l'hydropisie.

tellement par la plaie, l'étonnement dont est infailliblement saisi celui qui est frappé, le bouleversement général qui a lieu dans la machine, suffiraient pour développer de mauvais sucs, dont l'influence peut entraver plus ou moins la marche de la plaie, et mettre obstacle à son heureuse cicatrisation.

L'homme de l'art qui, dans ce cas, néglige la cause intérieure pour ne s'occuper que du choix des onguens et des emplâtres qu'il doit appliquer, ignore donc que, lorsque les humeurs s'altèrent, les sucs cicatrisans n'ont plus la même aptitude, que les fibres languissent sous le poids des fluides étrangers à leur organisation, qu'une plaie tarit, se dessèche, s'enflamme, ou qu'il y survient des excroissances charnues et autres accidens plus ou moins fâcheux, que des évacuans placés à propos auraient pu prévenir. Combien d'exemples où un seul purgatif a suffi pour déterminer la cicatrice d'une plaie, qui se refusait avec constance à l'effet des remèdes topiques les plus accrédités.

On lit dans SCULTET, qu'il ne termina si heureusement une fistule du thorax, compliquée de la carie de la clavicule, que plusieurs Chirurgiens ne pouvaient venir à bout de cicatriser solidement, qu'après avoir fait précéder l'usage des purgatifs réitérés.

Le même avouait que, s'il avait souvent réussi dans le traitement des plaies, il en avait eu l'obligation aux remèdes purgatifs. Fabrice DE HILDEN, Bartholomée PERDULCIS, César MAGATUS (1), André DE LACROIX, en conseillaient l'emploi; et l'on sait que LOMBARD s'attacha, dans un ouvrage, à démontrer l'utilité des évacuans dans le traitement des plaies récentes, simples ou graves.

Telle était encore la doctrine du grand BOERHAAVE; il était tellement persuadé des bons effets des purgatifs en général, dans la cure des plaies récentes, que lorsqu'ils n'opéraient pas selon ses désirs, il voulait qu'on n'hésitât pas à les répéter

(1) Cet auteur insiste sur l'importance de faire précéder les évacuations, quand il n'y aurait aucun symptôme évident qui pourrait y déterminer; l'extrait suivant de son vingt-troisième chapitre, *De purgatione in vulneratis instituenda*, suffit pour prouver les bons effets qu'on doit attendre des évacuans dans la cure des plaies récentes. *Supponendum quòd in vulnerato quàmvis priùs succi à sanguine diversi, nullam sensibilem inferrent molestiam atque reverà non sint vitiosi, nihilominùs possunt fieri noxii, et facilè in magnis vulneribus impetum accipiunt ad vulneratam partem cujus potentiam opprimunt suâ quantitate, eò quò magis cùm jàm pars facta sit ob vulnus imbecillior; undè cùm non possint ab ipsâ regi, inflammationem et putredines concitant.*

Quant aux plaies anciennes et aux ulcères, nous demanderons seulement aux Chirurgiens exercés, s'ils ne sont pas dans l'usage de recourir aux évacuans :

a. Lorsque l'excès de la matière purulente est une suite immédiate de la constitution du sujet, qui pêche par une surabondance de fluides muqueux et mal élaborés ;

b. Lorsqu'il subsiste dans les environs de la plaie et même au-delà, soit un engorgement pâteux ou des duretés qui sont, pour ainsi dire, autant de réservoirs où l'humeur se dépose et croupit, soit des boursouflemens du tissu cellulaire occasionés par la stase des liqueurs qui s'y dénaturent ;

c. Lorsque les chairs se tuméfient et produisent des hypersarcoses que des pansemens méthodiques répriment faiblement, ou qui repullulent peu de temps après, etc.

Dans tous ces cas, les mouchetures et les scarifications qu'on emploie à dessein de dégorger les parties environnantes des plaies et des ulcères, ne suffisent pas toujours; il est encore indispensable de recourir aux évacuans dont l'utilité est si bien démontrée dans ces circonstances, qu'il est ordinaire de voir renaître autour des mêmes plaies et ulcères, les duretés qu'on a entièrement excisées, toutes les fois qu'on néglige d'attaquer la cause interne qui les produit (1).

Nous ne devons point passer sous silence la gangrène humide ou pourriture d'hôpital; en vain, ceux qui sont chargés de la traiter, lui opposent-ils les acides, les toniques, les amers et les balsamiques, la poudre de charbon, le cautère actuel, etc., ils ne reconnaissent que trop tous les jours la difficulté qu'il y a d'en arrêter les progrès. La raison n'en vient-elle pas souvent de ce que, la considérant comme une affection purement locale, on ne la combat en conséquence que par des remèdes extérieurs; si l'on consultait d'avantage l'observation, on se convaincrait peut-être que cette affection est entretenue, dans beaucoup de circonstances, par la présence de mauvais sucs dans les premières voies; il me serait facile de citer des autorités pour garans de ce que j'avance, il me suffira de désigner STOLL, qui a vu cette espèce de gangrène céder aux remèdes appropriés aux affections gastriques, et DUSSAUSOI qui, dans l'hospice de Lyon, a eu de fréquentes occasions de la combattre avec succès par les

(1) Voyez LOMBARD, déjà cité, sur l'utilité des évacuans dans le traitement des anciennes plaies et des ulcères.

émétiques, les purgatifs acides et les autres correctifs de la diathèse bilieuse (1).

§. XIX.

Si on lit les Mémoires sur les scrofules que firent paraître en 1751, FAURE et BORDEU, et qu'on trouve insérés dans le III.e tome du recueil des prix de l'Académie Royale de Chirurgie, on voit que ces auteurs conseillent unanimement l'emploi des évacuans dans le traitement de ces maladies.

BORDEU, en particulier, après avoir rappelé la pratique de CHAULIAC, de JOUBERT, d'ETMULLER et de BAILLOU, qui proposaient, pour la cure des écrouelles, différentes espèces de purgatifs relativement à la confiance qu'ils avaient à l'un ou à l'autre de ces remèdes, y désigne les évacuans réitérés comme très-propres à la curation des scrofules. CHARMETTON, dont la Dissertation mérita de l'Académie d'être imprimée à la suite de celle de FAURE et de BORDEU, insiste pareillement

---

(1) On peut voir les Dissertations de BUGET, Paris, an 12; de LARDOUINAT, *id.* 1814; de JACOU, *id.* an 13. Ce dernier va jusqu'à avancer que tous les remèdes locaux sont en général de nul effet et insignifians, et que la gangrène humide ou pourriture d'hôpital n'est point à l'endroit où elle se manifeste; mais bien dans l'appareil de la digestion et dans le torrent lymphatique.

sur la fréquence des purgatifs, sur-tout si la cause du mal a son siége dans le vice des digestions, si le malade est cacochyme ou d'un tempérament flegmatique.

Ces remèdes peuvent être employés fort avantageusement avec les autres médicamens qui sont réputés comme les plus propres à contribuer à la cure des écrouelles. L'ouverture des cadavres de la plupart de ceux qui sont morts à la suite de ces maladies, ayant fait connaître que les glandes mésaraïques étaient engorgées et obstruées, on conçoit que les purgatifs, réunis avec les fondans et les apéritifs, doivent produire de bons effets; ils divisent et atténuent les humeurs épaissies et les portent sur les émonctoires les plus disposés à les évacuer (1). On sait que

(1) L'action des purgatifs ne se borne pas simplement aux membranes de l'estomac et des intestins; une portion plus subtile de ces médicamens étant absorbée dans le sang par les vaisseaux lactés, est encore portée dans les parties du corps les plus éloignées: ce qui fait que les purgatifs donnés à petites doses ou ajoutés aux apéritifs, deviennent eux-mêmes des apéritifs très-puissans. WEDELIUS MARTIANUS rapporte qu'un Médecin Danois lui avait appris cette association des purgatifs, avec laquelle il surmontait les fièvres les plus opiniâtres.

On sait que le tartrate de potasse antimonié, uni au quinquina, perd sa faculté vomitive et n'est plus réduit qu'à une vertu altérante, qui fait de ce remède ainsi comles remèdes anti-écrouelleux de LALOUETTÉ consistaient en des savons médicinaux, où ce Médecin faisait entrer l'antimoine, l'or et le fer, réunis ou divisés, et modifiés selon les circonstances avec des purgatifs résineux.

§. XX.

Les autres tumeurs *froides* formées par l'engorgement du système glanduleux, celles des articulations et de leurs enveloppes, celles qui affectent le corps de l'os dans son centre ou dans ses extrémités, présentent les mêmes indications curatives; l'avantage qu'on a de marier les remèdes évacuans avec ceux qu'exige l'espèce de vice humoral, ne peut manquer de les rendre efficaces. Ceux-là mêmes qui ont attribué des vertus spécifiques à certains topiques pour résoudre ces tumeurs, n'ont pu se dispenser d'admettre les purgatifs à titre de puissans auxiliaires; plus le traitement est méthodique, plus ils deviennent intéressans.

---

biné, un moyen très-efficace de guérison contre ces sortes d'affections. M. le Professeur FAGES a trouvé, dans le mélange de l'extrait de douce-amère ou de celui de rhus radicans, avec le même tartrate de potasse antimonié, un secours très-énergique contre les dartres, et un puissant correctif de la propriété émétique de cette dernière substance portée à très-hautes doses. Voyez les observations intéressantes de ce Professeur, insérées dans le Journal de SÉDILLOT, tom. VI, pag. 261 et suiv.

Pour tirer même des résolutifs tout l'avantage qu'on peut s'en promettre dans la cure de ces tumeurs par congestion, il conviendrait de ne jamais les appliquer qu'après l'emploi préalable des évacuans.

Parmi les maladies qui intéressent le corps des os ou leurs extrémités, on compte sur-tout le spina-ventosa. Les causes de cette tumeur, toujours fâcheuse, sont considérées comme provenant d'un vice vénérien, scrofuleux, scorbutique, rachitique, ou comme l'effet d'un âcre variolique ou psorique, qui entame et détruit la substance osseuse. Le praticien ne se contente pas d'appliquer au dehors les discussifs et les fondans, il sait encore allier les purgatifs aux divers remèdes altérans, selon l'ordre des considérations relatives à chacune des causes soupçonnées (1).

(1) On doit rendre cette justice aux Médecins de Montpellier. S'ils jouissent de la réputation si bien méritée de traiter avec succès les maladies chroniques les plus réfractaires aux secours de l'art, c'est que depuis long-temps, et comme par une tradition qu'ils tiennent de leurs devanciers, ils ont appris à manier l'emploi des évacuans et des altérans mariés ensemble, et à tirer le plus heureux parti de cette combinaison. Telle était en particulier la méthode du Professeur Fouquet. Ce Médecin célèbre, dont j'ai eu l'honneur d'être le Secrétaire pendant plusieurs années, et qu'on doit citer comme un

§. XXI.

Dans le traitement des maladies chroniques on a retiré souvent de puissans effets des évacuans de différentes sortes combinés entre eux, ou avec des remèdes d'une autre nature.

La combinaison de ce genre la plus usitée, est celle des sudorifiques avec les purgatifs; on les trouve réunis dans la composition des tisanes sudorifiques purgatives, qui ont été successivement vantées pour la cure du rhumatisme chronique, de la paralysie, des douleurs du système osseux dépendantes d'un vice syphilitique, des maladies de la peau et autres affections invétérées.

Rivière fait mention d'un malade atteint de l'hydropisie de poitrine et du bas-ventre, qu'il guérit en lui procurant des sueurs abondantes au moyen d'une étuve préparée avec l'esprit de vin, en lui faisant prendre en

---

des hommes qui s'entendaient le mieux au traitement des affections chroniques, ne se contentait pas de leur appliquer les remèdes spécialement consacrés par des observations nombreuses et suivies; personne ne savait mieux que lui diminuer et suspendre leur action ou l'augmenter par degrés et la seconder à propos par des purgatifs sagement intercalés.

même temps une décoction de gayac et de salsepareille, et le purgeant tous les quatre jours avec les hydragogues (1).

C'est le cas de parler ici de la méthode de Merli, cité par Barthez, qui avait vu céder des rhumatismes presque désespérés, en faisant quelques frictions mercurielles et purgeant le lendemain de ces frictions.

§. XXII.

Nous avons dit, en parlant de la péritonite des femmes en couche, (art. émét., §. XVIII), que Doulcet s'empressait d'administrer l'ipécacuanha dès le début de cette maladie : c'est le lieu d'ajouter qu'il faisait suivre immédiatement l'action de ce remède, d'une potion composée avec l'huile d'amandes douces, le sirop de guimauve et l'oxide d'antimoine hydro-sulfuré rouge, par laquelle ce Médecin complétait son traitement, dont les succès furent tels, que, dans l'espace de quatre ou cinq mois, deux cents femmes furent rendues à la vie, et il ne périt que celles, au nombre de cinq ou six, qui se refusèrent à prendre le remède.

Si les évacuans sont utiles pour prévenir les épanchemens et les dépôts laiteux, ils

(1) Voyez sa quatrième centurie, observation LXXI.

ne le sont pas moins pour les combattre lorsqu'ils sont établis, sur-tout si ces remèdes sont associés aux apéritifs.

Les secousses qu'on imprime aux viscères du bas-ventre, par le moyen de sels purgatifs appropriés, parmi lesquels on a principalement loué le sulfate de potasse (sel de duobus) (1), augmentent les évacuations alvines et dépurent insensiblement la masse humorale, en la débarrassant de l'hétérogène laiteux, dont la présence est si souvent pour le sexe une source intérieure de désordres aussi nombreux que variés. Puzos nous dit, en parlant de la manie occasionée par le dépôt laiteux, qu'il recourait presque sans relâche aux purgatifs, qu'il déguisait sous toutes les formes, les mêlant tantôt dans les boissons, tantôt dans les alimens; il résultait de là une diarrhée continuelle, qui, entretenue pendant les deux et trois mois, amenait enfin le rétablissement des forces et de la raison (2).

---

(1) Voy. Levret, sur l'Art des accouchemens, pag. 179. On sait que le sulfate de magnésie et les follicules de séné, entrent dans la composition de l'anti-laiteux de Weisse, qu'on administre si fréquemment de nos jours en boisson et en lavement.

(2) Voy. son Mémoire sur les dépôts laiteux, pag. 389 et suivantes.

§. XXIII.

Il n'est personne un peu instruit en Médecine ou en Chirurgie, qui ne connaisse cette tumeur située sous la langue, et qui doit son origine à l'amas de la salive dans les glandes sublinguales. Cette tumeur fut désignée chez les Grecs, par la dénomination de βατραχος; chez les Latins, par celle de *ranula*: les Français la connaissent sous le nom de grenouillète.

Le Docteur Soulier se fondant sur les rapports de conformation qui existent entre les glandes salivaires et les glandes conglomérées du pancréas, sur l'analogie des humeurs respectives qui s'y secrètent, et sur le succès avec lequel on fait diversion, par le moyen des purgatifs, aux distensions considérables que la salivation mercurielle procure aux glandes salivaires; ce Docteur, dis-je, partit de ces données pour employer contre cette maladie les purgatifs forts, réitérés et par distances rapprochées, et les observations intéressantes qu'il en rapporte dans le Journal de Médecine de Vandermonde, année 1759, prouvent que ce fut avec succès. L'auteur y indique Savonarole, qui vivait au quatrième siècle, Rivière, Haguenot, comme ayant connu l'utilité des évacuans dans le traitement de cette maladie, pour la cure radicale de laquelle on ne propose ordinairement que l'opération.

§. XXIV.

L'emploi des purgatifs que quelques praticiens ont administrés avec fruit pour opérer la réduction des hernies, présente des difficultés; rien, en effet, ne paraît plus contraire, au premier aspect, que d'administrer des évacuans dans l'étranglement de l'intestin. Quels désordres ne produirait pas l'action irritante de ces médicamens dans le canal intestinal, lorsqu'il y a étranglement inflammatoire! S'il pouvait en résulter quelque bon effet, observe GOURSAUD (1), il semble que ce serait principalement dans le cas où l'intestin est simplement pincé; car alors le cours des matières stercorales n'étant pas totalement intercepté, on n'a pas à craindre que la partie du canal qui est au-dessus de l'étranglement, soit fatiguée et lésée par la retenue de ces matières; cependant, dans ce cas là même, non-seulement on n'a retiré aucun soulagement de l'administration d'un purgatif, mais il paraît que les accidens ont fait

---

(1) Mémoires de l'Académie Royale de Chirurgie, tom. IV.

des progrès encore plus rapides, les hernies s'étant terminées par la gangrène.

Le seul cas où les purgatifs ont pu être salutaires et paraissent applicables, est celui d'anciennes hernies dont l'anneau est fort dilaté, soit que les parties depuis long-temps y passent journellement en s'échappant du bas-ventre et en y rentrant, soit qu'elles ne rentrent jamais et que les matières y aient habituellement leur cours libre. Si, par défaut de ressort, les matières commencent à s'engouer, un purgatif dans ce premier moment est plus efficace que le maniement extérieur de la tumeur, qu'on ne doit cependant pas négliger; ce remède, outre le mouvement qu'il excite à l'intestin, a l'avantage d'entraîner les matières qui commencent à s'accumuler dans la hernie. Goursaud, que j'ai déjà cité, donnait plusieurs fois l'infusion de séné, qui suffisait pour déterminer la rentrée totale des parties. Sabatier qui, par sa place de Chirurgien à l'Hôtel-Royal des Invalides, avait de fréquentes occasions de voir de vieilles hernies, avec étranglement par engorgement de matières, nous dit, dans son Traité de Médecine opératoire, s'être servi avec succès des purgatifs dans les circonstances indiquées. Généralement aujourd'hui on donne la préférence, conformément à la méthode de

LE GRAND, à une dissolution de deux onces de sulfate de magnésie, dans deux pintes d'eau commune, de laquelle on fait boire par verrées au malade de quart d'heure en quart d'heure.

Les purgatifs placés après l'opération de la hernie, ont bien une autre influence lorsque les accidens subsistent encore. La pratique Chirurgicale s'est fait une loi de placer désormais un minoratif peu d'heures après l'opération, afin de dissiper les accidens s'ils existent, ou afin d'en prévenir le retour, toujours à craindre, jusqu'à ce que l'opéré ait rendu quelques selles.

§. XXV.

L'histoire de la Chirurgie nous a transmis plusieurs faits qui prouvent que les purgatifs ont été employés avec succès, pour expulser par les selles les corps étrangers avalés et précipités dans l'estomac. HEVIN, dans sa Dissertation que j'ai déjà citée, sur les corps étrangers arrêtés dans l'œsophage, (voyez art. émétiques, §. VIII), en donne plusieurs exemples, et cite les observations de FABRICE DE HILDEN, d'ETMULLER et de SEGERUS, qui conseillent les huileux, les savonneux, les balsamiques et les purgatifs, dans la vue de prévenir les suites dangereuses de certains corps, dont l'existence peut être funeste en blessant l'estomac ou les intestins, par leurs pointes ou leurs aspérités. ETMULLER entre autres propose, comme un moyen de soulagement plus sûr, de faire usage de bouillies et de crèmes de riz, d'orge et de millet ou de panades, afin qu'enveloppés par ces substances gluantes et épaisses, ces corps étrangers puissent céder plus aisément ensuite à l'action de quelques purgatifs doux. C'est ainsi que SEGERUS trouva le moyen de faire rendre, dans l'espace de six jours, deux grosses aiguilles à un homme qui les avait avalées (1).

§. XXVI.

Personne n'ignore que, par leur séjour dans les premières voies, les vers peuvent donner lieu à une foule d'épiphénomènes, qui proviennent ou de l'irritation produite par ces animalcules, à mesure qu'ils appliquent leurs suçoirs aux tuniques délicates de l'estomac et des intestins, ou des pelotons qu'ils forment souvent dans une masse de glaires et

(1) Voy. le Mém. déjà cité de M. SUE, tom. IV des Mém. de la Soc. Médic. d'Émulation. Voyez encore les observations rapportées dans le Journal de Médecine de VANDERMONDE, tom. XXII; dans les Annales de Médecine-pratique de Montpellier, tom. VI et VIII; dans le Journal de SÉDILLOT, tom. VI et XIII, etc.

de flegmes, ou de leur manducation, ou de leur matière transpirable et de leurs excrémens, ou bien encore de leur mouvement, de leur reptation, etc.

Le traitement de ces hôtes incommodes et souvent dangereux, paraît rouler le plus généralement sur l'emploi des évacuans. En effet, soit qu'on ait à combattre les ascarides lumbricoïdes et vermiculaires, ou le tricocéphale si bien décrit par WAGLER et ROEDERER, dans leur Épidémie de Gœttingue, en 1760 (1), ou les ténia qui se montrent souvent si réfractaires, ou bien encore des vers hydatides (2); si l'on considère la série des médicamens qu'on leur oppose, on se convaincra

(1) Le traité *De morbo mucoso* de ces auteurs, publié à Gœttingue sous forme d'esquisse en 1762, et en 1765 d'une manière plus étendue et plus complète, enfin réédité en 1783 par M. WRISBERG, jouit d'une réputation justement acquise; et doit être recherché par ceux qui cherchent à puiser l'instruction dans les bonnes monographies.

(2) On en a trouvé entre les tuniques de l'estomac, et il est arrivé que les malades en ont rendu par le vomissement et par les selles; cependant ces cas sont rares, le plus souvent ces animalcules à corps vésiculeux, occupent d'autres viscères que le conduit intestinal. On sait, du reste, que tout récemment M. SULTZER, Prosecteur d'Anatomie à Strasbourg, a découvert un nouveau ver de cette espèce, qu'il a décrit sous le nom de *bicorne*

que les purgatifs interviennent toujours dans le traitement, ou comme remède principal, ou comme puissant auxiliaire des vermifuges proprement dits (1); ce qui vient sans doute du double avantage qu'on leur reconnaît de chasser les vers, en augmentant le mouvement péristaltique des intestins par l'action directe qu'ils exercent sur leurs membranes, et en détruisant le foyer glaireux qui sert de nid à ces animaux.

§. XXVII.

Un purgatif usité de nos jours, dont nous devons parler, est le tartrate de potasse antimonié donné en lavage, c'est-à-dire étendu

rude, (Voyez sa Dissertation, Strasbourg, an 9), et qu'à raison de sa forme, le célèbre Naturaliste HERMAN a caractérisé par la dénomination de *ditrachycéros*, qui lui est restée.

(1) On sait que le remède de M.me NOUFRE DE MORAT, tiré en grande partie des ouvrages de GALIEN, et que le Gouvernement Français acheta et publia, était composé de la racine de fougère mâle en poudre, qu'on faisait prendre le matin au malade, et d'un purgatif drastique qu'on lui administrait après. Le purgatif tourmentait souvent, au point de laisser quelquefois après son action des suites graves et permanentes: les Médecins sont dans l'usage aujourd'hui, après avoir donné la fougère, de substituer au bol de M.me NOUFRE, l'huile douce de ricin, qui agit avec le même avantage, sans produire aucun symptôme d'irritation.

à la dose d'un grain dans une pinte de boisson appropriée, qu'on boit dans la journée. Tantôt on la donne comme purgatif unique, et tantôt pour faciliter l'action des autres. Son usage est très-connu, on l'emploie dans les fièvres rémittentes continues, dans les affections gastriques bilieuses ou muqueuses et même putrides. Cependant, faute de donner cette boisson avec choix et dicernement, on est loin souvent d'en retirer tous les avantages qu'on avait lieu de s'en promettre. Sans doute l'émétique en lavage sera très-avantageux dans les fièvres gastriques muqueuses, où il n'y a ni soif, ni grande agitation du pouls, ni trop forte chaleur, où la langue est humectée, recouverte d'un sédiment blanchâtre et épais; dans ce cas, nous pouvons assurer que cette boisson, en évacuant les matières contenues dans les premières voies, abrégera la longueur de la maladie et sera d'une grande utilité.

Mais si on la donne dans les fièvres rémittentes continues, avec irritation de tout le système, si on s'en sert dans les fièvres bilieuses *æstivales*, et dans tous les cas où il y a pouls fréquent et serré, chaleur âcre, soif, sécheresse de la langue et de la peau; nous pouvons dire hardiment que ce remède, dans de pareilles occurrences, nuirait, bien loin d'être utile, qu'il ne serait propre qu'à entretenir l'irritation, et aggraverait tous les symptômes au lieu de les diminuer (1).

§. XXVIII.

C'est un principe consacré par l'expérience, que le temps des exacerbations, ainsi que celui du froid de l'accès, sont au nombre des cas qui contre-indiquent essentiellement l'emploi des purgatifs ; les anciens en avaient fait un précepte qui est encore de nos jours religieusement respecté par tous les Médecins, et il n'y a qu'un novateur téméraire qui puisse se dispenser de s'y conformer.

§. XXIX.

Les anciens ont également recommandé de s'abstenir de purgatifs forts pendant les grandes chaleurs. Un avis si sage est fondé sur ce que la bile est plus abondante et plus âcre, et que le courant des oscillations et des humeurs est déterminé à cette époque de l'année vers les intestins, qui sont aussi plus irritables; leur action trop forte pourrait exciter des douleurs d'entrailles et des superpurgations

(1) Voyez la Constitution semestrée de Fouquet, an 5, page 98. Voyez encore un Mémoire de M. Desessarts, inséré dans le journal de Sédillot, tome II, où l'on trouve des réflexions utiles sur cette boisson antimoniée et l'abus qu'on en fait.

fâcheuses, *sub canicula difficiles ac molestæ sunt purgationes* (1).

On voit, en lisant le Traité des fièvres de Fizes, que ce praticien évitait d'employer les purgatifs en bols, en poudre ou en pillules (1), et ne les donnait qu'en décoction. Il se fondait avec raison, pour en agir ainsi, sur ce que des substances médicamenteuses qui, sous un si petit volume, sont capables de produire des évacuations aqueuses abondantes, des superpurgations même, doivent nécessairement leur vertu à un principe très-âcre et très-irritant, qui doit en rendre l'usage suspect dans nos climats méridionaux, où les tempéramens sont secs, ardens, et la fibre naturellement sensible et impressionnable.

Sur quoi nous observerons que le Médecin qui se décide à donner des purgatifs drastiques, doit toujours apporter beaucoup de précaution dans leur emploi; car, leur action dépend très-souvent du plus ou moins de sensibilité et d'irritabilité des malades; sur tel sujet une dose très-forte sera sans effet,

(1) *Aphor. V, sect. IV.*

(2) *Purgantia nunquam adhibemus sub formâ siccâ, ut pulveris, opiatæ, boli, pillularum; prœterquàm enim quod subsequentur exin catharses incertæ aut saltem imperfectæ, insuper viscera exin ardorem aut dolorem sæpè pati observamus. Pag. 137, Tract. de febr.*

et une très-petite dose produira des accidens graves chez tel autre ; il convient conséquemment de n'en commencer jamais l'administration que par des doses infiniment petites, en augmentant insensiblement : et celui qui serait assez téméraire, observe FODÉRÉ, que d'en donner de suite une dose un peu forte, quoique homme de l'art, ne devrait pas moins être responsable des événemens ; en vain, pour se justifier, dirait-il qu'il ne prévoyait pas les accidens qui pouvaient s'ensuivre ; on lui répondrait par les paroles mêmes de WOLFGANG WEDEL : *Turpe ut imperatori, ità etiam medico est dicere, non putâram* (1).

§. XXX.

L'état actuel de souffrance et de douleur est un motif puissant pour exclure les purgatifs ; on a vu dans ce cas résulter de leur action les suites les plus fâcheuses : qu'il nous soit permis de rapporter ici deux exemples cités par Frédéric HOFFMANN, l'un dans sa Dissertation *De imprudenti medicatione, multorum morborum causâ* ; l'autre dans celle qui a pour titre *De conversione morbi benigni in malignum.* Le sujet de la première observation est un

(1) Voy. sa Dissertation *De purgantibus ritè adhibendis. Jenæ*, 1676.

jeune enfant qui, jusqu'au temps de la dentition, avait joui de la santé la plus parfaite : à cette époque, il souffre, il se plaint, il a de l'agitation, de l'insomnie, de la fièvre; les selles qu'il rend sont verdâtres; on lui donne un purgatif où entrait le jalap; bientôt après l'enfant est saisi de convulsions violentes auxquelles il ne tarde pas à succomber.

Dans la seconde, il est question d'un jeune homme de 26 ans, que des douleurs de goutte privaient de l'usage de ses membres : impatient de guérir, il se livre à un empirique qui lui promet de le rétablir au moyen de purgatifs forts et réitérés; les premiers effets en parurent heureux, le malade se sentait soulagé, il n'éprouvait presque plus de douleurs et se disposait à vaquer à ses fonctions, lorsqu'il fut atteint des plus fortes convulsions, suivies d'un délire furieux; ce jeune homme ne se rétablit qu'avec beaucoup de peine, et après qu'on eut rappelé vers l'extérieur l'humeur goutteuse, dont le traitement inconsidéré avait donné lieu à ces accidens (1).

---

(1) Les purgatifs résineux ou fort actifs, étant donnés imprudemment dans la goutte, peuvent y être pernicieux, comme on en voit un exemple; ou bien, suivant la remarque de Barthez, causer des lésions du canal, que suit pour

La nature déjà trop excitée n'a pas besoin de nouveaux stimulans ; la sensibilité qui se trouve vicieusement exaltée par la douleur, rend le système nerveux susceptible des impressions les plus légères, et contre-indique l'emploi des moyens trop irritans.

§. XXXI.

On a observé que les miasmes des marais, dont l'activité n'est jamais plus grande que vers la fin de l'été et pendant l'automne, lorsque les rayons solaires sont en contact avec la vase desséchée, sont une des causes

---

long-temps, et même pour toute la vie, une habitude de coliques et de diarrhées glaireuses, etc.

Cependant il est des cas où des purgatifs doux peuvent trouver une place utile. Nous avons vu à l'article des émétiques, §. XXVIII, que la fièvre arthritique dépuratoire tendait à produire un dépôt de l'humeur goutteuse sur les articulations et se terminait ensuite par des évacuations d'urines et de sueurs critiques. La crise peut encore se faire par une congestion d'humeurs dans les organes digestifs, qui fait qu'à la fin de chaque exacerbation, la bouche est amère et chargée de pituite.

Dans ce dernier cas, et pour prévenir la résorption de la matière goutteuse déposée sur les premières voies, Stoll conseille de donner, chaque matin, les tamarins, avec le tartrate acidule de potasse, de manière à procurer deux ou trois selles dans l'espace de vingt-quatre heures. Voyez ses *Dissert. med. de arthritide, edit.* Eyerel., *tom. I.us*

les plus fréquentes des fièvres intermittentes gastriques, qui se revêtent souvent à cette époque d'un caractère pernicieux. On a regardé comme un moyen préservatif, d'user de temps en temps de quelque purgatif tonique; mais cette méthode n'est-elle pas sujette à des inconvéniens, et l'effet plus ou moins affaiblissant des évacuans, en dilatant les pores du système dermoïde, ne disposera-t-il pas plutôt à l'invasion des miasmes? LANCISI conseille plus sagement pour se garantir de l'influence de ces derniers, d'éviter de s'y exposer à jeun et durant la nuit, de ne point avaler sa salive, de ne point commettre d'excès, de faire usage du bon vin et d'autres toniques, ainsi que de l'eau à la glace. RAMAZZINI recommandait encore de prendre du quinquina tous les matins et à petite dose, comme nous le dirons ailleurs.

§. XXXII.

Personne n'ignore que les fièvres intermittentes sont très-sujettes aux rechutes; mais il est à remarquer, d'après WERLOFF, que ces rechutes n'ont pas également lieu dans tous les temps, qu'elles coïncident principalement avec les semaines appelées paroxistiques; (lesquelles semaines sont entre elles dans le même ordre que les jours qui marquent les accès de la fièvre qui a précédé.) L'observation de ce Médecin mérite beaucoup d'attention, par rapport aux conséquences qui en découlent; en effet, elle mène à redoubler de précaution pendant cette semaine paroxistique, à ne s'exposer à aucun accident qui puisse rappeler des accès si faciles à revenir dans cette période, à placer quelques doses de quinquina pour prévenir la récidive, et sur-tout à s'abstenir des purgatifs, qui ne manqueraient pas de remettre en jeu la disposition cachée du système nerveux qui tend à renouveler les paroxismes.

§. XXXIII.

Les purgatifs sont contre-indiqués dans les affections nerveuses essentielles, et dans le cas où ces remèdes sont indispensables il faut en faciliter l'action, comme l'observe Tissot, par rapport à l'extrême sensibilité des nerfs qui caractérise ces maladies, en préparant les matières qu'on doit évacuer, et en leur donnant un degré de coction qui les dispose à céder aisément et sans exciter presque aucune irritation; rien n'est plus ordinaire, dans ces sortes d'affections, que de voir les malades, trompés par les mouvemens irréguliers des nerfs de l'estomac et des intestins, éprouver des dégoûts, des nausées, des vomissemens, des rapports, des gonflemens, qu'ils attribuent au besoin de purger, et pour lesquels ils demandent continuellement à l'être ; le Médecin plus éclairé sur la cause de leur mal, se montre sourd à leur sollicitation, et se défend de tout acte de complaisance qui pourrait leur être préjudiciable.

§. XXXIV.

Enfin, les purgatifs sont contre-indiqués :

a. Lorsque les maladies viennent de faiblesse ou d'épuisement ;

b. Lorsqu'il y a sécheresse générale, un grand échauffement et forte fièvre ;

c. Lorsque la nature est occupée de quelque évacuation salutaire ; ainsi, on ne purge point pendant les sueurs critiques, pendant les règles, pendant un accès de goutte ;

d. Lorsque le corps est actuellement ému par une violente affection de l'âme ; DUTTEL a vu l'usage d'un drastique, administré dans ce dernier état, occasioner la mort du sujet (1).

---

(1) Voyez son Traité estimé *De virulenta purgantium indole*, où l'auteur discute avec sagesse l'avantage et les abus des purgatifs. Fr. HOFFMANN fait mention d'un événement semblable, dans sa Dissertation, déjà citée, *De medicina emetica et purgante post iram veneno.*

§. XXXV.

Nous dirons un mot, en terminant, des purgatifs de *précaution*.

Lorsqu'on se purge par précaution, on ne se croirait pas ordinairement bien évacué, si l'on ne prenait les deux et trois potions purgatives à un jour de distance l'un de l'autre, ou même en plusieurs jours de suite. Pour soutenir cette pratique, on fait un raisonnement bien singulier, et qui du premier abord paraît spécieux. Si la première médecine a peu opéré, elle n'a fait, dit-on, que préparer les humeurs et les mettre en mouvement, et par conséquent il faut en prendre une seconde et une troisième pour achever de s'en délivrer; si, au contraire, elle a produit un grand effet, on en conclut qu'on a beaucoup d'humeurs, et qu'il faut se repurger encore pour les évacuer tout à fait; ainsi, de quelque manière qu'opère le premier purgatif, il n'y a pas de moyen de se dispenser d'y revenir. On doit cependant sentir à quel point cet argument est ridicule, puisqu'en le rétorquant, il peut aussi facilement servir à prouver le contraire; en effet, pourrait-on dire au malade, ou le purgatif que vous avez pris a évacué peu de matière, et c'est une preuve que vous avez peu d'humeurs, ou bien il en a évacué beaucoup, et il est à présumer qu'il n'en doit plus rester.

On s'imagine faussement qu'on doit avoir des humeurs, parce que le purgatif produit des évacuations; on ne voit point que ces humeurs prétendues que l'action du remède a fait évacuer, ne sont autres que la boisson qu'on prend pour faire couler le médicament; cette liqueur s'est teinte en passant par les intestins d'un peu de bile, elle se mêle avec le résidu des alimens que le malade a pris la veille, et elle entraîne avec elle une quantité plus ou moins considérable de mucus intestinal qu'on est fort satisfait d'avoir rejeté, parce qu'on ignore que cette humeur muqueuse est naturelle et nécessaire pour lubrifier les intestins et les préserver de l'âcreté des matières qui doivent y passer.

Cependant les résultats de ces purgatifs inutiles et souvent réitérés, sont les mêmes que ceux des saignées répétées; ils ruinent les digestions; l'estomac ne fait plus ses fonctions; les intestins deviennent paresseux et l'on est sujet à des coliques violentes; le corps ne se nourrit pas, la transpiration se dérange; il survient des fluxions, des maux de nerfs, une langueur générale, et l'on vieillit long-temps avant le temps.

LISTE CHRONOLOGIQUE

DES PRINCIPAUX AUTEURS QUI ONT ÉCRIT SUR LES PURGATIFS.

VALLA. (Georg.) *De universi corporis purgatione. Argent.* 1529, *in*-8.°

PATERNUS. (Bern.) *De humorum purgatione circà morborum initia tendandâ. Rom.* 1547, *in*-8.°

NÆVIUS. *De ratione alterandi humores per medicamenta ad purgandum atque eorum evacuationis tempora. Lip.* 1551, *in*-4.°

PUTEANUS. (Guil.) *De medicamentorum quomodocunque purgantium facultatibus. Lugd.* 1552, *in*-4.°

BONACOSSUS. (Herc.) *De humorum exuperantium signis medicamentisque purgatoriis. Bonon.* 1553, *in*-4.°

SOCIUS. (Nob.) *De temporibus et modis rectè purgandi in morbis. Lugd.* 1555, *in*-12.

BRASSAVOLUS. *Tr. de medicamentis tàm simplicibus quàm compositis catharticis. Lugd.* 1556, *in*-16.

FALLOPIUS. (Gabr.) *De simplicibus medicamentis purgantibus. Venet.* 1566, *in*-4.°

MENA. (Ferd.) *Liber de purgantibus medicinis. Antwerp.* 1568, *in*-4.°

MEURERUS. *Diss. quibus hominibus dare aut non dare liceat medicamenta purgantia. Lips.* 1581.

VISCERUS. *Diss. de medicamentorum purgantium viribus. Tub.* 1581.

BRAVI. (Jo.) *De ratione curandi per medicamenti purgantis exhibitionem. Salmant.* 1588, *in*-8.°

ERASTUS. (Thom.) *Diss. de purgantibus medicamentis.* *Tiguri*, 1595, *in*-4.°

SCHERBIUS. *Diss. de purgationibus in genere. Altd.* 1598.

ARMBRUSTER. *Disquisitio circà modum quo purgant medicamenta cathartica. Stuttg.* 1599, *in*-8.°

HOLLINGIUS. *Diss. de catharticis tempestivè et cautissimè exhibendis. Ingolst.* 1599.

BLOSS. *De medicamentorum purgantium virtutibus. Tub.* 1601. *R.* MILLER.

KOPPIUS. *Diss. de purgatione. Bas.* 1602.

STUPANUS. *Diss. de purgatione et purgantibus medicamentis. Bas.* 1603.

SENNERTUS. *Diss. de purgatione. Vit.* 1604.

Idem. *De morbi tempore purgationi apto. Vit.* 1604.

Idem. *De purgationis quantitate et loco per quem, etc. Vit.* 1604.

LIDDEL. *Diss. de ratione purgandi. Helmst.* 1605.

SALANDI. *Tr. de purgatione. Verona.* 1607, *in*-4.°

PAPIUS. *Diss. de facultate medicamentorum purgante. Bas.* 1610.

PETRÆUS. (Henr.) *Diss. de purgatione. Marp.* 1614.

CURTIUS. *Libell. de medicamentis lenientibus et purgantibus. Giessæ.* 1615, *in*-12.

SEBIZIUS. (Melch.) *De rectâ ratione purgandi, etc. Argent.* 1621, *in*-4.°

NOESLER. *Thes. de purgatione. Alt.* 1628. *Resp.* FIERLING.

PELSHOFER. *Diss. de purgatione. Vit.* 1632.

NOESLER. *Catharseos sciagraphia. Alt.* 1636. *R.* HILLING.

TARDY. (Claud.) *Hippocratica purgandi methodus. Paris.* 1636.

Rolfink. *Diss. de purgatione. Jen.* 1638.

Fernelius. (Jo.) *De curandi ratione. Paris.* 1645, *in*-8.o

Conring. (Herm.) *De purgatione. Helmst.* 1652.

Bauhinus. (J.-Casp.) *De necessario atque perutili purgationis præsidio. Basil.* 1662.

Hammerer. *Diss.* χαθαρτολογια. *Argent.* 1669.

De Persyn. *Diss. de purgatione. Vit.* 1670.

Wedel. (G.-W.) *De purgantibus ritè adhibendis. Jen.* 1675. *Resp.* Defour.

Gayant. *Non ergò, si materia non turgeat, ineuntibus morbis purgandum. Paris.* 1580.

Thile. (Jo.) *De purgatorio actu. Vit.* 1683. *Resp.* Dam.

Müller. (Jac.) *De purgatione. Marp.* 1686. *Resp.* Zeacmann.

Kursner. (Chr.) *De purgantium de foro medico proscriptione. Marb.* 1687.

Horlacher. (Conr.) *Höchstschädliche Wirkung des Aderlassens und Purgirens. Ulm.* 1691, *in*-8.o

Petermann. (Andr.) *De medicamentis alvum laxantibus. Lips.* 1692.

Lemmers. (Ge.) *De purgantibus. Lugd. Bat.* 1693.

Maynwaring. (Everad.) *Efficacy and extent of true purgation. Lond.* 1696.

Schwarz. *Diss. de medicamentis purgantibus atque eorum operationibus. Basil.* 1696.

Hoffmann. (Fr.) *De purgantibus specificis. Hal.* 1696. *Resp.* Goelicke.

Wedel. (G.-M.) *De purgantium mechanica. Jen.* 1702.

Hoffmann. (Fr.) *De purgantibus fortioribus ex praxi medica ejiciendis. Hal.* 1703. *Resp.* Köpke.

HOFFMANN. (Fr.) *De purgantibus selectis et minùs cognitis.* *Hal.* 1704. *Resp.* AULIEB.

FICK. (Jo.-Jac.) *De genuino purgantium usu in dysenteria.* *Jen.* 1709.

DODART. (J.-Bapt.) *An exercitatione carentibus purgatio?* *Paris.* 1709.

HENNINGER. *Diss. de purgatione. Argent.* 1709. *R.* SEBIZ.

VAN GYSEN. (Corn.) *De purgantibus. Lugd. Bat.* 1710.

ANDRY. Remarques de Médecine sur différens sujets, principalement sur ce qui regarde la saignée et la purgation. Paris, 1710, in-12.

DEPRÉ. *Diss. de cautè dandis purgantibus in diebus canicularibus. Erf.* 1714.

WEULTJES. *Diss. de catharsi. Lug. Bat.* 1719.

QUARIN. *Diss. de purgantibus eorundemque usu et abusu. Viennæ.* 1724.

WEDEL. (G.-W.) *De electivè purgantibus. Jen.* 1729.

SPIES. (J.-Car.) *De purgatione per alvum. Helmst.* 1721.

DUTTEL. *De virulenta purgantium indole. Augsp.* 1722.

SCHMID. (J.-Andr.) *De alvi astrictione purgantibus non reseranda. Helmst.* 1724.

HECQUET. Remarques sur l'abus des purgatifs. Paris, 1725, in-12.

FISCHER. (Jo.-Andr.) *De medicamentorum purgantium natura et usu. Erf.* 1728.

GENAULT. (Ant.-Nic.) *Utrum aliquandò catharsis præcipuum hæmoptisis remedium? Paris.* 1734. *Resp.* MALAVAL.

SCHULZE (Jo.-Henr.) *De purgatione copiosa et nimia. Hal.* 1736. *Resp.* NEUMANN.

WEISS. (Jo.-Nic.) *De abusu purgantium in recens natis. Alt.* 1737.

HERLITZ. (A.-J.-Gotth.) *De electione purgantium secundum statum et indolem morbi. Gœtt.* 1737.

JUCH. (H.-P.) *De cauto et incauto purgantium usu in medicina. Erf.* 1738. *Resp.* WEDEMEYER.

PRAUN. (Jac.) *De congrua purgantium quorundam ad morbos applicatione. Arg.* 1739.

DOUW. (Phil.) *De purgantibus. Lugd. Bat.* 1739.

DICKSON. (Mich.) *De purgantibus. Edinb.* 1740.

STENZEL. (C.-G.) *De purgantibus fortioribus delirantium naturæ adversis. Vit.* 1741.

VANDERMONDE. (J.-Franç.) *An infantum, à dentitione, convulsionibus vel soporibus, repetitus catharticorum usus? Paris.* 1741.

CARTHEUSER. (Jo.-Fr.) *De catharticis quibusdam selectioribus. Frf.* 1742.

LAUBMEYER. (Jo.-Chr.) *De modo operandi purgationem. Hal.* 1743.

VATER. *Pr. de purgantium diversa operatione. Witeb.* 1746.

HAMBERGER (G.-E.) *De purgantibus. Jen.* 1749.

BAIER. (Jo.-Jac.) *De abusu purgantium in morbis venereis. Alt.* 1749.

LANGGUTH. (J.-A.) *De purgatione alvi frequentiore veneno magis quàm panacea. Vit.* 1751. *Resp.* KLINGNER.

BUCHNER. (A.-E.) *De intempestivo purgantium usu frequenti affectuum hæmorroïdalium causa. Hal.* 1753. *Resp.* SCHOPFF.

KANNEGIESSER. (G.-H.) *De remediis purgantibus. Kil.* 1753.

BRENDELIUS. (J.-Gott.) *Diss. de seriori usu evacuantium in quibusdam acutis. Gœttin.* 1754. *Resp.* SCHULTZE. *Vid.* FRANK. *Opusc. med., tom. VIII.*

BOECKMANN. *Diss. de dejectione corroborante et simul de nexu purgationis alvinæ cum sudore, cutisque cum ventriculo et intestinis. Gryphisw.* 1755.

Schroeter. (S.-G.) *De purgantium præsertim cuti applicatorum agendi modo. Hal.* 1757.

De Pempelfurt. (J.-G.-Laur.) *De diversa purgantium medicamentorum actione. Duisb.* 1760.

Dupré. (L.-G.) *An in verminosis affectibus etiam inflammatoriis maturanda purgatio! Paris.* 1760.

Buchner. (A.-E.) *Diss. de validiorum evacuantium noxis in hydrope. Hal.* 1762. *Resp.* Seiffert.

Nonne. (J.-Ph.) *An in menorrhagia lenia purgantia prosint? Erf.* 1768. *Resp.* Ziegert.

Ludwig. (Chr.-G.) *Monita de alvi ductione in convalescentibus. Lips.* 1771, *in-8.° Vid. Advers. med. Pract. Auct. tom. III.*

Idem. *De alvi ductione post sopitos ventris fluxus. Lips.* 1771, *in-8.° Vid. Adv. med. Pract. Auct. tom. IV.*

Duncan. (Andr.) *De alvi purgantium natura et abusu. Edinb.* 1770.

Zanini. (Salv.) *De purgatione in acutis. Vienn.* 1773.

Linnæus. *Medicamenta purgantia. Upsal.* 1775. *Resp.* Rotheram.

Boehmer. (Ph.-Ad.) *De cruditatibus impuris primarum viarum. Hal.* 1776.

Willich. (M.-Ulr.) *De frequenti catarrhorum ex primis viis origine. Gœtting.* 1776, *in-4.°*

Le Tenneur. *An concocta movere ac purgare oportet non verò cruda? Paris.* 1778. *Resp.* De Jussieu.

Lombard. Dissertation sur l'importance des évacuans dans la cure des plaies récentes, simples ou graves. Strasbourg, 1782, in-8.°

Idem. Dissertation sur l'utilité des évacuans dans la cure des tumeurs, des plaies anciennes, des ulcères, etc. Strasbourg, 1783, in-8.°

Lehrius. (Ch.-Aug.-Benj.) *Diss. de crisi febrium per*

alvum laxantiumque in morbis acutis usu. Arg. 1783.

NICOLAÏ *Diss. de methodo medendi per evacuationem primarum viarum. Jenæ.* 1792.

LIEBARDT. (J.-H.) *Diss. de generaliori catharticorum notione et usu. Erlang.* 1796, *in-8.°*

ALBERT. *Diss. de purgantibus remediis non debilitantibus sed simul roborantibus, etc. Erford.* 1796.

MECKEL. *Diss. de methodi laxantis et purgantis usu et abusu. Hal.* 1796.

ORTH. *Diss. generaliora circà medicinæ emeticæ et purgantis maximè in morbis acutis usum. Erf.* 1697.

GONDRET. Sur l'emploi des purgatifs. Paris, an 11, in-8.°

GUILBERT. Sur l'usage des purgatifs à la cessation des menstrues. Paris, an 12, in-8.°

LOISELEUR-DES-LONGCHAMPS. Sur l'ancienneté des purgatifs et les purgatifs indigènes. Paris, an 14, in-4.°

DAMBIER. Sur l'emploi des purgatifs. Montpellier, 1806, in-4.°

REBOUL-DAMALET. Sur les indications et contre-indications des émétiques et des purgatifs dans le traitement des maladies aiguës. Montpellier, 1810, in-4.°

METRASSE. Sur l'usage et l'abus des purgatifs. Paris, 1811, in-4.°

VERNEY. Sur les purgatifs au commencement des maladies aiguës. Strasbourg, 1811, in-4.°

GRANIER. Sur l'action des purgatifs. Montpellier, 1813, in-4.°

CHAPITRE SIXIÈME

Des Vésicatoires.

§. I.er

On désigne communément sous la dénomination générale d'épispastiques ou attractifs les vésicatoires, les sinapismes, les cautères, les sétons, etc. C'est des vésicatoires que nous nous proposons de parler ici; remèdes dont les cantharides (1) forment la base, et qui sont appliqués sur la surface de la peau, sous la forme d'un topique composé, comme tout le monde sait, avec ces mêmes mouches en poudre, le vinaigre et le levain malaxés ensemble (2).

§. II.

Il est impossible d'assigner au juste le

(1) Synonymie. Cantharides des boutiques, cantharide vésicatoire, *cantharis vesicatoria*, *meloë vesicatorius*, *lytta vesicatoria*, genre d'insectes de la famille des cantharides, ordre des coleoptères, classe des ptérodicères. (Latreille.)

(2) On appelle cette composition magistrale, pour la distinguer des compositions officinales où entrent ces mêmes mouches, et qu'on tient toutes préparées dans les pharmacies.

temps où les cantharides commencèrent à être mises en usage ; ce qu'il y a de certain, d'après les écrits du Père de la Médecine, c'est que cet auteur, quoiqu'il en ait parlé comme de médicamens internes (1) et s'en soit servi pour des pessaires (2), ne paraît pas leur avoir connu la propriété d'être vésicatoires au dehors. GALIEN ne fit usage de ces insectes qu'à l'extérieur, et sous forme d'emplâtres contre des maladies cutanées ; ses écrits prouvent qu'il négligea ce remède qu'il regardait comme trop dangereux.

ARCHIGÈNE passe généralement pour avoir employé, le premier, les cantharides en topiques, dans la vue de faire lever des vessies à la peau ; outre qu'on trouve dans AÉTIUS (3) la formule d'un dropax employé par ce Médecin, où il est question de cette substance mêlée avec d'autres très-irritantes qu'il appliquait sur la peau ; on lui attribue ces paroles expresses : « Nous nous servons du cata-« plasme où entrent les cantharides, qui fait « de grands effets, pourvu que les petits « ulcères qu'il produit restent long-temps ou-« verts et fluent ; mais il faut en même temps

---

(1) *De victu acutorum.*

(2) *De superfœtatione.*

(3) *Tetrab. I, cap. LXXXI.*

« garantir la vessie par l'usage du lait pris « intérieurement et appliqué à l'extérieur. »

Aretée prescrivait, dans l'épilepsie et les douleurs de tête, les frictions sur cette partie avec les cantharides. Paul d'Egine, Alexandre de Tralles s'en servirent également: ce dernier, en parlant de quelques substances âcres, telles que l'ail, l'euphorbe, la moutarde, qu'il appliquait en topiques dans la léthargie, le mal caduc, la goutte, fait mention des cantharides; remède, observe-t-il, qui, déchargeant une grande quantité de sérosités, procure un soulagement prompt.

Le prince des Médecins Latins, Celse, garde entièrement le silence à cet égard, quoiqu'il ait fait l'éloge des sinapismes.

Au seizième siècle on compte Nicolas Pison qui recommanda l'application des vésicatoires dans l'épilepsie, notamment sur l'endroit d'où part *l'aura epileptica*; Fernel qui s'en servit à l'extérieur contre la cécité et l'hydropisie; Houlier qui les proclama comme très-utiles dans la léthargie, la sciatique, la goutte, l'hémicranie et autres affections invétérées.

Dans une peste qui régna à Padoue, en 1575 et 1576, Jérôme Mercurialis en fit usage avec succès; et dans une seconde peste qui, vers la fin du même siècle, ravagea l'Italie, Hercule Saxonia en soutint les avantages contre l'opinion d'Alexandre MASSARIAS, si connu par sa vénération outrée pour la mémoire de GALIEN.

Au dix-septième siècle, SENNERT en prôna les vertus dans les fièvres malignes et pestilentielles; il considérait ces topiques comme des attractifs puissans, qui appellent au dehors les humeurs fixées sur la tête et autres organes nobles.

RIVIÈRE faisait couvrir de vésicatoires, dans certains cas, le corps de ses malades.

En vain ETMULLER, parlant de ces épispastiques, se montra craintif et timide, et fut indécis s'il devait les recommander ou non.

Non moins inutilement VANHELMONT chercha à les bannir de la Médecine moderne; BAGLIVI, par sa Dissertation connue de tous les praticiens, sur l'usage et l'abus des vésicatoires (1), en assura pour toujours le sort, et

---

(1) J'avoue que je n'ai pu lire sans surprise le passage suivant de cette Dissertation, tant j'ai eu peine à me persuader que BAGLIVI y eût inséré des erreurs aussi évidentes; ce passage, où il est question des Arabes, pag. 655, est ainsi conçu : *Hi namque primi vesicantium inventores nunquam iis utebantur, nisi ad excitandos soporosos et à morbo refrigeratos, ut videre est apud* ORIBASIUM *qui primus ex Arabibus de usu illorum scripsit.*

Si BAGLIVI a entendu, par le mot de vésicatoires, tous les remèdes qui, appliqués sur la peau, y élèvent des

leur assigna un rang distingué parmi les puissans remèdes que l'art emploie avec succès.

Indépendamment des écrits qui ont paru depuis sur cette matière intéressante, et que nous ferons connaître à la fin de ce chapitre; on peut consulter encore les ouvrages de SYDENHAM, de LANCISI, de RAMAZZINI, de PRINGLE, de STOLL, etc., de même que l'article vésicatoires du Professeur FOUQUET, inséré dans l'Encyclopédie.

§. III.

Notre intention, du reste, est de ne parler ici que de l'usage des cantharides à l'extérieur, usage le plus généralement usité, le moins sujet aux inconvéniens, le seul convenable, j'ose le dire, et auquel les règles de la prudence eussent dû faire constamment aux Mé-

---

vessies, il est certain que l'usage de ces remèdes remonte à la plus haute antiquité.

S'il n'a voulu parler que des vésicatoires de cantharides, nous avons vu qu'ils furent employés par ARCHIGÈNE, par ARETÉE, par PAUL D'EGINE, par ALEXANDRE DE TRALLES, etc.

Où a-t-il pris, d'ailleurs, qu'ORIBASE était Arabe; il était de Pergame, comme GALIEN, et fut Médecin de l'Empereur JULIEN, qui l'honora de la plus intime confiance, et à la prière duquel il écrivit les collections que nous avons de lui, en sorte qu'il a vécu plusieurs siècles avant que les Arabes figurassent en Médecine.

décins une loi de se tenir. Ce n'est pas que des hommes d'un grand mérite n'aient osé se servir de ces mouches à l'intérieur, et nous savons très-bien que KRAMER (1) les a recommandées comme un spécifique contre l'hydropisie, et que les Éphémérides des curieux de la nature, décade I.re, ann. I.re, IX.e et X.e, renferment des observations qui en constatent l'utilité contre cette maladie. Nous savons aussi que BARTHOLIN (2), WERLHOF (3), YOUNG (4), HUXHAM (5), les ont prônées contre l'ischurie; et que les mêmes BARTHOLIN (6) et VERLHOF (7), Martin LISTER (8), Paul HERMAN (9), BLANCARD (10), ALBERTI (11), en ont proclamé les avantages contre la gonorrhée virulente; nous n'ignorons pas non plus que GRIES-

---

(1) *Comm. Norimb.* 1735.

(2) *Epist. med., cent. IV, epist. XXI, LIV, LXV.*

(3) *Comm. litt. Norimb.* 1733, *pag.* 35.

(4) Transact. philos., N.° 280.

(5) Traité des fièvres, pag. 482.

(6) *Histor. anat., cent. IV, epist. LIII, et cent. V, histor. LXXXII.*

(7) *Eodem loco citato, pag.* 35.

(8) *Exercitatio medicinalis de lue venerea.*

(9) *Cynosura materiæ medicæ, pars. II.*

(10) *Chirurg., lib. III, cap. XXXV.*

(11) *Therap. med., sect. VIII, cap. XVIII; et mat. med., sect. II, cap. I, §. IX.*

FELD (1), CRATON DE CRAFFTHEIM (2) HOFFMANN (3), ALBINUS (4), n'ont pas craint de les employer dans le calcul et la goutte; qu'indépendamment d'HIPPOCRATE qui s'en servit dans l'hydropisie, on compte de ce nombre, BENEDICTUS SYLVATICUS (5), SCHMIDT (6), SCULTET (7), GRAINGER (8), HOFFMANN (9).

D'autres auteurs, qu'il serait superflu de nommer, les regardent encore comme un remède très-approprié dans la paralysie de la vessie et des extrémités (10).

Enfin, on n'a pas craint de s'en servir comme d'un aphrodisiaque puissant (11).

---

(1) *De usu cantharidum interno. Lond.* 1706.

(2) *Lib. IV, cons. med. XVIII.*

(3) *Diss. de remediis insecuris.* §. *XVIII.*

(4) *Diss. de cantharid. thes. XIV.*

(5) *Cent. XXXII, cent. III.*

(6) *Specul. chirurg., lib. IV, p.* 829.

(7) Éphém. nat. cur., an 5 et 6.

(8) *Hist. febr. anom. Edinb.* 1752.

(9) *Med. syst., tom. II, part. II, cap. VIII.*

(10) Voyez une Dissertation du Docteur PIRRI, sur la teinture des cantharides à l'intérieur, dans une paralysie confirmée des extrémités. Journal de Médecine par BACHER. Juillet 1777.

(11) Dans le Recueil périodique de la Société de Médecine de Paris, tome X, il est fait mention de deux frères, qui, ayant avalé dans une partie de débauche de la poudre de cantharides, délayée dans du chocolat,

Mais nous savons aussi que le plus grand nombre de Médecins en ont hautement blâmé l'usage, que ceux-là même qui les ont administrées à l'intérieur, conviennent de leurs mauvais effets dans beaucoup de circonstances; et l'homme de l'art jaloux de sa réputation, observe le grand ASTRUC, s'abstiendra de remèdes suspects et dangereux, pour ne s'en tenir qu'à ceux dont une longue expérience a consacré les avantages et la sûreté.

§. IV.

On a cru reconnaître plusieurs effets dans l'action du vésicatoire sur le corps vivant, et tour à tour on l'a considéré comme un remède tonique, évacuant, révulsif, dérivatif et antispasmodique. Tous ces effets se rapportent, à proprement parler, à un seul, qui est la stimulation produite par ce médicament sur la partie où on l'applique; en effet, de

---

périrent, l'un en trois semaines de la dysenterie, l'autre deux mois et demi après dans des angoisses terribles. L'autopsie cadavérique montra l'estomac et une portion de l'intestin duodénum parsemés à l'intérieur de tubercules fongueux, de varices, d'érosion et de petits ulcères. On peut voir, en outre, dans le Traité de Toxicologie générale d'ORFILA, les observations qu'il rapporte sur les accidens occasionés par ces mouches prises à l'intérieur. Tom. I, part. II, pag. 216 et suiv.

son action stimulante sur cette partie et sympathiquement sur tout le système, résulte une impression de force et de vigueur, qui réveille le sentiment avec vivacité, met en jeu l'irritabilité des organes et leur rend l'énergie qu'ils avaient perdue. Tant que l'on n'a en vue que de produire un effet excitant et tonique, on se contente de les appliquer à titre de rubéfians ou sans attendre que l'épiderme se détache, et on en renouvelle plusieurs fois l'application; mais si on se propose d'en obtenir un effet évacuant, il ne s'agit que de prolonger plus long-temps l'application du topique; bientôt la rougeur, la tumeur, la douleur seront suivies de la formation des vessies ou ampoules, qui donneront issue en s'ouvrant aux fluides séreux qu'elles renferment (1).

Quant à la révulsion et à la dérivation que ce même topique opère, elles dépendent du lieu où se fera son application; placé loin de la partie fluxionnée, le vésicatoire deviendra révulsif; posé dans le voisinage ou sur le lieu même affecté, il sera dérivatif.

---

(1) Ces effets se manifestent plus ou moins promptement, suivant que le degré de susceptibilité actuelle est plus considérable, que l'épiderme est plus mince et que le sujet est plus jeune; ils se manifestent plus promptement aussi chez les femmes que chez les hommes.

Dans les deux cas le remède devient anti-spasmodique, en déplaçant les mouvemens nerveux dirigés sur le centre de la fluxion : nous reviendrons là-dessus.

C'est dans ces différentes vues que le Médecin a recours au vésicatoire, l'appliquant, tantôt sous un rapport, tantôt sous un autre et tantôt sous plusieurs à la fois, au traitement des maladies, d'après les circonstances qui se présentent, et les indications qu'il se propose de remplir.

Pour exposer sans confusion les cas nombreux qui réclament un remède aussi héroïque, établissons ici quelques propositions, dont le développement nous servira à mettre de l'ordre et de la clarté dans la matière que nous traitons.

PROPOSITION PREMIÈRE.

Les vésicatoires conviennent lorsqu'il s'agit d'exciter tout le système, de réveiller la sensibilité et l'irritabilité, de ranimer puissamment les forces abattues, de déterminer enfin le principe de la vie, à des actes qu'il semble avoir perdu la faculté de reproduire.

§. I.er

Dans les fièvres ataxiques, dans ces maladies aiguës graves, que caractérisent un état d'abattement et de prostration de forces, où le pouls devient de plus en plus petit et faible, où l'on observe l'état comateux, le délire sourd, une respiration difficile, avec engourdissement des membres, etc.; les vésicatoires sollicitent l'action du système nerveux, augmentent la contractilité des organes, relèvent merveilleusement les forces, et excitent enfin cette fièvre salutaire qui est le sûr garant du triomphe de la nature et des crises qui vont s'opérer.

S'agit-il de ranimer le principe de vie presque éteint dans les apoplexies séreuses, dans les paralysies, de ranimer la circulation languissante, de réveiller le jeu et les oscillations des vaisseaux, de rendre aux fluides les mouvemens que l'état d'inertie du système leur a fait perdre, rien n'est plus propre sans doute que les vésicatoires à remplir ces indications.

Dans les fièvres pestilentielles dont la cause prochaine paraît dépendre d'un miasme particulier, qui agit directement sur le système nerveux, le traitement des plus grands Médecins consiste à administrer les remèdes stimulans à l'intérieur et à l'extérieur; dans ce cas, Rivière faisait appliquer des vésicatoires au cou, aux bras, aux cuisses de ses malades (1).

Ces remèdes réunis ont l'avantage d'exciter puissamment les forces vitales, en même temps qu'ils aident la nature à se débarrasser du virus qui l'opprime, en le dérivant sur telle ou telle partie de l'organe cutané, ou en le faisant aborder vers les glandes, qui sont les voies de décharge qu'elle se choisit alors spécialement (2).

§. II.

Sans doute, dans le premier temps d'une fièvre inflammatoire, ces topiques seraient contre-indiqués par un état d'irritation vive de tout le système et par l'énergie des mouvemens qui accompagnent cette période; mais ils seront utiles et deviendront même d'un

---

(1) *Soleo ea in magna morbi sævitia quinque locis admovere, cervici nimirum, utrique brachio, parte interiori inter cubitum et humerum et utrique femori, parte etiam interiori inter inguina et genua, cum felici successu. Prax. med., lib. XVII, sect. III, cap. I, de febr. pest.*

(2) Dans tous ces cas on doit appliquer les vésicatoires de bonne heure, et se pénétrer de cette vérité, que c'est bien moins comme évacuans, que par leur action stimulante qu'ils conviennent. C'est ici qu'il faut dire avec Stoll : *Non suppuratio sed stimulus prodest.*

besoin urgent, si, à une époque plus avancée de la maladie, la dépression des forces devient un obstacle aux efforts *médicateurs* de la nature, et si les jours critiques s'écoulent sans les évacuations salutaires qui y correspondent.

Aussi l'on voit que STOLL les employait avantageusement et à titre de rubéfians, dans le dernier temps d'une pleurésie phlogistique, lorsqu'il s'agissait de ranimer une expectoration ralentie par le défaut d'action de l'organe pulmonaire, ou de provoquer l'excrétion de crachats épais et glutineux dont le malade ne pouvait se débarrasser.

§. III.

Dans les commotions fortes du cerveau, dont nous avons parlé à l'article des émétiques, §. XI, DESAULT ne se contentait pas de saigner les malades et de leur administrer le tartrasse de potasse antimonié en lavage; il cherchait encore, par des stimulans actifs appliqués à la tête, à réveiller de son engourdissement le système sensible, et à déterminer sur un autre point que le cerveau une irritation artificielle, capable de prévenir l'engorgement de ce viscère; pour cet effet, il avait spécialement recours à l'emploi d'un vésicatoire fortement saupoudré de cantharides, qu'il étendait sur toute la tête rasée du front à la nuque, et d'une région temporale à l'autre.

A la suite de ce moyen cruel, mais efficace, il voyait souvent le visage s'animer, les mouvemens revenir, les fonctions intellectuelles se rétablir, les malades enfin parler et s'agiter.

Il peut être quelquefois nécessaire de mettre un second vésicatoire, si, à la suite de la dessication du premier, les symptômes de la commotion renaissent (1).

§. IV.

C'est comme excitans que les vésicatoires conviennent appliqués sur les membres affectés de paralysie; et puisque l'on soumet tous les jours les parties qui en sont atteintes à l'action de l'électricité, du galvanisme, aux douches des eaux thermales, à l'urtication, etc. (2), dans la vue de rétablir le sentiment

(1) La pratique de Desault est suivie par les Chirurgiens modernes qui savent apprécier l'utilité de cette méthode. Voyez la Dissertation de Cambournac, Paris, 1808, et celle de Chollot-Courville, Strasbourg, an 11, sur l'utilité du vésicatoire appliqué à la tête dans la commotion du cerveau.

(2) On trouve dans les Mémoires de l'Académie Royale des Sciences, 1741, l'observation d'un paralytique que M. Gros, Médecin d'Arles, guérit d'une manière très-

et le mouvement que la maladie y avait plus ou moins altérés, à ce même titre les vésicatoires réclament une place utile dans ce traitement.

Un ecclésiastique fit un faux pas qui le renversa par terre ; il fut relevé par les passans dans un état d'hémiplégie. Le Docteur Alibert ne réussit à lui rendre la sensation et le mouvement, que par des vésicatoires ambulans, qu'il faisait appliquer alternativement sur le bras, le côté et la cuisse malades.

§. V.

N'est-ce pas par leur action stimulante qu'appliqués sur des bubons malins, les mêmes épispastiques y sollicitent l'irritation et la chaleur nécessaires à leur suppuration; qu'employés dans le traitement des ulcères chroniques, ils les excitent au point d'y opérer des changemens heureux qui hâtent leurs cicatrices ?

---

prompte et très-parfaite, en faisant frapper à diverses reprises et pendant quelques jours, les parties affectées du malade avec des orties piquantes. Cette méthode, quoique peu connue et peu employée par les Médecins modernes, ne fut pas ignorée des anciens. Celse la conseillait pour la guérison de la même maladie, et recommandait aussi l'application de la moutarde sur la partie paralytique.

§. VI.

C'est encore par une vertu excitante et puissamment résolutive, qu'on doit expliquer, ce semble, leur réussite dans des cas de tumeur inflammatoire externe.

On dirait au premier coup-d'œil, observe M. Rodamel (1), que le vésicatoire, dans une pareille circonstance, doit alimenter le foyer de l'incendie; que c'est s'opposer directement aux efforts de la nature, en resserrant des liens qu'elle cherche à relâcher; que c'est enfin, interrompre ce commerce d'influence qu'a la vitalité sur toutes nos parties, et appeler sur celle qui est enflammée une prompte mortification : toutefois d'heureux effets ont paru résulter de cette pratique. Les Médecins de Lyon ont observé que l'application de cet irritant sur le centre de la tumeur dans des érysipèles soit idiopathiques, soit symptomatiques, faisait cesser tout à coup la fièvre, arrêtait les progrès de l'inflammation, et que le dégorgement des parties affectées ne tardait pas à s'opérer.

§. VII.

C'est encore comme excitans qu'on les ad-

(1) Voyez sa Dissertation sur l'emploi des vésicatoires dans les inflammations externes. Montpellier, an 6, in-4.°

plique au front, pour combattre l'amaurose et la vue double (PERCIVAL); sur l'os sacrum, pour remédier à l'incontinence d'urine ; au périnée, pour réprimer d'anciennes gonorrhées, etc.

PROPOSITION SECONDE.

Les vésicatoires conviennent toutes les fois qu'on a en vue, par l'irritation qu'on détermine sur une partie, de détruire le foyer de fluxion qui existe dans une autre plus ou moins éloignée, en décomposant l'appareil des mouvemens qui le composent, et les disséminant sur tous les points de la périphérie.

§. I.er

L'idée d'appeler à l'extérieur une maladie qui porte ses ravages à l'intérieur, est un des plus beaux canons de pratique que nous ayons en Médecine; cette idée heureuse est due à HIPPOCRATE, il la puisa, comme tant d'autres, dans l'étude approfondie des faits que la nature présentait à son œil observateur.

Il s'était souvent aperçu que la fièvre survenant aux convulsions, au tétanos, à des douleurs du foie, suffisait pour en opérer la crise (1) ; or les avantages qui résultent de la fièvre dans des circonstances pareilles, et son mode d'action sur l'économie animale, ne peuvent se concevoir qu'en admettant l'idée d'un mouvement salutaire qui agit sur le centre de l'irritation morbifique, en disperse les élémens et les distribue sur toute l'habitude du corps.

Cette fièvre si utile dans ses fins est spontanée lorsque la nature l'opère, mais si les efforts de celle-ci sont insuffisans, l'art vient y suppléer à propos par une fièvre artificielle qu'il suscite au moyen de deux épispastiques universels, la chaleur et la douleur. Il est constant qu'un corps irritant quelconque ne reste pas long-temps appliqué sur une partie du système vivant, sans produire ces deux modifications du principe sensitif, et c'est ainsi qu'agissent les vésicans. Les premiers phénomènes qui suivent l'instant de leur application, sont, comme nous l'avons déjà dit, la rougeur, la chaleur, l'afflux du sang et l'irritation douloureuse dans la partie; cet effet se généralise à mesure qu'on continue de les tenir appliqués, la fièvre s'élève, il se fait une augmentation de forces vitales,

(1) *Febris spasmum solvit..... Quibus hypocondrii dolor est sine phlegmone, iis superveniens febris exolvit.*

et tous les mouvemens se dirigent vers le nouveau centre de fluxion, entraînant avec eux les humeurs détournées des autres organes.

§. II.

Nous avons déjà observé, en parlant de la saignée, qu'elle n'était jamais plus puissamment révulsive, que lorsqu'on la pratiquait dans un endroit éloigné du centre de l'irritation; or le principe est le même quant aux vésicatoires, et l'expérience a prouvé que la révulsion était bien autrement efficace, si on les appliquait loin du foyer de la fluxion (1), et sur-tout sur des parties en sympathie plus ou moins intime avec celles où siége la maladie que l'on veut combattre.

Les vésicans, à titre de révulsifs, offrent du reste des ressources très-étendues à la thérapeutique, et sont pour le Médecin un moyen puissant de guérison dans un grand nombre de maladies.

§. III.

Baglivi avait observé comme un symptôme fâcheux qui survenait quelquefois dans les pleurésies, soit que la saignée eût été pratiquée

(1) Cette règle est d'une telle nécessité, qu'on a vu des affections de la tête s'exaspérer par des vésicatoires appliqués dans cette partie, au détriment de ces mêmes topiques qui étaient indiqués ailleurs.

où non, une difficulté de respirer et d'expectorer les crachats, qui mettait les malades en danger prochain de perdre la vie; deux vésicatoires appliqués aux jambes ou aux cuisses, non-seulement favorisaient l'expectoration, mais encore diminuaient la gêne de la respiration et procuraient un changement favorable (1).

Cette méthode n'est pas celle d'un grand nombre de praticiens, qui préfèrent appliquer ces topiques sur l'organe même frappé d'inflammation.

On ne peut concilier ces deux sentimens opposés qu'en distinguant l'époque de la fluxion; si la fluxion est commençante et n'est point encore établie, les vésicatoires appliqués à la partie éloignée de la poitrine, conviendront davantage; si elle est établie et fixée, on préférera leur application près de l'organe fluxionné.

§. IV.

On sait que les vésicatoires placés entre les épaules, sont très-utiles dans l'inflammation idiopathique du poumon, lorsque l'expectoration est devenue difficile par l'effet d'une forte diarrhée qui épuise tout à la fois les forces, et retient les mouvemens toniques sur une autre partie que la poitrine. Stoll

(1) *Prax. med., lib. I, pag.* 37.

joignait, dans ce cas, les béchiques à l'usage de l'opium.

Il n'est pas rare de voir la douleur pleurétique, qui a été constante quelques jours, disparaître ensuite tout d'un coup, et se transportant au cerveau, déterminer le délire frénétique. M. Roucher assure n'avoir rien vu de plus efficace, pour combattre cette métastase, que l'application d'un vésicatoire sur le côté qui a été affecté. Si cet excitant ne suffit pas pour délivrer la tête et rétablir l'ordre des facultés mentales, ce Médecin se hâte d'en faire appliquer deux autres aux gras des jambes ou à l'intérieur des cuisses, afin d'attirer au dehors l'humeur morbifique et de procurer des mouvemens de révulsion (1).

§. V.

N'a-t-on pas réussi quelquefois à modérer la salivation spontanée qui a souvent lieu dans le scorbut, ou celle produite par l'usage du mercure, en donnant des purgatifs, et en appliquant en même temps les vésicatoires ou les sinapismes sur différentes parties du corps ?

§. VI.

Dès que le Docteur Lind s'apercevait de

(1) Traité de Médecine clinique, tom. I, pag. 100.

l'invasion des miasmes contagieux, le remède, après l'émétique, sur lequel il comptait le plus, était l'application des vésicatoires; ses vues étaient d'attirer les miasmes à la peau et de les expulser avant qu'ils eussent eu le temps de pénétrer profondément dans la masse du sang.

Le même Médecin nous assure que l'application des vésicatoires aux jambes, dans le cas de flux de ventre, réussissait très-bien lorsque les autres remèdes étaient sans effet.

Ces topiques agissent, suivant la remarque du Professeur FOUQUET, en opérant une espèce d'inversion des mouvemens trop concentrés vers les entrailles; ils déplacent le spasme fixé sur ces parties, le généralisent en quelque sorte, d'où il résulte qu'on peut les regarder avec raison comme des remèdes antispasmodiques (1).

Il y a plus d'un siècle que RESTAURAND, Médecin au Saint-Esprit, avait consacré, par des observations, leur utilité dans les dysenteries et les cours de ventre opiniâtres.

TISSOT et ZIMMERMAN les recommandent également contre la dysenterie : j'eus occasion de voir une femme atteinte d'une fièvre de

(1) Voyez ses Notes sur les fièvres contagieuses de LIND, pag. 249.

mauvais génie, dont chaque redoublement s'accompagnait de déjections abondantes et douloureuses; le quinquina et les opiatiques, joints à l'application des vésicatoires aux jambes, arrêtèrent un symptôme dangereux, et qui menaçait de devenir funeste, par les évacuations énervantes qu'il occasionait.

Stoll n'a pas non plus négligé ces moyens en parlant des flux dysentériques; et un secours efficace qu'il nous dit avoir employé contre les diarrhées opiniâtres qui surviennent dans le cours de la fièvre lente nerveuse, est l'application réitérée de ces topiques sur les différentes parties du corps à titre de rubéfians.

§. VII.

C'est en déplaçant les spasmes internes, en appelant les mouvemens au dehors et relevant les forces, que les vésicatoires réussissent dans la petite-vérole, lorsque l'éruption boutonneuse s'affaissant, le levain variolique transporte son irritation dans l'intérieur de l'économie animale. Le Docteur Alibert fait mention dans ses Élémens de thérapeutique, d'une jeune femme qu'on porta à l'Hôpital Saint-Louis, au neuvième jour d'une petite-vérole confluente, qui avait été mal traitée; son état paraissait désespéré; tout son corps offrait l'aspect d'une croûte irrégulièrement fendue ou excavée; la respiration était laborieuse; la voix manquait; les yeux étaient caves; des vésicatoires appliqués successivement aux cuisses et aux jambes, beaucoup de soins et d'attention améliorèrent l'état de cette femme, qui parvint enfin à se rétablir, mais après une convalescence longue et douloureuse.

Nous avons réussi dans un cas semblable, chez un enfant de six ans; et il n'y a pas long-temps qu'étant appelé pour une femme qui était tombée dans le délire, à la suite d'une rétrocession subite d'un érysipèle à la face, en même temps que ses menstrues s'étaient supprimées, nous fûmes assez heureux pour la rétablir promptement à l'aide des sangsues à la vulve, des pillules camphrées à l'intérieur, et d'un large vésicatoire appliqué entre les épaules.

§. VIII.

Dans le cas de dartres répercutées, qui se jettent soit sur la poitrine, soit sur les voies digestives, en y occasionant des dérangemens relatifs aux parties qui en sont le siége, des vésicatoires promenés dans les différens endroits où l'éruption avait été précédemment observée, réussissent d'autant mieux, que personne n'ignore la sympathie qui existe entre le système dermoïde et les membranes muqueuses qui revêtent les organes intérieurs.

§. IX.

Dans le cours des hydropisies anasarque, ascite, etc., les praticiens ont pu voir des cas où les humeurs épanchées se portant par une irruption subite au cerveau, produisaient le désordre des sens et autres symptômes graves, qui n'étaient efficacement combattus que par une application prompte des épispastiques aux membres inférieurs. Je citerai à ce sujet deux faits remarquables.

Le premier, qu'on trouve inséré dans le Journal de Médecine par Bacher, août 1788, est rapporté par M. Arnaud. Il traitait depuis long-temps sans succès un malade atteint d'une hydropisie du bas-ventre et des extrémités, lorsqu'il se fait tout à coup un refoulement de la sérosité épanchée vers les parties supérieures, et le malade devient en même temps aveugle, sourd, muet et comme hébété. Le Médecin fait appliquer aux jambes deux larges vésicatoires ; l'effet en fût merveilleux, la prompte révulsion qui s'opéra, les évacuations de matières séreuses qui suivirent, dégageant parfaitement le cerveau, commencèrent une guérison que les remèdes continués à l'intérieur achevèrent de rendre bientôt complète.

Le second fait m'est personnel: je donnais mes soins à un Chevalier de Saint-Louis, non moins vénérable par son grand âge que par la pureté de ses principes et une conduite honorable toujours soutenue. Les enflures des extrémités, la soif, la paucité des urines, l'empâtement des viscères du bas-ventre, tout faisait soupçonner un épanchement prochain dans cette cavité, s'il n'y était déjà. J'administrais depuis quelque temps tous les remèdes convenables en pareil cas, qui, toutefois, n'amélioraient point la situation du malade, lorsqu'il tombe dans un assoupissement qui fut immédiatement suivi de la perte totale de connaissance et de convulsions affreuses de tout le corps, dont l'aspect faisait à la fois horreur et pitié. Comme il était impossible de rien faire prendre à l'intérieur en cet état, nous nous empressâmes de faire appliquer des sinapismes aux pieds et des vésicatoires aux jambes; à peine commençaient-ils à agir, qu'on vit, avec satisfaction, les mouvemens convulsifs cesser, l'humeur déplacée abandonner son nouveau siége, le malade reprendre l'usage des sens et de la raison. Auprès de lui se trouvait l'un des hommes les plus respectables de notre ville, son ancien ami et le mien, M. Sabatier, qui ne pouvait s'empêcher de témoigner sa surprise du prompt effet que ces topiques avaient opéré(1).

§. X.

On sait que dans la variole, où les yeux sont menacés, un vésicatoire appliqué aux bras, prévient leur inflammation, les taies, le staphilôme; c'est dans la même intention qu'on le met sur ces parties avant l'opération de la cataracte.

---

(1) Ce qu'il y eut de plus surprenant dans cette observation, c'est que les convulsions firent elles-mêmes la crise de la maladie; dès ce moment, toutes les enflures disparurent et les urines abondantes reprirent leur cours naturel comme auparavant.

Cette dernière circonstance n'est pas sans exemple dans les auteurs. BORDEU a vu une hydropisie universelle disparaître tout d'un coup, par une vraie attaque convulsive qui dissipa le gonflement. (Maladies chroniques, pag. 466.) STORCK, dans son *Annus medicus*, vol. I, pag. 181, parle d'un enfant de dix ans, atteint d'une hydropisie anasarque avec ascite, dont le sort paraissait entièrement désespéré, lorsqu'il survint des convulsions de tout le corps, qui devinrent critiques et salutaires. Les paroles sont remarquables: *Durante convulsione, per anum et urethram copiosissima aqua prodiit, et intrà horæ spatium, omnis ferè tumor disparuit, et dein cessarunt convulsiones et ægrum blandissimus somnus occupavit.*

Il y a lieu de penser que, dans cette révolution spontanée qui rehausse d'une manière si énergique le ton général du système, les vaisseaux lymphatiques, reprenant l'usage de leurs fonctions, absorbent rapidement les fluides épanchés, pour les transmettre dans le torrent de la circulation.

§. XI.

Tous les jours, dans le cas d'une goutte rentrée, on applique sur l'endroit qu'elle occupait un épispastique, qui suffit pour rappeler l'humeur à son siége primitif

Richter parle, dans sa Bibliothèque Chirurgicale, tomes IX et XI, de deux cas intéressans qui prouvent bien les avantages de la révulsion opérée au moyen de ces topiques; le premier, est un écoulement muqueux par l'urètre, qui s'établit plusieurs fois chez un sujet, à la suite de la disparition de la goutte, et dont il ne fut délivré qu'à l'aide d'un vésicatoire appliqué au gras des jambes; le second, est une goutte sereine d'origine rhumatismale qui durait depuis huit jours, et qui fut guérie par l'usage combiné des antimoniaux à l'intérieur et de cet épispastique entre les épaules.

PROPOSITION TROISIÈME.

Les vésicatoires conviennent toutes les fois qu'on se propose d'enlever une fluxion (nerveuse ou humorale) au moyen d'une irritation déterminée sur la partie affectée.

§. I.er

Ici nous avons à considérer les vésicatoires comme dérivatifs et sous le rapport des avantages qu'ils procurent, lorsqu'ils sont appliqués soit sur la partie souffrante, soit dans son voisinage.

Le principe est le même que pour la saignée relativement au temps le plus favorable à leur application, et la dérivation, pour être vraiment utile dans le traitement d'une fluxion, ne doit s'opérer que lorsque cette dernière est établie et fixée; ce que l'on reconnaît dans les maladies aiguës lorsque la fluxion se continue avec une activité moindre qu'auparavant, et dans les maladies chroniques lorsqu'elle est faible et habituelle.

§. II.

Les vésicatoires agissant comme dérivatifs, doivent être considérés, en quelque sorte, comme des révulsifs; mais il y a cette différence en faveur des premiers, que leur action sur le foyer de la fluxion étant directe et locale, elle en est par-là même plus puissante pour en décomposer les élémens et pour le détruire.

§. III.

Cette méthode curative offre, dans bien

des cas, des ressources précieuses au Médecin qui sait y recourir à propos pour le traitement des maladies.

C'est ainsi que le Docteur PRINGLE retira les plus heureux effets du vésicatoire latéral, dans les fluxions de poitrine qui sévirent en Flandre, dans l'armée Anglaise, en 1742 et 1743.

Telle est la pratique que suivit, avec tant d'avantage, BARTHEZ, dans les péripneumonies épidémiques qui régnèrent dans le Cotentin, en 1756 (1); elle fut imitée par SUMEIRE, Médecin à Marignagne, et par RAYMOND, Médecin à Marseille : ce dernier publia, en 1761, des observations sur l'efficacité du vésicatoire dans les inflammations du poumon; il y cite treize cas où il employa le vésicatoire latéral avec un succès non démenti et toujours sans inconvénient.

Cette méthode est très-usitée de nos jours, et les Médecins n'hésitent pas à l'employer dans les pleuropneumonies catarrhales, qui sont causées par les vicissitudes des intempéries de l'air froid, chaud et humide (2).

Il peut être avantageux dans ces maladies

(1) Voyez son Mémoire inséré dans le troisième tome des Mémoires des savans étrangers.

(2) C'est en distinguant les espèces d'inflammations

d'appliquer les vésicatoires derrière les oreilles, d'après une remarque faite par BORDEU. Dans ses recherches sur le tissu muqueux, ce Médecin considère la totalité des poumons de la plèvre et de ses productions, comme une sorte de pyramide cellulaire, dont la base porte sur le diaphragme et dont la pointe remonte jusqu'au cou; c'est d'après cette conformation des parties et les divers aboutissans que se fait naturellement la fluxion de poitrine, qu'il se décidait à appliquer, dans ce cas, les vésicatoires derrière les oreilles. Cette sympathie entre les poumons et les parotides semble d'ailleurs prouvée par beaucoup de faits. On sait que les affections de la poitrine se jugent quelquefois par des abcès derrière les oreilles, et que les parotides cèdent à une petite toux avec expectoration; on sait encore que la rétrocession subite des tumeurs, donne souvent lieu à des métastases mortelles sur les poumons.

§. IV.

Le grand BOERHAAVE disait que, s'il lui

---

de poitrine, qu'on reconnait combien sont vagues et peu fondées les objections de TRALLES, contre l'utilité des vésicatoires dans ces affections. Voyez son Traité *De usu vesicantium in feb. acutis, ac speciatim in sananda pleuritide.*

avait été permis de se réserver un secret en Médecine, il eût choisi de préférence l'emploi des vésicatoires dans les rhumatismes; mais ces topiques ne sont pas également indiqués dans tous les cas. Leur action ne convient proprement que lorsque la fluxion dégénère en chronique, (ce qu'on reconnaît à la cessation de la fièvre, à la continuité et à la fixation des douleurs), ou lorsque l'humeur rhumatismale menace d'une métastase à l'intérieur, qu'il est instant de prévenir. On choisit pour les placer l'endroit le plus voisin de la douleur, et on se contente pour l'ordinaire de les appliquer pour peu de temps et à diverses reprises. STOLL les a vu décider souvent, d'une manière critique, des sueurs abondantes, ou l'éruption de pustules miliaires sur les parties douloureuses.

§. V.

Plusieurs observations prouvent l'efficacité des vésicatoires dans l'hépatitie. On avait vu cette maladie céder à l'apparition d'un érysipèle qui s'étendait sur la peau de l'hypocondre et même des parties éloignées: de tels exemples indiquaient la voie qu'on doit suivre; aussi l'application des vésicans sur l'hypocondre droit, dans des engorgemens catarrheux du foie, avec irritation vive de cet organe, a été très-salutaire; souvent, pour en assurer le succès, il est nécessaire de le faire précéder par l'emploi de la saignée et des tempérans. Thion de la Chaume ayant eu occasion de traiter plusieurs soldats atteints de l'hépatitie aiguë, observa que, dans le principe, il fallait saigner pour arrêter les progrès de l'inflammation, et que l'émétique devait être rigoureusement proscrit; mais que nul remède ne contribuait plus à la guérison, que l'application d'un vésicatoire sur la partie malade. Pringle avait également vu l'engorgement douloureux du foie céder à ce topique sur la région hypocondriaque droite.

§. VI.

Dans les surdités qui surviennent vers la fin de la fièvre ardente et subsistent dans la convalescence, même après l'entier recouvrement des forces, Storck donnait un fort purgatif et faisait appliquer avec succès un large vésicatoire à la nuque. Ce dernier moyen n'est-il pas également employé avec avantage dans les cas de maladies aiguës graves, où la stupeur, la somnolence des malades, l'état carotique où ils sont plongés, signes évidens de l'affection profonde du cerveau, attestent le besoin d'un remède stimulant et dérivatif qui attire promptement les humeurs au dehors?

HUXHAM appliquait ces topiques au cou et derrière les oreilles chez les adultes, au dixième ou onzième jour d'une petite-vérole, lorsque la salivation devenait épaisse, visqueuse, coulait à peine et menaçait de suffocation.

§. VII.

Entre les auteurs nombreux qui ont écrit sur le croup, les uns, considérant cette espèce d'angine comme essentiellement inflammatoire, lui ont opposé les saignées, soit générales, soit locales; les autres, faisant attention à l'élément nerveux et à la lésion spasmodique locale, ont ordonné les opiatiques, le musc, le camphre, l'assa-fœtida, les éthers sulfurique et acétique, l'oxide de zinc; d'autres, regardant le croup comme une maladie primitivement catarrhale, dont les élémens inflammatoires et nerveux n'étaient que des phénomènes secondaires, se sont empressés d'administrer les vomitifs, les expectorans et les incisifs (1); mais quelle que soit d'ailleurs l'opi-

(1) C'est dans ce cas que MM. ARCHER, Médecins à Maryland, ont donné avec avantage la racine de polygala seneka, en décoction et en poudre; que MM. DESESSARTS, SÉDILLOT jeune, RECHOU, ont obtenu de bons effets des carbonates d'ammoniac et de potasse; plusieurs, tels entre autres que FOUGERON, Pharmacien à Orléans,

nion des Médecins sur le croup, il en est peu qui ne prescrivent les épispastiques; c'est dans le moment de son invasion et dans sa première période qu'on y a ordinairement recours. Vieusseux les plaçait au sternum, à l'épaule et sur-tout au dos; mais c'est en général au cou qu'on doit de préférence les mettre. Home les appliquait tout autour du cou; Rosen, sous le menton ou à la nuque; Michaelis, Crawford préféraient la partie antérieure, comme approchant de plus près des parties affectées: ce dernier regardait, en outre, ce moyen comme un des meilleurs préservatifs de cette maladie.

§. VIII.

Un épiphénomène qui survient souvent dans les fièvres aiguës et qui ne laisse pas d'inquiéter à raison de son opiniâtreté à résister aux autres remèdes, est la douleur de tête. Le Docteur Home l'a combattue avec avantage, par l'application du vésicatoire aux tempes; ce remède devenait doublement utile

---

pour obtenir plus de succès, ont su tirer parti des deux méthodes.

On sait, du reste, que Kuhn, Bard, Bayley, Dobson, Lentin, Redmann, Thilenius, ont fait encore un heureux usage du mercure dans le traitement du croup.

en déplaçant le spasme et en déterminant une évacuation secondaire.

§. IX.

Il est des ophtalmies très-opiniâtres qui résistent à tous les moyens, c'est le cas de recourir aux vésicatoires qu'on place sur la tête ou derrière les oreilles ; on a vu des ophtalmies rhumatiques guérir très-promptement par l'application du vésicatoire aux tempes ; lorsque ces topiques ne produisent rien, on peut leur substituer le séton à la nuque (1).

§. X.

Enfin, si l'on compulse les ouvrages de Stoll, on voit que cet auteur tirait le plus heureux parti des vésicatoires dans sa pratique,

(1) On trouve dans le Journal de Médecine par Bacher, février 1789, un Mémoire de M. Gleize, sur les ophtalmies humides et invétérées, où ce Chirurgien n'hésite pas à donner la préférence au séton, comme au moyen le plus propre à opérer la dérivation de l'humeur qui se porte sur les yeux ; les cantharides, observe-t-il, peuvent enflammer le sang, porter sur la vessie, occasioner la rétention d'urine, et quelquefois aussi procurer des douleurs dans tout le corps, chez les personnes très-nerveuses. Ces accidens sont prévenus, suivant lui, par un séton à la nuque, qui guérit tout à la fois les ophtalmies les plus rebelles et les douleurs de tête qui influent beaucoup sur cet organe.

qu'il les appliquait tantôt sur l'angle de la mâchoire inférieure, pour dissiper une odontalgie rhumatique, tantôt sur les bras ou sur les muscles pectoraux, pour faire cesser un asthme convulsif; ici, entre les épaules, pour arrêter une hémoptysie opiniâtre, ou pour détruire une humeur âcre fixée sur les poumons et conjurer les orages d'une phthisie naissante; là, sur l'estomac ou sur le ventre, pour arrêter un vomissement continuel (1), ou pour calmer des coliques nerveuses, rhumatiques, qui avaient résisté à tous les autres moyens.

PROPOSITION QUATRIÈME.

Les vésicatoires conviennent toutes les fois qu'il est important d'évacuer des humeurs muqueuses, lymphatiques, séreuses et autres dégénérées, qui, par leur accumulation vicieuse dans tout le système ou dans un organe particulier, dérangent l'économie vivante, et portent plus ou moins essentiellement le trouble et le désordre dans ses fonctions.

(1) Monro a observé qu'un vésicatoire placé au milieu du dos, arrêtait promptement le hoquet.

§. I.er

Si les vésicatoires sont utiles sous ce rapport, c'est sans doute dans les fièvres muqueuses ou lymphatiques, (pituiteuses de quelques auteurs); ils y conviennent non-seulement comme excitans et propres à rehausser le ton de l'organe cutané et du tissu cellulaire, mais encore à raison de l'écoulement considérable qu'ils déterminent: cette dernière indication est puisée dans la nature même, puisque les pustules qui s'élèvent souvent dans le cours de ces maladies et qui s'ulcèrent, doivent être considérées comme autant de vésicatoires naturels, qui donnent issue aux humeurs surabondantes, et tendent puissamment à dégager le système du poids qui le surcharge.

§. II.

Mais autant l'expérience a consacré l'utilité des vésicans dans ces sortes d'affections, autant ces mêmes remèdes doivent être soigneusement exclus du traitement des fièvres inflammatoires, ainsi que des maladies bilioso-putrides ou adynamiques.

Dans les premières, une irritation vive ressentie dans tout le système, l'exaltation des forces toniques, l'énergie vitale portée au-delà de ses justes limites, contre-indiquent trop formellement un remède aussi stimulant, pour qu'il soit possible de l'employer du moins dans la première période de cette maladie.

Dans les secondes, c'est avec raison que ces épispastiques ont été proscrits de leur traitement par Vanhelmont, Baglivi, Bianchi, Valcarenghi, Sims, Quarin, Tissot, Stoll, comme influant manifestement sur la dissolution des liqueurs, sur leur altération putride et sur les progrès de l'énervation qui en est une conséquence.

Ces sortes de topiques n'y sont jamais plus contraires que lorsqu'ils agissent comme évacuans; outre la débilitation du système et les escarres gangréneuses qui en sont le fâcheux résultat (1), on est bien plus exposé à l'absorption des particules âcres des cantharides dont l'influence sur l'état du sang est ici tant à craindre (2).

(1) M. Ressein a remarqué que les plaies gangréneuses surviennent sur-tout aux vésicatoires qu'on applique aux jambes, à raison de la situation déclive des parties et de leur plus grand éloignement du centre d'activité. Diss., Paris, an 11, in-8.° Voyez encore les observations de M. Davon, sur le danger de l'application des vésicatoires sur ces mêmes parties, dans les maladies où l'énergie vitale est considérablement affaiblie. Recueil périodique de la Soc. de Méd. de Paris, tom. IV.

(2) C'est pour cette raison que les praticiens préfèrent

En vain a-t-on avancé que la propriété épispastique de ces mouches, réside dans une matière cireuse verte (1) qui ne peut être absorbée? Inutilement a-t-on soutenu que l'âcre délétère, résidât-il dans quelque autre principe capable d'être absorbé, ne saurait l'être pendant l'action des vésicatoires, puisque ces derniers, en irritant les parties, produisent un mouvement contraire à celui de l'absorption? Les faits s'élèvent contre ces opinions; et d'abord si l'on considère attentivement les accidens qu'on a vu résulter, en certains cas, de l'emploi de ces moyens, on sera porté bien difficilement à croire que quelques particules du principe épispastique n'ont point pénétré dans le système. Entre autres observations que nous pourrions citer, qu'il nous soit permis d'en rapporter une tirée des Œuvres d'Ambroise Paré, page 500. Il est question d'une Demoiselle à qui on avait appliqué un vésicatoire à la face, dans le dessein d'en faire disparaître plusieurs boutons désagréables. « Trois ou quatre heures après que le vésica-

---

se servir ici des sinapismes. Voyez à ce sujet une Dissertation de Krummacher, qui a pour titre: *De usu sinapismorum usui vesicatoriorum è cantharidibus præferendo. Erlang.* 1798, *in*-8.°

(1) M. Robiquet la place uniquement dans la substance blanche cristalline des cantharides.

« toire fut réduit de puissance en effect, rap-
« porte ce Chirurgien célèbre, elle eût une
« chaleur merveilleuse à la vessie et grande
« tumeur au col de la matrice, avec grandes
« épreintes, et vomissait, pissait et assellait in-
« cessamment, se jetant çà et là comme si elle
« eût été dans un feu, et était comme toute
« insensée et fébricitante. »

Les anciens Médecins étaient dans l'usage de faire laver les pieds à leurs malades avec la décoction d'ellébore, pour leur lâcher le ventre. Valée assure, *Meth. med.*, que cette même substance appliquée sur les ulcères pour les mondifier, a souvent purgé par haut et par bas.

Personne n'ignore les guérisons qu'on obtient tous les jours des maux syphilitiques par l'usage du mercure, soit qu'on l'emploie en frictions sur la peau, ou qu'on en frotte les gencives et l'intérieur de la bouche, d'après la méthode de Clare, ou qu'on l'applique sous la forme d'onguent à la plante des pieds, suivant le Docteur Cirillo.

On connaît encore les avantages que procurent l'administration des lavemens nourrissans dans le cas où l'engorgement des glandes mésaraïques forme le passage au chyle; l'emploi à l'extérieur de la scille, de la digitale pourprée contre les hydropisies, des préparations d'or contre les affections du système glanduleux, etc.; dans tous ces faits, qui sont autant de preuves de l'action absorbante des vaisseaux lymphatiques, on ne verrait donc que les phénomènes d'une irritation purement sympathique !

En outre, si l'on a vu de pernicieux effets de l'oxide blanc d'arsenic, du muriate suroxigéné de mercure (1), des préparations de plomb et même de certaines plantes âcres, comme le tabac, appliquées à la peau, ce qui prouve que la partie la plus subtile de ces substances passe dans l'intérieur par les voies de l'absorption, pourquoi n'en serait-il pas de même des cantharides ?

Enfin, s'il résulte des observations les plus exactes que les os même ont été détruits par l'action énergique des vaisseaux lymphatiques, que leur substance terreuse a été absorbée par ces vaisseaux, qu'elle a été trouvée, même dans leur trajet, engorgeant leurs petits canaux; des substances plus tenues et plus subtiles se déroberaient-elles à l'activité de ces mêmes vaisseaux?

---

(1) Fodéré dit avoir vu naître successivement l'hémoptysie, la toux et la fièvre hectique, chez un jeune Prêtre, à qui un Apothicaire avait donné un amalgame de sublimé et de graisse, dont il devait se frotter la paume des mains pour se guérir de la galle. Médecine légale criminelle, pag. 210.

§. III.

La nature guérissant quelquefois les hydropisies, en déterminant à la peau des ruptures par où s'évacuent les eaux épanchées dans les cavités ou infiltrées dans le tissu cellulaire, les Médecins sont partis de là pour employer ce moyen puissant dans les mêmes affections.

Odier couvrait de vésicatoires le corps des hydrocéphaliques, avec le plus grand avantage et sans aucun inconvénient.

M. Berlioz n'excepte pas même de cette application les joues et les ailes du nez; il se fonde sur ce que l'hydrocéphale succède souvent à l'érysipèle de la face, et que la transmission des fluides peut se faire de l'extérieur à l'intérieur, et *vice versâ.*

Dans les hydropisies de poitrine, les Médecins sont d'accord sur l'emploi des vésicatoires, et ne diffèrent que sur le lieu; les uns les appliquent aux épaules et aux cuisses; d'autres, faisant attention aux communications établies à l'aide du tissu cellulaire entre l'intérieur du thorax et les parties extérieures, conseillent de les appliquer à la partie latérale et inférieure du cou, à l'intérieur du bras, au-dessous des oreilles et sur la partie supérieure et latérale de la poitrine. Baraillon choisit de préférence la partie latérale et inférieure de cet organe.

D'autres Médecins sont encore dans l'usage d'appliquer un large vésicatoire au creux de l'estomac ; ce moyen est indiqué sur-tout lorsque, d'après les signes, on a lieu de soupçonner que l'hydrothorax est compliqué d'hydropéricarde. M. Trousset, Médecin à Grenoble, a fait l'éloge de ce moyen, dans un Mémoire sur l'hydrothorax.

L'application des vésicatoires aux extrémités inférieures, paraît moins convenir dans d'autres hydropisies, telles que l'anasarque et l'ascite, à raison de l'état de flaccidité et de relâchement des parties, qui peut faire craindre une inflammation gangréneuse; mais on prévient un tel inconvénient en n'y recourant pas trop tard, en pansant les plaies avec des lotions antiseptiques, et en faisant prendre du quinquina à l'intérieur, d'après la pratique qu'a recommandée Baraillon, dans un Mémoire inséré parmi ceux de la Société Royale de Médecine de Paris, ann. 1784-1785.

De tous les topiques employés contre les hydropisies articulaires, ceux qu'on a vantés avec le plus de fondement, sont les irritans dont nous parlons. Ordinairement une seule application ne suffit pas, on est obligé de les réitérer plusieurs fois, de les promener, pour ainsi dire, sur toute la circonférence de la tumeur, en les appliquant de préférence sur les endroits où la membrane synoviale est plus à nu, moins recouverte de parties molles. Ces épispastiques ne sont pas seulement utiles comme évacuans, ils le sont encore en donnant du ton et de l'activité aux solides de la partie et en favorisant l'absorption.

§. IV.

On connaît la méthode de Le Roux, Chirurgien à Lyon, contre l'hydrophobie ; méthode simple, aisée à réduire en pratique et qui m'a toujours paru infiniment supérieure à celle des frictions mercurielles, dont on a si souvent éprouvé l'inefficacité; elle consiste à dilater avec le bistouri, dans toute sa circonférence et en étoile, la plaie faite par l'animal enragé, à toucher ensuite toute la partie mordue et même un peu des environs, avec le muriate suroxigéné d'antimoine à l'état liquide.

La plaie étant ainsi cautérisée, on la recouvre toute d'un bon emplâtre vésicatoire qui doit dépasser ses bords de deux ou trois lignes, et dont on a soin d'entretenir l'écoulement pendant quelques semaines.

Des Médecins modernes semblent borner uniquement l'effet du virus rabique à l'irritation qu'il produit sur les filets nerveux de la partie mordue. Cependant, dans le doute où l'on peut être, et lorsqu'il s'agit de prévenir une maladie aussi grave, je pense qu'il est prudent de donner en même temps quelque diaphorétique à l'intérieur, tel que l'ammoniaque, dans la vue de pousser vers la périphérie du corps, les particules du principe virulent qui auraient pu s'introduire dans la masse humorale.

§. V.

Les vésicatoires ont été employés avec succès dans les attaques de goutte irrégulièrement prolongées, lorsqu'il y a absence de tout symptôme inflammatoire et que les engorgemens sont très-douloureux, ils produisent d'heureux effets si on a soin de les faire couler.

Lorsqu'on les applique dans la vue de rappeler la goutte interne aux articulations des extrémités, il n'est pas moins utile d'en entretenir long-temps l'écoulement; ils ont sur les sinapismes l'avantage, comme dit Barthez, de soutirer une grande quantité d'humeurs séreuses âcres, ce qui épuise sensiblement la matière de la goutte.

La pratique de Musgrave consistait à se servir de l'un et de l'autre moyen. Après avoir excité à l'endroit de l'articulation goutteuse, une tumeur assez considérable par l'application d'un sinapisme ou tout autre rubéfiant, il faisait appliquer au-dessus de cette tumeur un vésicatoire, qui procurait pendant long-temps des évacuations abondantes.

Des praticiens ont trouvé de l'avantage à placer le vésicatoire dans le voisinage de l'articulation goutteuse, au lieu de le poser sur la partie même.

§. VI.

J'ai dit précédemment que dans les rhumatismes en général, il suffisait d'appliquer les vésicatoires pour peu de temps et à diverses reprises; mais dans les rhumatismes opiniâtres et dépendans d'une humeur âcre, tenace, qui ronge les nerfs et fait sur eux l'office d'un stimulus, je pense que ce moyen serait insuffisant, et qu'il est le plus souvent utile de décider une suppuration et de l'entretenir long-temps. Cotugno, qui a donné un excellent Traité sur l'*ischias nervosa* (1),

---

(1) Il a observé deux sortes de sciatique nerveuse, l'antérieure et la postérieure. La première commence par une douleur fixe dans l'aine, qui s'étend aux parties internes de la cuisse et de la jambe; elle paraît avoir son siége dans le nerf crural. La seconde, beaucoup plus

a vu que l'application des vésicatoires sur le trajet du grand nerf sciatique, procurait l'excrétion d'une matière visqueuse, tenace comme de la colle; que l'irritant n'avait d'effet qu'après la sortie de cette matière, qui ne paraissait quelquefois qu'après l'application du topique réitérée deux à trois fois; il choisissait d'abord, pour le lieu de cette application, la partie externe et supérieure de la jambe, répondant précisément sur la tête du péroné; il plaçait ensuite un second vésicatoire au-dessus de la malléole externe du même côté.

D'après l'autorité du Médecin de Naples, j'ai employé cette méthode avec le plus grand succès.

§. VII.

Dans les maladies convulsives opiniâtres et trop souvent rebelles, telles que l'épilepsie, on a vu l'application des cautères, des vésicatoires et des sétons à la tête ou aux environs, devenir de la plus grande utilité, en donnant issue aux humeurs âcres et en établissant des foyers d'irritation au préjudice de

---

cruelle et plus commune, commence à l'os sacrum, s'étend derrière le grand trochanter du fémur, le long des parties externes de la cuisse, au jarret, vers la partie antérieure externe du tibia et se termine au cou du pied.

ceux qui avaient lieu dans le cerveau; quand l'expérience n'aurait pas prononcé en faveur de cette application, le hasard seul eût suffi pour en suggérer l'idée et en faire préjuger les avantages. NAUDEAU rapporte l'observation d'une femme qui, sujette à de fréquens accès d'épilepsie, tomba dans le feu à l'instant de son attaque ; comme elle était seule dans cette maison lorsque cet accident lui arriva, sa tête resta dans le brasier jusqu'à ce qu'elle eût repris ses sens; la brûlure fut effrayante; toute la partie latérale droite de la calotte aponévrotique du pariétal, était entièrement consumée et l'os était à découvert. Cette brûlure fut long-temps à guérir, mais elle devint avantageuse à cette infortunée; la suppuration abondante et de longue durée guérit sans retour l'épilepsie, à laquelle cette femme avait été sujette depuis quinze ans (1).

WILLIS cite un fait semblable arrivé chez une jeune fille, avec cette différence que tant que les ulcères restèrent ouverts, les paroxismes épileptiques cessèrent d'avoir lieu; mais une fois fermés, la malade retomba dans le même état (2).

---

(1) Voyez ses observations sur l'utilité de la brûlure dans plusieurs maladies chroniques, insérées dans le Journal de Médecine par BACHER, mai 1788.

(2) *De morb. conv., cap. III.*

§. VIII.

Les anciens employaient les vésicatoires contre les éruptions cutanées opiniâtres, telles que la lèpre, les dartres, etc.; de nos jours, Bloch s'en est servi contre ces dernières; il les fait couvrir d'un emplâtre de cantharides, et l'ampoule formée, il guérit la plaie en y excitant la suppuration. C'est ainsi qu'Évers a opéré la guérison d'un herpès universel. On n'attaque jamais à la fois qu'une petite partie de la dartre, et on procède ainsi peu à peu.

§. IX.

On se sert utilement des emplâtres de cantharides, pour établir des ulcères artificiels, des fontaines et pour inoculer la petite-vérole.

§. X.

Enfin, les vésicatoires conviennent comme évacuans :

1.° Dans toutes les maladies qui proviennent d'une surabondance d'humeurs; 2.° dans les cas où une humeur âcre roulante se porte tantôt dans une partie, tantôt dans une autre, et fait craindre qu'en se portant sur les organes intérieurs, elle n'occasionne de grands désordres ; 3.° quand les humeurs ont une tendance opiniâtre sur quelque organe.

Nous terminerons ce que nous avions à dire sur les vésicatoires, par une réflexion importante.

Ces topiques sont en général contre-indiqués par les blessures à la tête, accompagnées de phlogose et de vomissemens ; par la présence du délire avec fièvre aiguë, langue sèche et aride et tous les indices d'une grande inflammation ; par une mobilité extrême du genre nerveux ; par les altérations putride, scorbutique du sang, etc. ; mais, du reste, toutes les raisons qu'on a voulu tirer de l'âge, du sexe, du tempérament, des climats, de la constitution régnante, de la grossesse, etc., pour exclure de la pratique un remède aussi héroïque, sont susceptibles de beaucoup de restrictions, et elles ne sauraient être pour le Médecin instruit, des motifs suffisans pour renoncer à son emploi, si d'ailleurs il en trouve l'indication urgente et bien établie.

LISTE CHRONOLOGIQUE

DES PRINCIPAUX AUTEURS QUI ONT ÉCRIT SUR LES VÉSICATOIRES.

GAVASETTI *De natura cauterii et ejus accidentibus. Venet.* 1583, *in*-4.°

MASSARIA. (Alex.) *De abusu medicamentorum vesicantium et theriacæ in febribus pestilentialibus. Patav.* 1591, *in*-4.°

ROBORETUS. *De peticulari febre, deque vesicatoriorum in ea potissimùm usu. Trident.* 1592.

SAXONIA. (Herc.) *De phœnigmorum usu. Patav.* 1591, *in*-4.°

Idem. *De Phœnigmis. L. III, Patav.* 1593, *in*-4.°

JOSTRERIUS DE JOSTRERIIS. *Admirat. medic. de usu vesicantium, etc. Venet.* 1596, *in*-4.°

CAJUS. *Diss. de vesicantium usu. Venet.* 1606, *in*-4.°

TIRELLI. *Dilucid. de vesicatoriis. Venet.* 1607, *in*-4.°

OBICIUS. *Decisiones adversùs vesicantia. Vicent.* 1618.

MALFI. *Nuova prattica della decoratione manuale. Napoli*, 1629, *in*-4.°

MARTINII. *Opuscula de vesicantium, etc. administratione. Venit.* 1656.

AB HOMRICH. *De vesicantium utilitate et noxa. Harderov.* 1656.

FASCH. *De vesicatoriis. Jen.* 1673.

METZGER. *Theses chiriatricæ. Tub.* 1679.

ALBINUS. *Diss. de cantharidibus. Fr.* 1687.

JANSSEN. *De vesicatoriis. Harderov.* 1688.

ORTLOB. *Diss. de vesicatoriis. Lips.* 1796.

GROENEVELT. *De tuto cantharidum usu. Lond.* 1698, *in*-8.°

SANTANIELLI. *Dell' uso de vesicanti. Venet.* 1698, *in*-4.°

CRATER. *Diss. de vesicatoriorum usu et abusu. Erf.* 1701.

SCHWEICHER. *Diss. de vesicatoriis. Franecker.* 1701.

NENTER. *De vesicatoriorum usu. Arg.* 1704.

KIRCHDORF. *Diss. de cantharidibus. Regiom.* 1711.

DETHARDING. *Diss. scrutinium operationis medicamentorum vesicatoriorum. Rostoch.* 1713.

WEDEL. *Diss. de cantharidibus. Jen.* 1717.

WHITAKER. *Diss. de cantharidibus. Lugd. Bat.* 1718.

SALOMON. *Diss. de vesicatoriis, fonticulis et setaceo. Vienn.* 1726.

HOFFMANN. (Fr.) *De vesicatoriorum præstanti in medicina usu. Hal.* 1727. *Resp.* BACMEISTER.

VOLPINI. *Opere fisico-mediche. Parma*, 1727.

COPIUS. *De vesicantibus. Duisb.* 1730.

ROBINSON. *Animal economy. Lond.* 1732, *in*-8.°

HOFFMANN. (Fr.) *Diss. de vesicantium et fonticulorum circonspecto in medicinâ usu. Hal.* 1736.

BOWDEN. *Diss. de usu et abusu vesicantium. Lugd. Bat.* 1739.

SAMUEL *De vesicantium usu in morbis pectoris. Duisb.* 1740.

STENGEL. *Diss. de cantharidibus. Vit.* 1740.

FERREIN. *An febri malignæ vesicantia? Paris.* 1741.

VATER. *De vesicatoriorum ad domandas febres malignas virtute. Vit.* 1742.

PEREZ. *Diss. de vesicantibus. Lugd.* 1742.

BRENDEL. *De purpura retrograda per vesicatorii ulcus soluta. Goetting.* 1743. *Resp.* LÜBKEN.

JUCH. *Diss. de medicamentorum vesicatoriorum agendi modo et usu. Erl.* 1745.

NERUCCI. *Lettere fisico-mediche. Lucca.* 1748, *in*-8.°

BARBETTE. *Raccolta di scritture mediche appartenenti alla controversia de vesicatori. Venez.* 1749.

ZOBEL. *De modo agendi, atque effectu vesicatoriorum in corpore humano. Arg.* 1751.

BUCHNER. *De vesicatoriorum ad exanthemata à nobilioribus partibus avocanda, efficaci usu. Hal.* 1758. *Resp.* CHÜDEN.

HOFFMANN. *Diss. de attrahentium nempè rubefacientium vesicatoriorum, fonticulorum et setaceorum actione usu et abusu. Burgo-Steinfurti.* 1759, *in*-8.° *Resp.* C. HOFFMANN.

PROBST. *Diss. de sale volatili cantharidum. Arg.* 1759, *in*-4.°

THIEL. *Diss. de curatione morborum artificiali per ulcera. Gœtt.* 1760.

EBERHARD. *De necessario usu vesicatoriorum in febre castrensi. Hal.* 1761. *Resp.* KRISCH.

GARNIER. *An febri malignœ vesicantia? Paris.* 1764.

BUCHNER. *De vesicatoriorum parti dolenti applicatorum usu salubri et nocivo. Hal.* 1766, *in*-4.° *Resp.* WEITZMANN.

RUMPEL. *Diss. de cantharidibus earumque usu tam interno quàm externo in medicina. Erf.* 1766.

BOEHMER. *De malignitate variolarum naturalium tempestivo vesicatoriorum usu avertenda. Hal.* 1767.

PRANDT. *Dissert. de vesicantibus. Vienn.* 1768.

VOGEL. *De tuto et eximio vesicatoriorum usu in acutis. Gœtting.* 1768, *in-4.° Resp.* Mart. STRUVE.

JÆGER. *Diss. de cantharidibus earumque actione et usu. Tub.* 1769. *Resp.* KAISER.

BAGNION. *Diss. de vesicantium usu ac modo agendi. Monspel.* 1769, *in-4.°*

GREINER. *De vesicatoriorum præstanti in variolis usu magno pro extirpatione argumento. Arg.* 1769.

COSTENBADER. *De abusu vesicantium in febribus malignis. Leid.* 1769.

ALEXANDER. *Diss. de cantharidum historia et usu. Edinb.* 1769.

TIMMERMANN. *Diss. de vesicantium locis. Rintel.* 1771, *in-8.° Vid. syllog. opusc. med. pract.* BALDINGER. *tom. I.*

KUSTER. *De rubefacientium et vesicantium usu in variolis. Erf.* 1774.

BOUTIGNY DESPREAUX. *Diss. an febri malignæ vesicantia? Paris.* 1774.

ENGEL. *De explicandis generalibus vesicantium effectibus eorumque speciali in inflammationibus usu. Hal.* 1774, *in-8.° Vid. syllog. opusc. med. pract.* BALDINGER., *tom. IV.*

HICKES. *De natura epispasticorum et usu. Edinb.* 1776.

FORSTEN. *Diss. cantharidum historiam naturalem medicam et chymicam exhibens. Argent.* 1776, *in-8.°*

CARSON. *De cantharidum historia, operatione et usu. Edinb.* 1776, *in-8.° Vid. syllog. opusc. med. pract.* BALDINGER., *tom. IV.*

BOSE. *Diss. de vesicatoriis rectè utendis. Lips.* 1776, *Resp.* QUAAS.

TRALLES. *De usu vesicantium in febribus acutis ac speciatim in sanandâ pleuritide. Wratislaviæ*, 1776, *in*-8.°

SCHROEDER. *Diss. de vesicatoriorum usu abrogando et meliori ejusdem indolis præsidio. Marb.* 1777.

ÆPLI. (G.-Mechior.) *Prüfung der spanischen fliegen im Bösartigen fieber. Zürich*, 1777, *in*-8.°

DASSIER. *Tentam. med. de usu vesicantium in febribus malignis. Monspel.* 1778, *in*-4.°

CHAMSEBU. (Roussille de) *An in usu vesicantium cautelæ tum med. tum chirurg. Paris.* 1778. *Resp.* LA PLANCHE.

DELAN. *Tent. therapeut. de vesicatoriis. Monspel.* 1779, *in*-4.°

TOURNAY. *An rheumatismo vesicantin. Nanceii*, 1779, *Resp.* GERARD.

BUSCH. *De vesicantium abusu atque substituendis magneticis remediis. Marb.* 1780. *Resp.* WENDELSTADT.

HARTMANN. *De hyperdiuresi ex perverso cantharidum usu externo orta. Frf.* 1781. *Resp.* DE FORELL.

REYSS. *Ziss. de vesicantibus. Vienn.* 1781, *in*-8.° *Vid.* STOLL, *Diss. med. edit.* EYEREL., *tom. IV.*

DONLY. *De vesicantium usu in variis morbis tractandis. Lugd. Bat.* 1784.

USENBENZ. *De vesicatoriis eorumque salubri et noxio usu in medendis morbis. Hal.* 1785.

WOLFF. *Abhandl. vom dem Nuzen der Spanischen fliegen pflaster in soporosen Wechsel-fiebern. Altona*, 1785.

NIEMANN. *Diss. de cantharisationis externæ effectibus. Weinssenfels.* 1791.

SCHIROV. *Diss. de cantharidibus.* 1794.

LIEBARDT. *De generaliori catharticorum notione et usu Erlang.* 1796, *in-8.o*

KRUMMACHER. *De usu sinapismorum usui vesicatoriorum è cantharidibus præferendo. Erlang.* 1799, *in-8o.*

RODAMEL. Sur l'emploi des vésicatoires dans les inflammations externes. Montpellier, an 6, in-4.o

GUERGUY. Sur l'emploi des vésicatoires spécialement dans les maladies aiguës de la poitrine. Montpellier, an 7, in-4.o

ROBERT. Sur l'utilité des vésicaux dans les fièvres et les flegmasies. Paris, an 11, in-8.o

GUILLÔT. Sur l'usage intérieur et extérieur des cantharides en Médecine. Paris, an 11, in-8.o

BEAUPOIL. Sur les vertus et les principes des cantharides. Paris, an 11, in-8.o

ESTRUC. Sur les indications et les contre-indications des vésicatoires. Montpellier, an 11, in-4.o

VENENCIE. Sur l'emploi des vésicatoires dans les fièvres ataxiques. Paris, an 11, in-8.o

RESSEIN. Sur les effets funestes des vésicatoires appliqués aux jambes dans les fièvres adynamiques. Paris, an 11, in-8.o

CHOLLOT-COURVILLE. Sur l'utilité des évacuans et surtout du vésicatoire appliqué à la tête dans le cas de commotion du cerveau, à la suite des corps contondans. Strasbourg, an 11, in-4.o

FALCIÈRES. Sur les vésicatoires. Montpellier, an 11, in-4.o

FOURNIER. Sur l'application du vésicatoire sur la tête dans quelques cas de paralysie. Paris, an 12, in-4.o

Klippel. Sur l'action et l'emploi des cantharides. Strasbourg, 1807, in-4.o

Cambournac. Sur l'utilité du vésicatoire appliqué sur la tête dans la commotion du cerveau. Paris, 1808, in-4.o

Champy. Sur l'usage interne et externe des cantharides en Médecine. Strasbourg, 1809, in-4.o

Rudelle-la-Calmette. Sur les vésicatoires considérés comme moyens thérapeutiques. Montpellier, 1810, in-4.o

Benard. Sur les vésicans. Montpellier, 1811, in-4.o

Danlioulle. Sur l'emploi des vésicatoires dans les maladies aiguës. Montpellier, 1812, in-4.o

Satis. Sur l'emploi des vésicatoires dans quelques maladies. Paris, 1813, in-4.o

Durrière. Sur l'usage des vésicatoires comme moyens thérapeutiques. Paris, 1815, in-4.o

Dutech. Sur le mode d'action des vésicans. Paris, 1815, in-4.o

Merlet. Sur l'usage interne et externe des cantharides en Médecine. Paris, 1815, in-4.o

Bonnafé. Sur l'emploi des exutoires. Montpellier, 1817, in-4.o

CHAPITRE SEPTIÈME.

Sur le Quinquina.

On ne peut se rappeler sans intérêt l'époque principale qui signala la découverte du quinquina, de ce remède précieux qu'on nous apporte du nouveau monde, et que Carminati n'hésitait pas à placer même au-dessus de l'or et des diamans.

L'arbre qui le fournit était connu des Indiens long-temps avant que les Espagnols en fissent la découverte. Un événement particulier, qui eût lieu en 1638, leur fit apprécier tous les avantages de cette écorce inestimable. Le Vice-Roi du Pérou, résidant à Lima, le Comte del Cinchon, avait son épouse malade d'une fièvre intermittente tierce. Tous les remèdes avaient été inutilement tentés ; un Espagnol propose la poudre de quinquina, dont un Indien lui avait découvert la propriété, et cette Dame lui doit sa guérison. Un pareil événement, arrivé chez une personne d'un si haut rang, était fait pour accréditer le nouveau remède ; la connaissance s'en répandit en Espagne, d'où, peu de temps après, les Jésuites l'apportèrent en Italie, où il fut distribué aux pauvres indigens de Rome, par les soins pieux du Cardinal DE LUGO ; successivement le quinquina fut connu en France, en Angleterre, en Allemagne, qui s'empressèrent de s'approprier un secours aussi précieux. C'est d'après ces circonstances qu'on trouve dans les auteurs cette écorce tour à tour désignée par les noms d'écorce du Pérou, de poudre de Madame CINCHON, de poudre des Jésuites, de poudre du Cardinal DE LUGO, etc.

Le quinquina ou *cinchona* appartient à la famille des rubiacées, et LINNÉ l'a rangé dans sa pentandrie-monogynie. Ce végétal si utile croît au Pérou, principalement dans la vaste Province de Quito, sur le territoire de Loxa; il abonde pareillement aux environs de Santafé, dans l'Amérique méridionale.

Il n'entre point dans le plan de notre travail de parcourir toutes les espèces de quinquina qu'on pourrait introduire dans la Matière médicale; non plus que de parler des propriétés chimiques de cette écorce, sur lesquelles nous sommes redevables de renseignemens précieux à GEOFROY, SPIELMANN, BUCQUET, CORNETTE, PERCIVAL, FOURCROY, VAUCQUELIN, etc.; qu'il nous suffise de signaler ici les cinq espèces de quinquina qu'on croit être généralement les seules officinales et qu'il nous importe de bien connaître.

La première espèce, celle qui a été la première connue et mise en usage, est le quinquina brun, le quinquina gris, (*cinchona officinalis*, de LINNÉ), que MM. DE HUMBOLDT et BONPLAND ont désigné en dernier lieu sous le titre de *cinchona* CONDAMINEA (1), parce que cette plante est la même qui fut observée et figurée par le célèbre voyageur LA CONDAMINE. Cette espèce, dépourvue presque d'odeur, a une saveur qui paraît se rapporter à celle de la réglisse, mais qui bientôt devient amère et très-astringente.

La deuxième espèce est le quinquina orangé, (*cinchona lancifolia* de MUTIS, *cinchona nitida* de RUIZ et PAVON (2).)

Le principe aromatique qui domine dans son écorce, la fait regarder comme un antipyrétique majeur, agissant sur le système nerveux; c'est pourquoi on l'emploie principalement dans les fièvres intermittentes essentielles et dans certaines névroses périodiques.

Cette espèce est d'ailleurs aisée à confondre avec les autres, mais sur-tout avec le quin-

---

(1) Voyez leur belle description des plantes équinoxiales.

(2) MM. MUTIS, RUIZ et PAVON, DE HUMBOLDT, BONPLAND, ont beaucoup ajouté, par leurs recherches, aux connaissances que nous possédions déjà sur l'histoire naturelle du quinquina.

quina jaune, *cinchona cordifolia*; dont nous parlerons plus bas. Vainement prétendrait-on distinguer par l'aspect et la cassure ces deux espèces, quand une fois elles sont mélangées dans le commerce.

D'après le conseil que donne M. Mutis, ce n'est qu'en les pulvérisant, et en les comparant ensuite avec la poudre et la teinture qu'on en retire, qu'on peut remarquer les caractères qui les distinguent.

Du reste, ces deux premières espèces de quinquina, le brun ou le gris et l'orangé, sont très-peu abondantes dans le commerce, et semblent manquer davantage de jour en jour.

La troisième espèce qui paraît les avoir remplacées dans les prescriptions médicales, est le quinquina rouge, (*cinchona oblongifolia* de Mutis, *cinchona magnifolia* de Ruiz et Pavon); cette espèce est astringente et tonique, agissant sur le système musculaire. Tous les Médecins instruits l'emploient principalement pour la guérison des maladies marquées par une lésion profonde des forces toniques.

La quatrième espèce est le quinquina jaune, (*cinchona cordifolia* de Mutis, *cinchona pubescens* de Wahl, *cinchona micrantha* de Ruiz et Pavon); cette espèce qu'on a confondue avec le quinquina orangé, parce qu'elle lui ressemble beaucoup, n'a été d'usage en Médecine qu'en 1740 : elle n'imprime aucune astriction à la langue ni au palais, aussi, en comparant l'activité de cette espèce avec celle des autres, on reconnaît que celle-ci agit peu et plus lentement.

La dernière espèce est le quinquina blanc, (*cinchona ovalifolia* de Mutis, *cinchona macrocarpa* de Wahl); cette espèce qu'on n'a pu encore rencontrer au Pérou et qui est indigène de Santafé de Bogota, est très-amère et d'un goût acerbe désagréable. Les essais multipliés qu'a faits le Docteur Alibert, avec cette écorce, lui ont prouvé que ses succès n'étaient point inférieurs à ceux qu'on obtient des autres écorces péruviennes.

Mutis la regarde comme agissant particulièrement sur les glandes et sur le système lymphatique, et concourant puissamment au rétablissement des secrétions. Lambert, Clarke s'en sont servis avec avantage pour combattre la fièvre jaune.

Telles sont les cinq espèces officinales de quinquina, bien reconnues, que le Médecin pourra employer avec confiance, pourvu qu'il ne perde point de vue les règles concernant leur administration. C'est sous le rapport le plus intéressant, c'est-à-dire dans ses applications médicinales que nous allons considérer cette écorce.

Mais pour mettre de l'ordre et de la méthode dans une matière aussi étendue, nous commencerons par établir trois sections de maladies; la première, qui comprend les maladies fébriles; la seconde, qui embrasse les maladies périodiqnes non fébriles, et une troisième, où nous rapportons celles qui, ne participant d'aucun des caractères précédens, se montrent en général exemptes de pyrexie et de tout mouvement de périodicité.

La première de ces sections renferme trois grandes classes de fièvres; savoir: les fièvres intermittentes, les fièvres rémittentes et les fièvres continues.

Nous allons les examiner successivement, et toujours sous leurs rapports avec l'écorce exotique, à laquelle ce chapitre est consacré.

PREMIÈRE SECTION.

I.re CLASSE.

FIÈVRES INTERMITTENTES.

Nous commençons par ces fièvres, comme étant celles qui réclament le plus impérieusement l'emploi de cette substance; on sait qu'on entend par ces sortes de fièvres, celles dont les paroxismes sont suivis d'une intermission périodique qui laisse entre eux une apyrexie parfaite.

§. I.er

Toutes les fièvres de cette espèce ne comportent pas l'emploi du quinquina, il est des circonstances où la fièvre intermittente est vraiment dépuratoire et critique, en sorte qu'il serait nuisible, peut-être même dangereux, de vouloir la combattre par le fébrifuge; ainsi, le Père de la Médecine nous dit avoir vu la fièvre quarte emporter les convulsions et l'épilepsie. Boerhaave fait mention d'un cordonnier trois fois attaqué de paralysie, et autant de fois guéri par une fièvre quarte spontanée (1). Klein parle d'une hémiplégie et d'un asthme, Vogel d'un rhumatisme, Selle d'une épilepsie, Eller d'une hémiplégie, qu'ils ont vu céder également à une fièvre de cette nature; on sait que ce fut par un tel moyen que le Mathématicien Lahire fut délivré de palpitations de cœur violentes, qui avaient résisté à tous les remèdes (2).

---

(1) Vansw. tom. III, pag. 373.

(2) Mém. de l'Acad. Roy. des Sc. 1718, pag. 88.

Le quinquina serait sans doute ici d'autant plus déplacé qu'il serait plus efficace, puisque l'inconvénient naîtrait de la suppression de la fièvre.

Les fièvres intermittentes vernales doivent encore être rangées parmi celles qui sont bénignes par leur nature, que le plus souvent le régime guérit, que le quinquina a souvent aigries, et fait dégénérer en continues; mais si l'on excepte ces cas, et toutes les fois qu'une fièvre intermittente se rendra redoutable, soit à raison de la constitution de l'air, soit à cause de la mauvaise saison où l'on entre, ou bien des suites fâcheuses qu'elle peut entraîner, j'estime qu'alors on doit l'arrêter par le quinquina, et que nous n'avons pas de meilleur remède pour remplir ce but. *Quò magis frigida, pluviosa tempestas, quò propius hyemi anni tempus est, quò longiora paroxismorum intervalla sunt, quò diutiùs febris perseveravit, eò magis necessaria est prompta curatio. Rahn. abvers. med. pract.*

Mais quelque indiqué qu'il puisse être, convient-il de le donner sans préparation antécédente, et n'existe-t-il pas pour le Médecin des règles à suivre qui serviront à rendre l'administration de ce médicament plus sûre?

C'était à l'expérience seule à prononcer sur

ce point : or, elle nous apprend que, lorsqu'une fièvre intermittente qui se présente est purement nerveuse et dénuée de toute complication ; on peut directement recourir à l'action du fébrifuge, sans qu'il soit nécessaire d'user d'aucune préparation préalable ; mais comme il n'en est pas toujours de même, et que le plus ordinairement cette fièvre se lie à diverses causes occasionelles qui concourent à rendre la maladie plus longue, plus difficile à guérir, et la vertu du remède inefficace ou du moins infidèle ; il est donc important, avant de procéder à l'emploi de cette écorce, de corriger, de détruire ces mêmes causes occasionelles, soit pour assurer le succès du traitement, soit afin de prévenir des accidens qu'on ne manquerait pas gratuitement de rejeter sur le compte du fébrifuge.

a. Une de ces causes la plus fréquente est sans contredit un foyer de gastricité, et il est d'autant plus convenable, dans ce cas, de recourir dès le début à l'emploi de l'émétique, que ce remède a souvent suffi, comme nous le disions à l'article des émétiques, §. III, pour dissiper complétement la fièvre. Cette méthode n'est point nouvelle; AVICENNE appelait le vomissement, *radicem curæ febrium* ; PRIMEROSE, FORESTUS attendaient du vomitif les plus grands effets; LANGIUS va plus loin, il ne traitait les fièvres quartes que par ce moyen fréquemment répété. *Asserere non dubitamus in hisce emeticis per aliquot vices, prout necessitas postulaverit, decenter iteratis, unicum fermè et indubitatum verissimumque citò ac tutò curandæ quartanæ consistere arcanum. Pathol. animat., cap. LXXVIII, §. II.*

Ce n'est qu'autant que les accès continueront d'avoir lieu après les évacuations convenables, qu'on passera au quinquina.

b. Souvent ce sont des humeurs froides, tenaces, pituiteuses, pour nous servir du langage des anciens, qui surchargent les voies digestives, comme on l'observe dans les fièvres quotidiennes et quartes, et qui exigent préalablement un plus long usage des résolutifs et des évacuans.

c. Il arrive qu'en automne il se forme des obstructions dans les viscères abdominaux qui entretiennent l'opiniâtreté des fièvres, en sorte que pour les combattre plus efficacement on est obligé d'allier avec cette écorce, à titre d'auxiliaires, les fondans et les incisifs.

d. Il serait dangereux d'en venir immédiatement au quinquina, dans ces accès qui reconnaissent pour cause une diathèse inflammatoire, et l'observation a trop souvent démontré quels funestes effets avait produit ce médicament, lorsqu'il n'avait pas été précédé de tout l'appareil du régime réfrigérant.

e. D'autrefois, à la suite de la suppression d'une évacuation sanguine habituelle, il survient des fièvres intermittentes dans lesquelles la pléthore donne une telle intensité à l'affection nerveuse, qu'elle ne cède au quinquina qu'après le retour de l'écoulement supprimé; c'est ainsi que MADAY rapporte l'exemple d'une femme qui fut guérie d'une fièvre tierce par l'éruption des menstrues, et celui d'un soldat atteint de la fièvre quarte, dont il ne fut délivré que par l'application des sangsues aux vaisseaux hémorroïdaux.

f. On a vu des fièvres entretenues par un foyer vermineux qu'il était nécessaire de détruire, si on voulait obtenir de bons effets du quinquina, ainsi qu'il résulte des observations de FORESTUS, d'ANDRY, de GRAINGER, de VANDENBOSCH (1).

g. On sait qu'il existe des fièvres intermittentes entretenues par un état d'irritation dans le système, qui seraient exaspérées dans le principe par l'action du fébrifuge, et qui ne cèdent à ce dernier que lorsque l'irritation a été préalablement calmée par les tempérans et les adoucissans.

h. Ce ne sont pas encore là les seules

(1) *Constit. epid., pag.* 71 *et seq.*

causes qui compliquent les fièvres intermittentes; souvent elles succèdent à la répercussion de l'humeur transpirable, et l'on observe que le quinquina ne convient que lorsque la transpiration a été rétablie; elles peuvent être aussi déterminées par un âcre rhumatismal, goutteux, scorbutique, psorique, siphilitique, ou par la présence d'un calcul ou autre agent irritant, qui déterminent périodiquement les accès et rendent nulle l'action du fébrifuge, jusqu'à ce qu'on ait détruit ces différentes causes par les moyens qui leur conviennent.

En un mot, dans tous les cas dont nous venons de parler, tant que la fièvre intermittente, suivant sa marche ordinaire, ne présentera aucun mauvais caractère, c'est une règle invariable que l'écorce fébrifuge ne devra être administrée qu'après que les causes occasionelles de la fièvre auront préalablement disparu, et que celle-ci se trouvera réduite à son état simple et purement nerveux.

§. II.

Mais malheureusement il n'en est pas toujours ainsi, et les fièvres intermittentes se revêtant, en certains cas, de caractères de malignité, forment un autre ordre de fièvres bien distinct, connues sous le nom de fièvres intermittentes ataxiques ou pernicieuses. On sait que MERCATUS, HÉRÉDIA, MORTON, les signalèrent des premiers; qu'après eux TORTI, WERLHOF, HUXHAM, GALEATIUS, MEDICUS, SENAC (1), LAUTTER, CLEGHORN, MORANDI, etc., donnèrent, sur ce qui les concerne, les renseignemens les plus étendus (2), et que plus postérieurement encore VOULLONE, ALIBERT ont enrichi cette matière de leurs écrits.

Ces fièvres intermittentes peuvent être dangereuses de deux manières, ou par la co-existence d'un symptôme grave et prédominant, ou par leur tendance à dégénérer en continues. TORTI désigna celles-là par le nom de *febres comitatæ*; celles-ci, par celui de *febres subcontinuæ*: en parlant des premières, le Médecin de Modène en reconnut de sept espèces; savoir: 1.° la fièvre ataxique intermittente colérique ou dysentérique; 2.° la fièvre ataxique intermittente hépatique ou atrabilaire; 3.° la fièvre ataxique intermittente cardiaque; 4.° la

(1) L'excellent ouvrage *De reconditâ febrium intermittentium et remittentium naturâ*, a été attribué à SENAC; il y en a néanmoins qui pensent qu'il est de BOUVART.

(2) Ces auteurs nous ont tracé d'excellentes règles sur l'administration du quinquina dans les maladies, notamment dans les fièvres; c'est pourquoi l'on consultera leurs ouvrages avec beaucoup de fruit, indépendamment de ceux dont la liste nombreuse se trouve consignée à la fin de ce chapitre.

fièvre ataxique intermittente diaphorétique; 5.° la fièvre ataxique intermittente syncopale; 6.° la fièvre ataxique intermittente algide; 7.° la fièvre ataxique intermittente soporeuse ou apoplectique; mais c'est sans fondement que nous voudrions restreindre le nombre de ces fièvres, puisqu'il est bien prouvé qu'il n'y a aucun symptôme qui ne puisse prendre un caractère grave au point de devenir dangereux.

MORTON a vu des fièvres ataxiques intermittentes pleurétiques, rhumatiques, néphrétiques, orthopnoïques; ce même auteur et BORNAINVILLE (1) ont vu ces sortes de fièvres s'accompagner dans leur marche d'attaques convulsives; RICHARD (2), d'une hémicranie; ALIBERT, du délire; LEVÈQUE (3), d'un vomissement de sang; le Professeur DUMAS, d'une hydrophobie, etc.

Le célèbre BARTHEZ, et après lui le Docteur PY, de Narbonne (4), ont signalé la compli-

(1) Voy. Journ. de Méd. de VANDERM., janvier 1758.

(2) Voyez même Journal, janvier 1761.

(3) Voyez Annales de la Société de Médecine-Pratique de Montpellier, tom. IV.

Le même volume fait mention d'une fièvre ataxique qui devint funeste, offrant le priapisme pour principal symptôme du paroxisme.

(4) Voyez son Mémoire inséré dans les Annales de la Société de Médecine-Pratique de Montpellier, tom. II.

cation de ces mêmes fièvres avec une affection spasmodique dans la région précordiale, laquelle affection se manifeste par des anxiétés, de l'insomnie, une gêne dans la respiration et sur-tout un sentiment de resserrement douloureux dans les précœurs, qui fait plaindre les malades, comme si une barre de fer leur sanglait constamment cette moitié transversale du corps.

Ici l'indication curative se tirant de la gravité du symptôme prédominant, c'est à combattre promptement ce dernier qu'il faut s'attacher, et l'indication ne saurait être mieux remplie que par le quinquina placé de bonne heure et à haute dose.

Si ce remède convient également contre les fièvres subcontinues, l'indication ne se tire pas, en ce dernier cas, de la nature des symptômes, mais de la tendance de la fièvre à dégénérer en continue.

D'une part, l'expérience nous ayant appris que toute fièvre intermittente qui dégénère en continue, dégénère presque toujours en une fièvre continue d'un très-mauvais caractère(1);

---

(1) Voyez le Mémoire de Voullone, sur les fièvres intermittentes, pag. 156. Cette remarque qu'ont pu faire tous les praticiens n'avait point échappé à Piquer : *Y observando las attentamente se verá, que despues de*

et d'autre part, une fièvre étant d'autant plus susceptible de céder à l'action du quinquina qu'elle conserve ses caractères d'intermittence, on sent qu'il est bien plus avantageux de s'opposer à une maladie qu'on peut combattre par un remède certain, que de la laisser se transformer en une autre maladie contre laquelle l'art n'offre plus de remède semblable.

II.e CLASSE.

FIÈVRES RÉMITTENTES.

On sait que ces sortes de pyrexies offrent pour caractère essentiel une fièvre continue coupée dans son cours, et à des intervalles plus ou moins éloignés, par des exacerbations ou redoublemens.

Je suivrai la même division que j'ai suivie dans mes Cours particuliers de Médecine, et je considérerai la fièvre rémittente sous trois points de vue différens: 1.º quant à son type et à la marche qui la distingue; 2.º par rapport aux accidens nerveux qui la signalent;

---

haver hecho el transito de intermittentes á continuas, ó son ardientes espurcas, ó malignas, ó semitercianas, y siempre las he visto ser muy malas, y poner á los enfermos en gravissimo peligro de la vida. Tratado de las calenturas, pag. 280.

3.° relativement aux causes qui la compliquent.

§. I.er

Et d'abord, quant au type, nous remarquerons trois ordres de fièvres rémittentes ; le premier, qui comprend toutes les fièvres dont chaque paroxisme débute par le frisson ; le second, qui renferme toutes celles dont les reprises commencent par un refroidissement de tout le corps, ou seulement des extrémités, du nez, par une augmentation d'inquiétude et de mal de tête ; enfin, le troisième, qui rassemble toutes celles dont les exacerbations n'ont, dans le premier temps, ni frisson, ni froid, ni refroidissement partiel, et ne sont remarquables, comme l'observe très-bien M. le Professeur Baumes (1), que par la recrudescence de la fièvre, par une augmentation de chaleur âcre et des autres accidens fébriles.

Les fièvres rémittentes du premier et du second genre sont d'origine gastrique plus ou moins ; on les observe dans nos pays vers le milieu de l'été jusqu'à la mi-automne ; elles règnent dans le temps où les fièvres intermittentes sont stationnaires. Lorsqu'elles se termi-

---

(1) Voyez son excellent Traité sur l'usage du quinquina dans les fièvres rémittentes.

nent heureusement, elles ont coutume le plus souvent de dégénérer en fièvres intermittentes; mais il y a cette différence entre elles relativement aux indications du quinquina, que celles du premier ordre caractérisées par le frisson au début qui les rapproche davantage des fièvres d'accès, sont les fièvres contre lesquelles le quinquina agit le plus efficacement; tandis que celles du second ordre, qui se rapprochent moins du caractère des fièvres intermittentes, quoique soumises à l'indication du quinquina, résistent plus ou moins de temps à son action puissante; enfin, les fièvres rémittentes du troisième ordre, rentrant pour ainsi dire dans la classe des fièvres continues dont nous parlerons, ne sauraient admettre le quinquina à titre de fébrifuge, l'expérience ayant démontré que ce médicament leur était sous ce rapport plutôt préjudiciable qu'utile.

§. II.

Si l'indication de l'écorce exotique varie relativement au type rémittent de la fièvre, elle varie encore d'après la nature des accidens qui se développent pendant le paroxisme.

Sans doute tant qu'une fièvre rémittente sera simple et bénigne et ne présentera que les symptômes ordinaires d'une exacerbation, elle n'exigera que peu ou point du tout de quinquina, les forces de la nature suffisant seules pour opérer la guérison, ou bien on sera toujours maître de la compléter, si les limites du mal semblaient ne pas vouloir se circonscrire.

Mais si, à mesure que les paroxismes se succèdent, les exacerbations se prolongent davantage; si le premier temps s'obscurcit plus ou moins considérablement; si la rémittence devient moins sensible et le type plus continu, et que la fièvre s'accompagne en même temps d'épiphénomènes alarmans, tels qu'un état de prostration des forces, des vomissemens opiniâtres avec cardialgie et anxiétés, un cours de ventre séreux et symptomatique, des douleurs profondes et cruelles, le délire, une affection léthargique, le météorisme du bas-ventre, la paralysie de quelques membres, enfin des désordres plus ou moins considérables dans les fonctions du système nerveux, etc., le quinquina doit être donné de bonne heure et à grande dose; vainement le Médecin attendrait-il une crise de la part de la nature; les momens sont précieux: encore un peu de temps, disait Lancisi, et vous n'aurez plus de malade à soigner, il ne vous restera que de tristes cendres à recueillir.

Un principe important dont le Médecin

doit se pénétrer et qui sert à jeter un grand jour sur le traitement, c'est que tant que les symptômes ou accidens qu'entraîne à sa suite la fièvre rémittente ataxique ne l'emportent point sur elle, mais lui sont subordonnés, le quinquina est éminemment indiqué, parce que ce remède, en détruisant la fièvre, détruit aussi tous les symptômes qui en dérivent; mais si une fois les produits de la fièvre rémittente viennent à dominer sur elle, il en résultera une lésion essentielle des organes, contre laquelle non-seulement le quinquina ne pourra plus rien, mais que l'action de ce fébrifuge ne ferait au contraire qu'exaspérer. Je m'explique :

Nous avons dit plus haut que les exacerbations de la fièvre rémittente ataxique, s'accompagnaient de symptômes graves et alarmans. Tant que ces accidens fâcheux se retirent et disparaissent avec le redoublement qui les avait vus naître, on est à temps jusque-là de donner le fébrifuge; mais si ces accidens prédominent sur la fièvre, en sorte que le redoublement cessant, le malade reste en proie à un météorisme du bas-ventre, à des engorgemens de poitrine, à une affection soporeuse, apoplectique, etc., le quinquina cesse d'être indiqué ; ce remède, qui naguère pouvait tout, est dès-lors sans vertu, il ne serait au contraire que préjudiciable, en irritant ces nouveaux produits morbifiques.

C'est ce qu'avait très-bien observé SARCONE, dans l'épidémie de Naples, lorsqu'il dit expressément que si les fièvres étaient chaudes, d'un caractère non rémittent, mais continues, ou si elle avaient déjà perdu la rémission et acquis le masque de continues continentes, et enfin, s'il s'était déjà montré quelque affection du foie, de la tête ou de la poitrine, alors non-seulement le quinquina était inutile et n'était plus avantageux, mais il était même nuisible et dangereux (1).

§. III.

Enfin, si l'on considère la fièvre rémittente sous le rapport de la cause qui la complique, on voit que cette fièvre se lie le plus communément à une affection gastro-bilieuse ou muqueuse.

---

(1) *Nel caso che le febbri eran calde, e si erano trascurati gli opportuni salassi, che queste erano d'indole non remittente, ma continue, o che avevano già perduta la remissione, ed acquistata la maschera di continue continenti, e che in somma era già succeduto attaco nel fegato, nel capo o nel petto, la china-china non solo riusciva inutile e non giovava, ma spesso era di danno e di detrimento. Istoria ragionata, parte seconda, p.* 616.

Les indications que l'art a à remplir consistent à évacuer le foyer des matières qui surchargent les voies digestives; l'écorce exotique, loin d'être utile dans le cours de la maladie, serait nuisible, puisque, par sa vertu astringente et tonique, elle arrêterait les excrétions alvines, favoriserait la stagnation des mauvais sucs, les rendrait plus âcres et ferait dégénérer la fièvre en continue. Si elle trouvait une place utile, ce ne pourrait être que sur la fin de la maladie, après que les évacuations convenables auraient eu lieu, et la fièvre subsistant toujours en conservant son caractère de rémittence.

Mais si par un trop long retard dans l'emploi des secours ou par un traitement inconsidéré, le foyer gastrique se propage pernicieusement sur le système nerveux et dans la masse du sang; si la bile et les autres humeurs s'alcalisent; si les forces s'abattent, le pouls s'affaiblit, les facultés intellectuelles se troublent; si les mouvemens nerveux marchent de concert avec les hémorragies, les taches pétéchiales, etc., quel remède plus puissant pourrait être substitué au quinquina administré à haute dose? Cette écorce bienfaisante dissipe, dans ce cas, comme l'a observé Monginot, les inflammations apparentes, les douleurs fixes des viscères, les flux de ventre et les autres symptômes, parce que les congestions douloureuses provenant du défaut de mouvement des fluides, les empâtemens dans le tissu des organes ayant leur principe dans la faiblesse des solides, il suffit de ranimer les forces toniques, pour détruire la stagnation des humeurs et avec elle les accidens qui en proviennent.

Le quinquina est donné ici, combiné avec les purgatifs, en décoction seule ou acidulée avec les acides minéraux, qui sont indiqués par l'état de putridité (1); on se règle pour la variété des prescriptions sur l'état des premières voies, l'urgence des symptômes et la dominance du type rémittent.

Dans ce cas de fièvre rémittente mésentérico-putride, nous nous sommes bien trouvés d'une méthode qu'employait avec succès BARTHEZ, consistant en deux tisanes, l'une préparée avec le tartrate de potasse antimonié (un grain sur deux livres d'eau), et l'autre avec le quinquina ; la première se donnait de deux en deux heures, la seconde de trois en trois.

---

(1) *The putrid fever requires the roughest, and most coagulating acids; but the bilious fever agrees best with the saponaceous acids from the beginnind, to the end.* GRANT, *On the fevers, pag.* 443.

Nous insistions sur leur usage alternatif, soit dans l'état de rémission, soit même pendant les redoublemens, lorsqu'ils offraient un caractère subintrant; ce n'était qu'après plusieurs jours que les symptômes s'amendaient et que la fièvre en apparence continue se décomposait en rémittente régulière.

III.e CLASSE.

FIÈVRES CONTINUES.

On se tromperait étrangement, si on voulait entendre par fièvres continues continentes ou simplement continues, des fièvres qui n'ont pour ainsi dire qu'un seul paroxisme, dans lequel les mouvemens fébriles conservent le même degré de force et sans aucune variation dans toute la durée de leur cours ; de telles fièvres, a dit Lieutaud, n'existent à la rigueur que dans les livres; il est vrai qu'on n'observe pas dans les continues proprement dites, ces rémissions ni ces exacerbations réglées périodiques, qu'on distingue dans les fièvres rémittentes ; mais aussi il est bien rare qu'il existe en elles, cette homotonie parfaite, cette égalité constante dans les mouvemens, qui fait qu'ils se soutiennent au même point et n'augmentent ni ne diminuent depuis le commencement jusqu'à la fin. Un esprit attentif à la marche de ces maladies remarquera toujours, à différentes époques, certains changemens, une augmentation d'ardeur et de chaleur, une élévation dans le pouls et un degré d'intensité dans les symptômes qui n'existaient pas auparavant. En effet, il n'y a point de fièvre dans laquelle l'action des médicamens, quelque passion de l'âme, même les boissons et les alimens qu'on donne aux malades, le mouvement qu'on leur fait faire, ne leur occasionnent des variations remarquables dans le mouvement fébrile. On sait, d'ailleurs, que dans les fièvres du type le plus continu, les symptômes prennent de l'intensité tous les soirs; phénomène constant qu'on doit moins attribuer à la nature de la fièvre qu'à l'action de l'air, qui, pendant ce temps, augmente le mouvement du pouls et la chaleur dans tous les individus. Ces exacerbations, qu'on appelle bouffées, n'ont absolument rien de commun avec les paroxismes des fièvres rémittentes; ceux-ci ne reçoivent aucune influence des effets de la révolution diurne, ni d'aucune autre cause accidentelle et passagère, ils surviennent d'après l'ordre et l'enchaînement des accidens morbifiques.

Pour faire une application juste du quinquina au traitement des fièvres continues, et concilier en même temps les opinions opposées que les auteurs nous présentent à cet égard, il convient d'examiner avec attention la nature de ces fièvres, parce que c'est d'après les différences qu'on y observe, qu'on peut expliquer les divers effets que cette écorce y produit.

§. I.er

Si dans la classe de ces fièvres nous portons d'abord nos yeux sur une fièvre inflammatoire, nous y remarquerons, pour principaux caractères, un sang dense et épais, une irritabilité excessive, le rehaussement de ton des solides, en un mot, une exaltation prononcée des forces vitales : les moyens propres à remédier à cet état, seront les saignées, les boissons tempérantes et nitrées, en un mot, tout l'appareil du régime antiphlogistique.

Mais un remède chaud, tonique, astringent, tel que le quinquina, peut-il trouver ici une place utile ? SYDENHAM, TORTI, WERLHOF, HUXHAM ne le pensent pas; ils assurent que non-seulement cette écorce ne peut être d'aucun avantage dans le traitement, mais qu'elle y est absolument nuisible : *Non tantum non prodest sed et planè obest.* Comment se fait-il cependant, d'autre part, que MEDICUS,

Hannès, Hageman, Bingert assurent en avoir vu de bons effets ; et d'où peut donc venir cette différence d'opinions ? Cette différence vient sans doute de l'époque où le médicament aura été mis en usage. Le premier temps, qui est celui de l'irritation, le contre-indique formellement, et c'est cette période qu'avaient en vue les premiers; mais si vers l'état ou la fin de la maladie, le sang passe d'un état d'orgasme et d'effervescence à un état de dissolution putride, ou si les vaisseaux perdent leur ton naturel et les forces s'épuisent, en sorte que la nature, affaiblie par ses propres efforts, ne puisse suffire au travail de la coction, ni tenter aucune évacuation salutaire; on conçoit qu'alors les moyens relâchans seraient contraires, et qu'on n'aura que d'heureux résultats à se promettre d'un remède qui réunit au plus haut degré les propriétés tonique et antiseptique.

§. II.

Au rang des fièvres continues nous devons placer la fièvre muqueuse ou lymphatique générale, qu'Huxham a décrite sous le nom de fièvre lente nerveuse.

Cette affection à laquelle disposent l'enfance, la vieillesse, le tempérament pituiteux, la constitution froide et humide de l'atmosphère, les pays froids et marécageux, l'usage fréquent des alimens farineux non fermentés, une vie molle et sédentaire, le calme et l'inertie de l'esprit, l'usage des bains après les repas, etc.; cette affection, dis-je, est caractérisée par l'abattement des forces, le relâchement du système, le défaut de réaction des mouvemens vitaux et la lenteur de leur marche.

Ces circonstances peuvent servir à expliquer pourquoi des maladies de cette nature ne sont point asservies à l'ordre des jours critiques septénaires, et ne se terminent presque jamais par des crises parfaites.

Tous les moyens excitans doivent être en quelque sorte prodigués pour réveiller la sensibilité engourdie et donner de l'énergie au système; sous ce rapport l'ammoniaque et les sels à base d'ammoniaque, les infusions amères, le vin, la cascarille, le quinquina, trouvent une place utile. Wagler a vu ce dernier médicament restaurer les forces de tout le corps, remédier à la faiblesse, provoquer des crises salutaires et prévenir les rechutes.

Il convient encore contre des symptômes fâcheux qui surviennent dans le cours de cette maladie; ainsi, Huxham opposait avec succès aux sueurs abondantes et colliquatives qui jettent souvent ces sortes de malades dans une grande faiblesse, sa teinture alexipharmaque de quinquina, acidulée avec quelques gouttes d'élixir de vitriol; ainsi, dans les flux de ventre séreux et symptomatiques qui surviennent dans le cours de cette fièvre, STOLL appliquait les vésicatoires à titre de rubéfians, dont il renforçait l'action par les cordiaux, la racine d'arnica, l'écorce du Pérou, etc. (1).

§. III.

La fièvre ataxique continue vient prendre sa place parmi celles qui nous occupent et fixer à son tour notre attention. Sa dénomination d'ataxique, adoptée par SELLE, et préférable sans doute à celle de maligne qui ne présente à l'esprit qu'une idée vague et indéterminée, paraît plus propre à exprimer la lésion des forces vitales et les désordres nerveux qui en sont une conséquence. Cette maladie n'est que l'effet de l'impression de faiblesse que portent les causes morbifiques sur le principe de vie, laquelle ne lui permet pas de développer un appareil de mouvemens réguliers et ordonnés d'une manière convenable et propre à détruire ces causes.

C'est pourquoi ces sortes d'affections présentent les plus grandes aberrations et les plus

---

(1) *Rat. med.*, *tom. II*, *pag.* 194.

fréquentes anomalies; on ne peut, d'ailleurs, s'en faire une juste idée, que par l'énumération des signes qui caractérisent l'ataxie et des causes qui la produisent.

Une fièvre douce et modérée en apparence, si l'on n'en juge que par la chaleur du corps, l'état du pouls et des urines, et qui débute néanmoins par une grande prostration des forces et par d'autres dangereux symptômes qui supposeraient une fièvre très-forte; des douleurs au dos, au cou, aux articulations, aux hypocondres et spécialement au gras des jambes, sans aucune cause manifeste; tantôt un état d'affection soporeuse et tantôt un état d'agitation avec veille et délire; l'absence de la soif, avec une langue aride; une langue humectée, avec une soif ardente; un sentiment interne de chaleur brûlante, quoique celle de la superficie ne se montre pas au tact au-dessus de l'état naturel; une indifférence absolue du malade pour lui-même et pour tout ce qui l'entoure, ou une inquiétude extrême sur son sort; un sommeil court et interrompu par des rêves extraordinaires ou par des cris douloureux; des larmes involontaires qui coulent des yeux, ces derniers ou rouges et brillans, ou sales et mornes; des vomissemens laborieux et inutiles; des défaillances fréquentes et des sueurs froides au moindre effort que le malade fait; des syncopes qu'on ne peut rapporter à aucune cause évidente; le tremblement de la langue et des lèvres; l'impuissance de prononcer des paroles distinctes; la difficulté ou l'impossibilité d'avaler; enfin, différens mouvemens convulsifs et spasmodiques, tels que le hoquet, le soubresaut des tendons, des spasmes tétaniques, l'hydrophobie même: tel est le tableau affligeant des symptômes qui caractérisent la fièvre ataxique. Il n'est pas nécessaire qu'ils se rencontrent tous chez le même sujet, pour lui donner ce nom, il suffit qu'on en trouve quelques-uns des plus remarquables réunis; mais le plus important de tous est la résolution des forces vitales (1) qui a lieu sans cause appréciable et proportionnée.

Des erreurs graves dans le régime, les excès répétés dans les plaisirs de l'amour et de la table, le défaut habituel de nourriture, des pertes excessives par la transpiration, des hémorragies considérables, les passions tristes de l'âme, l'action des miasmes contagieux et

(1) Cette résolution des forces ne doit point être confondue avec leur état d'oppression dans laquelle la nature est seulement empêchée de développer des forces dont elle ne manque pas absolument. Voyez ce qui a été dit à l'article des émétiques, §. XXV.

des exhalaisons putrides, sont autant de causes qui disposent à cette maladie; mais rien n'y dispose plus peut-être, comme l'ont observé Sanctorius et Barthez, que les violentes distractions des forces toniques par des efforts simultanés et en divers sens, comme lorsqu'on se livre aux plaisirs de Vénus ou aux fortes contentions d'esprit après le repas, lorsqu'on surcharge l'estomac d'alimens dans un temps très-chaud, etc.

Les remèdes auxquels on a recours pour combattre cette affection toujours grave, sont les cordiaux, le vin rouge, le quinquina, la serpentaire de Virginie, les épispastiques, l'eau à la glace, le camphre, le musc, l'œther sulfurique, l'opium, etc.; mais ces remèdes ne conviennent pas également dans tous les cas: un Médecin instruit sait en varier l'emploi et se décider de préférence pour les uns ou les autres, suivant les périodes de la maladie et la nature des symptômes prédominans.

Il est rare, du reste, que l'ataxie ou malignité considérée comme essentielle, se présente simple et dénuée de toute complication; et si l'on consulte attentivement soit l'observation clinique, soit ce que les auteurs ont écrit sur cet état et sur la fièvre putride ou adynamique, on se convaincra que ces deux affections, parvenues à un certain point, se confondent le plus souvent ensemble, et que l'une d'elles marche rarement sans l'autre.

On a un exemple bien sensible de cette complication dans la fièvre des camps, des prisons, des hôpitaux que l'on trouve tour à tour décrite dans les livres, sous les noms de fièvre putride sanguine, de fièvre maligne contagieuse, de fièvre pétéchiale, de fièvre ataxico-adynamique, etc. Aux signes d'ataxie que présente cette fièvre contagieuse, se trouvent réunis ceux de la dégénérescence des liqueurs, qui est le produit de la grande faiblesse et du défaut de vitalité; langue sèche et noire; dents et lèvres couvertes d'une croûte sèche, brunâtre ou noirâtre; hémorragies d'un sang dissout; pétéchies; vibices; haleine, sueurs et urines fétides, etc.: or, en cet état, quel secours pourrait-on mettre en usage qui fût plus énergique que le quinquina, et plus propre à enrayer les progrès de la putridité qui va toujours croissant? Sans doute il ne saurait convenir à titre de fébrifuge, comme dans les fièvres rémittentes dont nous avons parlé; mais quel tonique plus efficace, quel antiseptique plus puissant!.. A l'aide de ce médicament salutaire, on relève les forces du système, on rend aux principes constitutifs du sang le nexus vital qu'ils avaient perdus, on prévient les métastases fâcheuses et on favorise les crises de la manière la plus heureuse.

On combine ici très-utilement cette écorce avec les acides minéraux.

§. IV.

En parlant des fièvres continues, nous ne devons point oublier de faire mention des fièvres lentes ou hectiques, par lesquelles on doit entendre les fièvres continues chroniques avec marasme.

On en distingue deux genres principaux; savoir: la fièvre hectique simple, essentielle ou proprement dite; et la fièvre purulente ou hectique symptomatique, ou lente proprement dite.

La première est le plus ordinairement indépendante d'aucun vice manifeste dans les viscères, elle est quelquefois la suite des fièvres aiguës mal traitées; d'autrefois elle est occasionée par les passions de l'âme fortes et longues, par le libertinage, l'abus des liqueurs spiritueuses, les travaux excessifs, les contentions d'esprit fortes et habituelles, les longues abstinences, etc. Les tempéramens chauds et secs et les jeunes gens sont principalement sujets à cette maladie.

La seconde est toujours occasionée par

l'absorption d'une matière purulente dans la masse du sang (1). Cette fièvre accompagne les suppurations des viscères, leurs abcès, leurs ulcères, les épanchemens de pus dans les cavités, et même quelquefois les suppurations externes, lorsqu'elles sont longues, considérables et virulentes.

La fièvre hectique essentielle n'a ordinairement aucun redoublement bien caractérisé; la fièvre hectique symptomatique, au contraire, en est toujours accompagnée, comme toutes celles qui ont leur siége hors des secondes voies. Quoique ces fièvres soient produites par des causes différentes et qu'elles ne soient pas accompagnées des même phénomènes, elles ont néanmoins plusieurs symptômes communs; tels sont la chaleur qui paraît douce dans le premier instant,

(1) On a jeté du doute sur l'absorption du pus contenu dans les abcès et dans les foyers des ulcères putrides internes, et on a voulu rapporter au spasme et à l'irritation, des phénomènes qu'on avait coutume d'imputer à l'absorption de la matière purulente; mais les vaisseaux lymphatiques aboutissant à un foyer de suppuration, qu'on a aperçu remplis de cette matière; mais les vaisseaux lactés, dont la nature est la même que celle des autres absorbans, qu'on a trouvé remplis de pus chez les personnes mortes de la dysenterie, sont autant de faits qui déposent contre cette opinion.

mais qui imprime bientôt un sentiment d'âcreté à la peau, la fièvre lente et continue d'une durée longue et indéterminée, la consomption et l'émaciation du corps.

Il y a lieu de croire que cette chaleur âcre qui prédomine dans le système, dessèche et consume tous les solides, soit en provoquant une exhalation trop forte, soit aussi en excitant vicieusement le ton des absorbans, qui pompent d'une manière trop rapide les sucs nutritifs, au préjudice des organes qui n'ont pas le temps d'être réparés.

Quoiqu'il en soit, les indications que présente la fièvre hectique essentielle, sont de calmer et d'abattre cette chaleur fébrile, de s'opposer à la déperdition continuelle de substance que le corps éprouve et de travailler à sa réparation; à cet effet, on fait respirer au malade un air frais et pur, ou du moins rafraîchi, renouvelé et purifié le plus qu'il est possible; il doit éviter de coucher sur des lits de plumes, changer souvent de chemises, de draps; les boissons, les lavemens doivent être froids, afin de calmer la chaleur, d'arrêter les progrès du mouvement intestin et de fortifier les solides. Boissieu en faisait donner avec succès deux par jour, pendant un temps considérable (1); les bains doivent

(1) Voyez son Mémoire couronné par l'Académie de

être employés frais ou froids; ces derniers ont été d'une grande utilité, sur-tout dans les fièvres hectiques produites par des pertes de semence considérables.

Ce n'est que lorsque la chaleur est calmée qu'on cherche à réparer le corps épuisé, en lui fournissant des sucs adoucissans et analeptiques, tels que le lait, les crèmes de riz, d'orge, d'avenat, les panades, le sagou, le salep, les gelées végétales et animales.

Il semble que le quinquina ne saurait trouver une place utile dans ce traitement; cependant des auteurs l'ont proposé pour combattre le dernier degré de cette maladie, et TISSOT et ALIBERT l'ont vu, en particulier, réussir chez des jeunes gens épuisés par un abus très-prolongé de l'onanisme.

Les indications que présente la fièvre hectique purulente ou symptomatique, sont de procurer ou d'entretenir l'évacuation du pus

---

Dijon, sur les méthodes raffraîchissante et échauffante; voyez aussi l'ouvrage de TRNKA, qui a pour titre : *Historia febris hecticæ omnis ævi observata medica continens*; on lira encore avec fruit une Dissertation de BROUSSAIS, sur la fièvre hectique. Paris, 1802, in-8.° Si l'on désire des notions plus étendues sur ce qui concerne les fièvres hectiques, on doit consulter ce qu'ont écrit le même BROUSSAIS, CAILLE, PUJOL, etc., sur les inflammations lentes ou chroniques des viscères.

et de prémunir la masse humorale contre l'infection.

On remplit la première, en donnant une issue au pus, ou en facilitant celle qu'il s'est faite et éloignant les obstacles qui pourraient s'opposer à sa sortie.

On prémunit la masse humorale contre l'infection purulente, en corrigeant les qualités que le pus peut avoir, en remédiant à son âcreté par les adoucissans; à sa virulence, par les remèdes propres à combattre le virus; à sa qualité septique, par une diète végétale ou qui en approche; car, comme l'a très-bien remarqué le Médecin de Lausanne, dans son Avis au peuple, quand on a lieu de croire qu'il y a du pus dans le sang, on ne doit vivre que de végétaux.

Parmi les moyens propres à corriger l'état des fluides et à fortifier les solides, le quinquina paraît le secours le plus efficace; il agit ici tout à la fois comme tonique, comme antiseptique et comme fébrifuge. Des observations nombreuses ont prouvé qu'il accroît, d'une manière durable, les forces du système et celles des organes dont le ton est plus ou moins affaibli; qu'il conserve et augmente la vie des liqueurs, au point de s'opposer à leurs dégénérations et de les rétablir lorsqu'elles sont dépravées; qu'il influe d'une manière heureuse sur la suppuration, corrige celle qui a de mauvaises qualités, et réprime celle qui est trop copieuse; qu'il modère de plus en plus les mouvemens fébriles, en fait disparaître l'anomalie, écarte leurs retours périodiques et souvent les a anéanti tout à fait (1).

Mais on ne doit pas se dissimuler que ce remède serait très-déplacé dans la fièvre hectique purulente, s'il y avait dureté du pouls, chaleur, irritation bien prononcée de tout le système, si la poitrine était déchirée par des douleurs vives, la respiration interceptée, l'expectoration laborieuse, etc.

§. V.

Terminons ce que nous avions à dire sur les maladies fébriles, par quelques considérations sur les fièvres exanthématiques.

Si nous consultons l'expérience journalière, ou l'autorité des plus grands maîtres, nous observerons que dans le traitement de ces fièvres, c'est bien moins l'éruption elle-même que les élémens nerveux ou humoral auxquels elle se lie, que le Médecin se propose

(1) MORTON assure avoir vu des phthisiques désespérés, dont la vie avait été prolongée de plusieurs années par cet unique remède.

de combattre par les divers procédés qu'il emploie.

Prenons pour exemple la variole, maladie tout à la fois exanthématique et contagieuse, que nous sommes le plus à portée de voir et d'observer.

Si, dans l'individu soumis à son invasion, cette affection éruptive se présente simple et dénuée de toute complication, il ne s'agit que de pousser le miasme contagieux vers l'organe cutanée; si le virus varioleux se complique avec une diathèse inflammatoire ou avec des congestions gastriques; dans le premier cas, on mettra en usage le régime réfrigérant; dans le second, on aura recours aux évacuans qui conviennent d'autant plus, que leur action, disions-nous en parlant des émétiques, tend à favoriser le développement de la maladie, lui donne un cours plus régulier, et prévient les métastases fâcheuses qui lui sont si familières.

Si la petite-vérole se lie à la fièvre putride ou adynamique, comme il arrive souvent, il n'y a point à balancer sur les indications à remplir; on se hâte de combattre par le camphre, les acides minéraux et sur-tout par le quinquina, un état toujours grave et alarmant.

Si elle se complique d'un état de faiblesse

dans tout le système; si les malades sont dans un état de stupeur; si la fièvre est peu prononcée, le pouls petit, faible, la face pâle, et si les pustules, faute d'énergie dans les forces vitales, s'élèvent à peine sur la peau, ou, à la place d'un pus louable, ne présentent que des vessies purement aqueuses, sans aucune tumeur au visage ni aux mains; quelle voie plus efficace à suivre que celle de recourir aux excitans internes et externes, notamment au quinquina associé avec le vin rouge, la serpentaire de Virginie, la zédoaire, etc.!

Les règles curatives que nous établissons pour la petite-vérole, s'appliquent également aux autres affections exanthématiques fébriles, sans excepter même la peste, maladie si éminemment contagieuse et si rapidement funeste. On n'a qu'à lire, en effet, ce qu'ont écrit sur cette matière les auteurs doués d'un bon esprit, pour se convaincre qu'ils en reconnaissent de plusieurs espèces et que le traitement en est toujours subordonné à celui de la fièvre concomitante.

On peut en dire autant de la fièvre jaune: si l'on compulse les ouvrages des différens Médecins qui ont traité de cette maladie, MAKITTRIK, RUSH, HECTOR, LIND, HILLARY, PALLONI, MOULTRIE, CLARK, HALLIDAY, BLANE, POUPPÉ-DESPORTES, GILBERT, VALENTIN, DE

Humboldt, etc., on est étonné de la variété dans le récit des symptômes et de l'opposition dans le traitement; que conclure de ces différences? que cette fièvre n'est point d'une espèce particulière; mais que, suivant le climat, la saison, la constitution régnante, elle prend un caractère différent, quoiqu'elle soit généralement accompagnée de la couleur jaune de la peau et du vomissement de matières fuligineuses.

L'homme de l'art, aux yeux duquel se présente une épidémie de cette nature, en examine attentivement la marche et les symptômes; et s'il observe une débilité extrême, un pouls petit, faible, intermittent, les signes nerveux et malins, réunis à ceux de la putridité, tous les caractères, en un mot, d'un vrai typhus; balancerait-il un instant à mettre en usage tous les excitans et les toniques, et plus particulièrement l'écorce exotique dont il est ici question?

DEUXIÈME SECTION.

Après avoir considéré le quinquina dans son application aux maladies fébriles, nous avons à l'examiner par rapport aux maladies périodiques non fébriles, c'est-à-dire relativement à cet ordre d'affections qui, sans présenter dans leur cours aucun mouvement de fièvre bien distinct, affectent toutefois une marche périodique, reviennent à une époque réglée, et, véritable protée, se manifestent au-dehors sous des formes aussi nombreuses que variées.

Il semble, avec un peu d'attention, qu'on ne saurait s'empêcher d'assigner à ces maladies la même origine qu'aux fièvres intermittentes dont nous avons parlé, soit que l'on considère la marche qu'elles suivent, les symptômes qui les signalent, ou les causes qui leur donnent naissance.

Et d'abord c'est à une heure fixe et déterminée que le paroxisme se déclare ; il parcourt successivement ses périodes ; on le voit s'élever, s'accroître peu à peu, diminuer par degrés, disparaître enfin, et s'effacer complétement, pour se montrer de nouveau à la même heure tous les jours, ou tous les deux ou trois jours : on n'y observe d'ailleurs aucun des signes pathognomoniques de la fièvre, si l'on excepte peut-être une légère émotion du pouls, un sentiment fugitif de froid ou de chaleur, une transpiration dans la partie externe affectée, un sédiment briqueté des urines, qui même souvent manquent tout à fait.

On remarque qu'elles règnent dans le temps où le type intermittent est stationnaire ; qu'elles dégénèrent en fièvres intermittentes, ou leur succèdent lorsque celles-ci ont été mal traitées ; en outre, comme les fièvres intermittentes, elles prennent souvent leur source dans une congestion gastrique et cèdent à l'emploi des évacuans ; enfin, lorsque tous les moyens généraux n'ont été d'aucune utilité, on invoque contre elles le secours du quinquina, et l'expérience a prouvé qu'elles ne résistaient jamais à la vertu antipériodique de ce médicament.

Indépendamment des exemples nombreux que l'on trouve de ces sortes d'affections dans l'excellent ouvrage de Casimir Medicus, Tode cite l'observation d'une douleur vive à la joue gauche et de convulsions qui revenaient périodiquement ; Torti fait mention d'une ophtalmie et d'une odontalgie très-douloureuse qui reparaissaient à des époques réglées ; Rosen, d'un saignement de nez chez un enfant, qui se répétait de deux jours l'un ; et Picqué, d'une hémorragie utérine qui avait lieu tous les jours vers les six heures du matin (1). Werlhof, Bruning parlent d'ictères ; Nebel, d'un asthme ; Weickard, d'une leucorrhée ; Janin, d'un hypopion (2) ; Vandermonde, d'un délire et d'un coryza (3) ; Samuel Pye, d'un aveuglement (4) ; Storck, d'un tétanos, d'une hémoptysie qui avaient des retours réglés. Tissot a vu aussi des palpitations effrayantes, des maux de dents excessifs, et très-fréquemment, des douleurs inouies se fixant sur un œil, sur la paupière, le sourcil et la tempe du même côté, avec un larmoiement presque continuel ; il assure avoir vu deux fois un gonflement de l'œil si prodigieux, que cet organe sortait de plus d'un pouce hors de son orbite.

Si nous recherchons par quels moyens ces différentes affections ont été guéries, nous

---

(1) Voyez Journal de Médecine de Vandermonde, novembre 1774.

(2) Voyez son Traité des maladies des yeux, pag. 414.

(3) Voyez ses recherches sur le quinquina, dans son Journal de Médecine, mars 1757.

(4) Voyez observations et recherches médicales servant de suite aux Essais d'Édimbourg, trad. par Bourru.

verrons qu'après les avoir en vain combattues par beaucoup d'autres remèdes, ces auteurs ont eu recours au quinquina et n'ont constamment réussi qu'à la faveur de cette écorce salutaire et bienfaisante.

TROISIÈME SECTION.

Enfin, nous avons à considérer le quinquina dans son application au troisième ordre de maladies que nous avons établi, c'est-à-dire à ces affections qui, ne participant d'aucun des caractères des ordres précédens, peuvent exister sans fièvre et sans mouvement de périodicité.

Ici se range naturellement cette série nombreuse de maladies nerveuses, hystériques, hypocondriaques, convulsives, etc., contre lesquelles l'écorce exotique a été employée avec tant d'avantage, au rapport de SYDENHAM, HUXHAM, FULLER (1), WERLHOF, HALLER,

(1) Son électuaire anti-épileptique que quelques-uns ont encore vanté contre la danse de Saint-Guy, est composé de la serpentaire de Virginie et du quinquina. On voit par les consultations des anciens Médecins de Montpellier, (CHAPTAL, FIZES, LAZERME, GOURAIGNE), qu'ils étaient dans l'usage d'employer contre cette der-

TISSOT, WHITT et autres auteurs célèbres en Médecine. Ce médicament rétablit le ton naturel des organes et rappelle entre les forces sensitives et motrices, ces heureuses proportions qui constituent l'état physiologique.

Son action n'est pas moins puissante contre les névroses partielles, que contre les névroses générales; ainsi, BRENDEL (1), MORRIS (2), STRANBERG (3), MURRAY (4), l'ont recommandé contre la coqueluche; MARCKENSIE, contre l'ischurie (5); BERGIUS, contre l'odontalgie rhumatique (6); CAMERARIUS, contre l'ictère (7), etc.

Lorsque je parle de l'emploi du quinquina dans les maladies nerveuses chroniques, on sent bien qu'il n'est question que de celles qui dépendent d'un état de faiblesse dans le système, et que je ne saurais avoir en vue ces affections qui prennent leur source dans

---

nière affection, des opiates composées avec le quinquina, la cascarille, la poudre de guttète, la conserve d'énula-campana, etc.

(1) *Vid. Progr. de tussi convulsiva.*

(2) *Vid. Med. observations and inquiries, vol. III.*

(3) *Vid. Acad. reg. scient. suec.*

(4) Voyez sa Dissertation *De tempore corticis peruviani in tussi convulsiva exhibendi. Goeting.*, 1776, *in-4.°*

(5) *Vid. Med. observations ad inquiries, vol. I.*

(6) *Vid. act. acad. reg. scient. suec.*

(7) *Vid. Diss. pract.* HALLERI, *tom. VII.*

un principe de spasme et d'irritation. Celles-ci sont combattues directement par la méthode du Médecin d'Arles, tandis que les autres ne reconnaissent pas de meilleur remède que le quinquina ; on doit le regarder comme le premier des toniques végétaux, quand on craint d'échauffer et de stimuler trop puissamment ; mais si, moins instruit de ses qualités, on voulait le donner comme sédatif, lorsque la cause du mal n'est pas un simple relâchement, lorsqu'il y a un stimulus à détruire, ce remède, en augmentant l'action des vaisseaux et des nerfs, sans ôter la cause, ne ferait qu'accroître la réaction et aggraver tous les symptômes.

Dans tous les cas où il s'agit de rectifier des digestions lentes et imparfaites, de donner du ton à l'estomac et aux intestins débilités, de relever les forces de tout le système, ce remède est admirable, et à moins que les organes digestifs ne pêchent par une sensibilité extrême, on peut presque toujours répondre du succès. Le Médecin de Lausanne nous a transmis, dans son Traité des maux de nerfs, tome IV, l'observation d'une jeune femme que cinq fausses couches en moins de deux ans, des affections tristes de l'âme, des pertes utérines, avaient rendu extrêmement mobile et impressionnable; elle avait perdu le sommeil; elle craignait le grand jour; le bruit, la musique même, une légère frayeur la jetait dans les convulsions. Le quinquina administré en infusion, ensuite en substance, et deux mois de l'usage de ce médicament, lui donnèrent une santé parfaite.

N'est-ce pas par rapport à la propriété tonique de tout temps reconnue à cette écorce, que BLEGNI, BOECLER, KLEIN l'ont opposée avec succès aux vomissemens et aux flux de ventre habituels, et CLEGHORN, WHITT, RENEAUME, à la dysenterie; que RAMAZZINI, LANZONI, TORTI l'ont employée avec avantage dans les maladies vermineuses; CAMERARIUS, SCHULZE, WERLHOF, dans les obstructions du foie; FOTERGILL (1), FORDYCE, BOND, BORDEU (2), dans les maladies scrophuleuses; que Kaau BOERHAAVE, KRAMER, CULLEN, BARAILLON s'en sont servis avec utilité contre l'hydropisie; ROSENSTEIN, contre le rachitis; SYDENHAM, HELD, PRINGLE, DEIDIER (3), DU SAUSSAY (4), contre la goutte anomale; LINNÉ, contre le calcul; HEBERDEN, contre la

---

(1) Voyez recherches et observations médicales faisant suite aux Essais d'Édimbourg, par BOURRU.

(2) Voyez son Mémoire sur les écrouelles.

(3) Voyez sa Dissertation sur la goutte, ann. 1726.

(4) Voyez Journal de Médecine de VANDERMONDE, mai 1762.

lèpre; RITTER, VAN-SWIETEN, DE HAEN, contre le cancer; BANG, THEDEN, contre les maladies psoriques; WERLHOF, TODE, contre les ulcères putrides, etc.

C'est encore à raison de sa vertu tonique et subastringente que ce remède puissant a été administré avec succès, pour combattre des hémorragies et autres évacuations humorales trop abondantes; et c'est à ce titre que MORTON, WAGNER, FULLER et tout récemment M.r LATOUR l'ont ordonné dans l'hémoptysie; VERLHOF, DE HAEN, CULLEN, dans les flux immodérés des règles ou des lochies; WHYTT, NICOLAS et GUEUDEVILLE (1), dans le diabète; TRALLES, dans la leucorrhée; TISSOT, dans les pollutions nocturnes; DETHARDING, dans l'hématurie; SHYPTON, dans les hémorragies des plaies; HUXHAM, dans les catarrhes prolongés, etc. (2).

Personne n'ignore peut-être les résultats

---

(1) Le traitement dont ils se sont bien trouvés dans cette maladie consistait en un régime animal, en boissons laiteuses, où ils faisaient dissoudre du phosphate de soude, et en des bols formés avec l'extrait aqueux d'opium et de quinquina.

(2) Si on veut encore mieux apprécier les avantages de cette écorce dans les maladies, on n'a qu'à lire l'excellente Dissertation de RODENBERGER, *De corticis peruviani præstantia in variis morbis. Argent.* 1763, *in*-4.°

avantageux que produisit le quinquina mis en usage pour la première fois, en 1715, contre le traitement de la gangrène, par Rushworth, Chirurgien de Northampton. Après lui, Amyand, Douglass ont reconnu la même vertu dans ce végétal. Shypton, aussi Chirurgien Anglais, a parlé dans les Transactions philosophiques des bons effets qu'il en a retirés. On lit, dans les Essais de la Société d'Édimbourg, plusieurs observations de Monro, Goolden, etc., sur l'efficacité du quinquina dans la gangrène interne. On y voit l'interruption de l'usage du remède marquée par un ralentissement de séparation dans les escarres, et cette séparation se rétablir en reprenant le quinquina. Dans un autre malade, toutes les fois qu'il arrivait qu'on laissait plus de huit heures d'intervalle entre chaque prise de ce médicament, on était sûr de trouver une suppuration moins abondante et d'une plus mauvaise qualité.

Enfin, les expériences de Kirkland, Sharp, Gooch, Vater, Werlhof, Heister, Bilguer, Schmucker, etc., ont achevé de mettre, dans tout son jour, la vertu anti-gangréneuse du quinquina, et semblent ne laisser plus rien à désirer sur cet objet.

Mais ce qui ajoute un nouveau prix à ce remède, c'est qu'il ne réussit pas seulement comme moyen curatif des maladies, il agit encore, dans bien des cas, comme un prophilactique puissant.

Lind remarque dans son excellent Traité du scorbut, que l'extrait de cette écorce prévenait cette maladie, pris à la dose de deux drachmes seulement, au moment du coucher.

C'est par le même médicament que le fameux Comte De Bonneval se préserva pendant plusieurs années, ainsi que ses domestiques, des maladies qui régnaient dans la Hongrie.

Ramazzini ne trouvait pas de moyen plus efficace pour se garantir des fièvres périodiques et continues qui sont épidémiques en été et en automne, que celui de faire usage, pendant quelque temps à l'avance, de cette écorce prise tous les matins et à petite dose.

Assalini la regardait comme préservative de la peste; Willis, Nigrisoli avaient dit que le quinquina non-seulement délivrait de l'attaque du rhumatisme, mais encore mettait à l'abri des récidives, lorsqu'on en usait longtemps.

Enfin, nous avons vu en parlant des purgatifs, §. XXXII, qu'après la guérison des fièvres d'accès, lorsqu'on voulait prévenir les rechutes, auxquelles elles ne sont que trop sujettes, on n'avait pas de secours plus assuré que le quinquina placé dans les semaines paroxistiques.

Nous avons vu briller le quinquina comme un puissant tonique, un excellent fébrifuge et le meilleur des antiseptiques; nous venons de le voir agissant encore comme moyen prophilactique des maladies; ajoutons de plus, qu'administrée par une main habile, cette écorce précieuse a l'avantage d'être exempte d'inconvéniens, et de ne point laisser après elle de fâcheux résultats.

Après une consommation considérable de cette substance, pendant trois années consécutives, Lind n'avait aucun reproche à lui adresser.

De Haen, Médecin d'un Hôpital à Vienne, qui comptait tous les jours dans son sein un très-grand nombre de malades, ne craignait pas d'affirmer que, pendant huit ans qu'il n'avait cessé de l'administrer, non-seulement il ne lui avait vu produire aucun mauvais effet; mais qu'à la longue ce médicament salutaire relevait les forces digestives, invigorait tout le système, et rendait la santé plus stable et plus ferme qu'auparavant.

Après vingt années d'un usage constant du même remède, Morton, Werlhof en proclamaient hautement les avantages et l'innocuité.

Ne soyons donc plus surpris si, appréciées comme elles devaient l'être, les qualités héroïques du quinquina, l'ont fait rechercher par les Médecins de tous les pays, de tous les climats ; et si nous le trouvons tour à tour employé en Italie, par TORTI, BIANCHI, LANCISI, COCCHI ; en Espagne, par MERCATUS, HÉRÉDIA, PIQUER, SALAZAR, MASDEVAL ; en Angleterre, par SYDENHAM, MORTON, FREIND (1), LISTER, BOYLE, JONES ; en Suisse, par MURALT et BRUNNER ; en Hollande, par BOERHAAVE et DECKER ; en Allemagne, par BOHN, BERGER, WALDSCHMIDT, DOLÉE, COHAUSEN, etc.

L'expérience nous a instruit que cette écorce pouvait être donnée indistinctement et en toute sûreté aux personnes des deux sexes, aux femmes enceintes et aux femmes en couche, chez les tempéramens lâches et flegmatiques, comme chez les tempéramens sanguins et bilieux, depuis l'âge tendre de l'enfance, jusque dans la vieillesse décrépite (2).

Les Médecins ne se contentent pas de l'ad-

(1) Le savant MEAD appelait cette écorce le grand don de Dieu, *magnum donum Dei.*

(2) Voyez la Dissertation de TRILLER, *De corticis peruviani usu senibus, gravidis et infantibus salutari. Vitemb.*, 1758, *in*-4°

ministrer intérieurement en substance, en extrait, en résine, en sirop, en décoction, etc. Dans les cas où il s'agit de renforcer l'action de ce remède et de le rendre plus efficace, ou bien lorsque la mauvaise volonté des malades, la bizarrerie de leur estomac, sont des obstacles à son administration à l'intérieur, l'art sait encore le mettre en usage par divers procédés et sous d'autres formes, recourant tantôt à des lavemens de quinquina, d'après la méthode d'HELVÉTIUS (1); tantôt à des bains (2) ou des pédiluves avec la décoction de cette écorce, suivant le Docteur ALEXANDER; tantôt réduisant cette même écorce en poudre fine et l'appliquant sur la peau, ainsi qu'en usait le Docteur PYE (3), et tantôt faisant prati-

(1) Voyez Méthode de guérir toutes sortes de fièvres sans rien prendre par la bouche. Paris, 1694.

(2) Voyez dans le Journal de Médecine par BACHER, 1789, l'observation d'une fièvre quarte, que BAUDOT, Médecin de Charolles, parvint à guérir par ce moyen. L'auteur remarque que les bains sont trop négligés parmi nous; que c'est un moyen simple et facile de guérir la plupart des maladies chroniques, en y faisant entrer des substances que l'on a reconnu plus avantageuses pour combattre ces sortes de maux.

(3) Ce Docteur faisait faire une camisolle de deux toiles très-fines sans manches, entre lesquelles on renfermait du bon quinquina en poudre, à la dose de cinq

quer des frictions avec sa teinture alcoolique sur l'épine du dos, sur les parties latérales et internes des cuisses, etc. (1).

Toutefois, malgré les autorités les plus respectables et l'expérience de tous les temps qui déposent en faveur du quinquina, nous n'ignorons point que des détracteurs de cette écorce salutaire, ont voulu la bannir de la pratique de la Médecine, comme étant, disaient-ils, inutile et préjudiciable; mais pour nous persuader sur ce point d'une manière efficace, une simple assertion de leur part ne nous suffirait pas; il faut encore qu'ils prouvent par une suite d'observations nombreuses faites au lit des malades, sans prévention et sans système, que ce remède administré d'une manière convenable et avec toutes les précautions dont il a été question

---

ou six onces pour des enfans de quatre à cinq ans; et c'est par douze observations qu'il en prouve les bons effets. Barthez a renouvellé le même moyen avec un égal succès.

Rosen nous apprend qu'il se guérit d'une fièvre hémitritée avec le marc de quinquina bouilli dans l'eau, qu'il s'appliquait en épithème sur l'estomac.

(1) On lit encore que Hemman a tenté de guérir des fièvres de mauvais caractère, par la décoction de quinquina injectée à plusieurs reprises dans le sang, au moyen d'une ouverture faite à la veine.

au commencement de cet article, ne leur a point réussi et a été employé sans avantage ou a été nuisible; car jusque-là nous serons en droit de leur soutenir que les reproches dont on charge cette drogue, ne sont rien moins que fondés, et que les mauvais effets qu'on se plaît à lui attribuer, doivent plutôt être rapportés, suivant la remarque de SARCONE, ou à ce qu'on l'emploie à contre temps, ou à la timidité de ne l'administrer qu'à petite dose, ou à l'imprévoyance de ne l'avoir pas examinée avant de l'employer, ou enfin à la témérité de l'avoir tentée imprudemment et sans les attentions convenables. « *al contro* « *tempo in cui fu praticata, alla timidezza di* « *usarla in tenue dose, alla inavvetudezza di* « *non averla esaminata pria di darla, alla* « *temerità di averla tentata improvidamente, e* « *senza le debite attenzioni.* » *Istor. ragion., parte seconda, pag.* 626.

LISTE CHRONOLOGIQUE

DES PRINCIPAUX AUTEURS QUI ONT ÉCRIT SUR LE QUINQUINA.

BARBA. (Petr.) *Vera praxis ad curationem tertianæ. Sevill.* 1642, *in-4.o*

CHIFFLET. (J.-Jacq.) *Pulvis febrifugus orbis Americani. Lovan.* 1653, *in-4.o Vid.* HALLER., *Bibl. med. pract.*, *tom. II.*

ARBINET. *Ergò febri intermittenti inutilis chinæ-chinæ pulvis. Paris.* 1656.

DIEUXIVOYE. *An febribus quartanis cortex peruvianus? Paris.* 1658.

BRUNACLI. (Gaudent.) *De cina cina seu pulvere ad febres. Venet.* 1661.

AMMAN. (Paul.) *Antiquartii peruviani historia. Lips.* 1663. *Resp.* ROTHMANN.

BALDUS. (Sebast.) *Anastasis corticis peruviani, etc. Genua.* 1663, *in-4.o*

DE BLEGNY. (Nic.) Remède anglais pour la guérison des fièvres, etc. Paris, 1672, in-12.

SPON. Traité de la guérison de la fièvre par le quinquina. Lyon, 1679, in-12.

MOGNOT. Guérison des fièvres par le quinquina. Lyon, 1680, in-12.

RESTAURANT. (Raym.) HIPPOCRATE, de l'usage du china-china pour la guérison des fièvres. Lyon, 1681, in-18.

MAURIN. *Ergò cortex peruvianus febrium accessionem discutit attenuando. Paris.* 1683.

PERREAU. (Petr.) *An anglica præscribendis corticis peruviani methodus explodenda ? Paris.* 1684.

DE MAUVILLON. *Ergò febris quartana cortice peruviano intempestivè sedata, lethalis: Paris.* 1684.

HORBIUS. *Diss. de febrifuga chinœ chinæ virtute. Altd.* 1693.

HOFFMANN. (Frid.) *De chinœ chinœ modo operandi, usu et abusu. Hal.* 1694. *Resp.* SCHONDORF.

LOMBARD. (Car.-Phil.) *De chinæ chinœ usu et abusu. Colon. Agripp.* 1695.

VALENTINI. (M.-Bernh.) *De china china. Giessœ.* 1695. *Resp.* WOLFARTH.

GAUSAPÉ. (Anicet) Nouvelle explication des fièvres, etc. Toulouse, 1696.

VERSUCH. *Die feber zu vertreiben. Hanau.* 1696.

VESOU. (Fran.) *An vires consociare amant opium et chinchina ? Paris.* 1696.

LE LONG. (Car.) *An cortex peruvianus noxarum lactis vindex ? Paris.* 1696.

LE LONG. *Ergò cortex peruvianus remittentis vindex. Paris.* 1696.

PRISSON. *Non ergò in febribus intermittentibus prodest pulvis peruvianus per inferiora injectus. Paris.* 1696.

NIGRISOLIUS. *Febris china chinæ oppugnata. Ferrar.* 1700, *in*-4.°

FAGON. Les admirables vertus du quinquina, etc. Paris, 1705, in-12.

ZENDRINI. (Bern.) *Trattato de la china china. Venetiis,* 1705, *in*-8.°

VESTI. (Jo.) *De ægro undimia ex corticis chinæ de china intempestivo usu laborante. Erf.* 1709.

BERGER. (Goth.) *Diss. de chinchina ab iniquis judiciis vindicata. Vit.* 1711. *Resp.* STIELER. *Vid. Diss. pract.* HALLERI, *tom. V.*

HEINRICI. *Diss. de usu corticis chinæ febrifugo cauto ac suspecto. Hal.* 1713. *Resp.* CRAMER.

HELVETIUS. (J.-Claud.-Ad.) *An largiorem semper exigit kinkina cibum? Paris.* 1717.

SPIES. (Jo.-Car.) *Prog. de corticis peruviani virtute ac modo operandi, quod sit tutum remedium febrium intermittentium. Helmstad.* 1721.

MILLET. (Jac.-Ant.) *An kinkina hystericis? Paris.* 1726.

KLOECK. (J.-A.) *De usu et abusu corticis peruviani in febribus intermittentibus tertiana ac quartana. Lugd. Bat.* 1727.

GELICKE. *De impostura corticis peruviani. Fr.* 1727.

HOFFMANN. (Fr.) *De recto corticis chinæ usu in febribus. Hal.* 1728.

GOELICKE. *Diss. de corticis chinœ usu noxio, licet recto in febribus. Fr.* 1729.

HANNES. *De chinæ chinæ usu et abusu. Duisb.* 1729.

CAMERARIUS. (Alex.) *De usu corticis chinæ à febre ad icterum extenso. Tub.* 1730. *Vid. Diss. pract.* HALLERI, *tom. VII.*

COHAUSEN. (Jo.-Henr.) *Exerc. de usu et methodo, tàm in febribus intermittentibus quàm periodicis continuis, administrandi febrifugorum omnium maximum corticem peruvianum. Amstelod.* 1731, *in*-8.o

VATER. (A.) *Diss. de efficacia admiranda chinœ ad gangrænam sistendam. Vit.* 1735.

VAN BAALEN. (Petr.) *Diss. de cortice peruviano ejusque in febribus intermittentibus usu. Lugd. Bat.* 1735.

DETHARDING. (G.-Christ.) *De cortice peruviano. Rostoch.* 1737.

VON KREYFELDT. *De corticis peruviani virtute ante hydropica. Duisb.* 1738.

NEBEL. (Joh.-Bernh.) *De corticis peruviani operandi modo. Heidelb.* 1740.

HEISTER. (El.-Fr.) *Diss. de quartana et hydrope per corticem peruvianum curatis. Helmst.* 1740.

COCHON DU PUY. *An in ipso exortu febrium intermittentium statim ut plurimùm kinkina? Paris.* 1741.

BOURDELIN. (Lud.-Claud.) *An pulmonum etiam in morbis suus sit kinkinæ locus? Paris.* 1744.

ROSEN. *Diss. de cortice peruviano. Lund.* 1744.

DETHARDING. (Georg.-Christ.) *Diss. de corticis chinæ efficacia in gangrænâ et sphacelo adhùc dubia. Rostoch.* 1746. *Resp.* SCHÆFFER. *Vid. Diss. pract.* HALLERI, *tom. VI.*

HART. (Chenb.) *De cortice peruviano. Ed.* 1748.

DE OBERKAMP. (Fr.-Jos.) *De febre tertiana intermittente perniciosa ejusque principe remedio cortice peruviano nec non illius agendi modo. Heidelb.* 1749. *Resp.* SCHROTT.

VALCARENGHI. *De usu et abusu rhabarbari cortici peruviano uniti. Cremæ ital.* 1749.

SCRINCIUS. (J.-Ant.-Jos.) *De legitimo usu atque abusu corticis chinæ in febribus intermittentibus et aliis morbis, nec non nova ejusdem præparatione. Prag.* 1750. *Resp.* PETERZILKA.

BUCHWALD. *Diss. methodus certa et tuta curandi febres intermittentes per corticem cinchonæ. Hafn.* 1751. *Resp.* GRAM.

LURSENIUS. (Phil.-Sylv.) *De cortice peruviano. Lugd. Bat.* 1751.

FALCONET. (Camill.) *An legitimæ vulnerum suppurationi promovendæ cortex peruvianus? Paris.* 1752.

LE ROY. *Diss. ergò febri subintranti kinakina. Paris.* 1753. *Resp.* HATTE. *Vid. Diss. pract.* HALLERI, *tom. V.*

GMELIN. (Jo.-Ge.) *Innocuum atque egregium corticis pe-*

ruviani in febribus intermittentibus usum esse. *Tubing.* 1754. *Resp.* HELLER.

JUNCKER. (Jo.) *De usu corticis peruviani discreto et solertiùs experimentando. Hal.* 1756.

KRÜGER. (Joh.-Gottl.) *Diss. de cortice peruviano ejusque usu in febribus lentis. Helmstadt.* 1757.

LANGGUTH. (G.-Aug.) *De cortice peruviano, medicinâ adversùs febres populariter grassantes præstantissimâ. Vit.* 1758.

TRILLER. (Dan.-Guil.) *De corticis peruviani usu senibus, gravidis et infantibus salutari. Vit.* 1758. *Resp.* BARTHIUS.

MARATT. *Diss. de cortice peruviano. Lugd. Bat.* 1760.

MAUTT. (Jo.-Fr.) *De cortice peruviano. Lugd. Bat.* 1760. *Vid.* SANDIFORT, *Thesaur. dissert.*, *tom. I.*

TRETZEL. (And.-God.) *De insigni et præstantissimo usu corticis peruviani in medicinâ. Alt.* 1761.

HARTIENS. (Is.-West.) *De cortice peruviano. Ultraj.* 1762.

BUCHNER. (A.-E.) *Diss. de usu corticis peruviani cum camphorâ remixti in febribus ex putredine ortis. Hal.* 1762.

SULTZER. (Hier.-Petr.) *Theses de cortice peruviano subjunctis observationibus nonnullis. Argent.* 1763.

RODENBERGER. (Jo.-Fr.) *De corticis peruviani præstantiâ in variis morbis. Arg.* 1763.

MARTINI. (Maur.-Marc.) *Diss. de nimio et improvido corticis peruviani in febribus intermittentibus usu. Buceph.* 1763.

PULTENEY. (Rich.) *De cinchona officinali* LINNÆI. *Edinb.* 1764.

TREMELIUS. (Jo.-Barth.) *Meditationes circà febrem malignam universalem et corticis peruviani in metastases illius efficaciam recentibus observationibus illustratam. Arg.* 1764.

CLOSS. (Jo.-Fr.) *Carmen de cortice peruviano remedio variolarum prophylactico valdè limitando. Lugd. Bat.* 1765.

BUCHNER. (A.-E.) *Diss. de usu corticis Peruviani Chirurgico. Hal.* 1766. *Resp.* KRONECKER.

NUNN. (Andr.) *De principiis corticis peruviani ejusque in corpore humano actione. Erford.* 1767. *Resp.* ROEGNER.

HEISE. (Car.-Jo.) *De usu corticis peruviani in febribus continuis. Lugd. Bat.* 1767.

ŒTINGER. (Ferd.-Chr.) *Epidemia rubeolosa Kircho-Teccensis et in eâ egregiæ corticis peruviani vires. Tub.* 1768. *Resp.* KLAIBER.

BUCHNER. (A.-E.) *De virtute corticis peruviani antiphlogisticâ. Hal.* 1768.

REICHARD. (Jo.-Jac.) *De peruviani corticis in plurium generum febribus exhibendi opportunitate. Got.* 1768.

MOLLER. (Jo.-Fr.) *De vera corticis peruviani vi specifica. Gott.* 1768.

ACKERMAN. (Fr.-Ant.) *De cortice peruviano, Œniponti.* 1769.

BALDINGER. (Ern.-God.) *De corticis peruviani connubiis et eum exhibendi modis. Ien.* 1769.

WARREN. (J.) *De cortice peruviano. Edinb.* 1771.

TOURNAY. *An febribus intermittentibus indiscriminatim kinakina? Nancyi.* 1773. *Resp.* NICOLAS.

KRASENSTEIN. (Chr.-Gottl.) *De usu corticis peruviani medico. Hafn.* 1773. *Resp.* FRIBORD.

WESTPHAL. (Andr.) *De magno corticis peruviani ad curandas febres malignas usu. Gryphisw.* 1774.

PANCERA. *Diss. de usu corticis peruviani in intermittentibus. Tyrnav.* 1775.

HEID. *Diss. de tempestivo corticis peruviani usu in febribus inflammatoriis. Gœtt.* 1775.

ESCHASSERIAUX. (Renat.) *De cortice peruviano. Monspel.* 1775.

STOERCH. (J.-Melch.) *De hemitritæo* CELSI *et* GALENI, *cortice peruviano curato. Vindobonæ.* 1775, *in*-8.° *Vid. Fascic. opp.* WASSERBERG.

MURRAY. (Jo.-Andr.) *Prog. de tempore corticis peruviani in tussi convulsivâ exhibendi. Goett.* 1776.

LUTHER. (Jo.-Melch.) *De præcipuis usus corticis peruviani contra indicantibus. Erf.* 1778. *Resp.* BUCHNER.

VASTAPANI. (Petr.-Jo.) *De china china in synochis putridis animadversiones. Taurini*, 1779, *in*-8.°

JÆGER. (Chr.-Frid.) *Corticis peruviani in phthisi pulmonum historia et usus. Tubingæ*, 1779, *in*-8.° *Vid. Syllog. opusc. med. pract.* BALDING., *tom. VI.*

WYNNE. (Gabr.) *Diss. de cortice peruviano ejusque usu in febribus. Edinb.* 1779.

RAHN. *Adversar. med. pract. Turic.* 1779, *in*-8.°

RUER. (Herz.-Isr.) *De vi corticis peruviani antispasmodica. Gott.* 1779.

COOKE. *Diss. de viribus corticis peruviani ejusque usu in morbis febrilibus. Lugd. Bat.* 1781.

BROWN. *Diss. de usu corticis peruviani in febribus intermittentibus. Edinburg*, 1780.

SIGWART. (G.-F.) *Historia corticis peruviani medico-practica et ejus usus in phthisi pulmonum purulenta limitandus. Tub.* 1782.

SAUNDERS. (Will.) *Observations on the superior efficacy of the peruvian bark, etc. Lond.* 1782, *in*-8.°

KECK. (Fr.-Ant.) *De egregio corticis peruviani effectu in febribus soporosis. Argent.* 1782.

V. ORLOV. (And.-Jo.) *Prog. de cortice peruviano rubro; Regiomonti*, 1783.

VAN NOO HUYS. (Ant.-Henr.) *De usu corticis peruviani in morbis hydrop. Lugd. Bat.* 1784.

BIRKHOLZ. (Ad.-Mich.) *De corticis peruviani virtute propria atque specifica. Lips.* 1785. *Resp.* NIEMANN.

SKEETE. (Thom.) *Erfahrungen über die röhrighte und rotte Peruvianische Rinde. Leipz.* 1787.

BAUDOT. *Vid.* Journ. de Méd. par Bacher, Juin 1789.

NEUNES. (Ch.-El.-Alb.) *De cortice peruviano ejusque usu in febribus intermittentibus. Ien.* 1789.

ALBERT. *Diss. sistens quædam momenta de cortice peruviano ejusque usu in febribus intermittentibus. Ienæ*, 1789.

BAUMES. De l'usage du quinquina dans les fièvres rémittentes. Paris, 1790, in-8.o

HARTMANN. *Diss. de usu corticis peruviani in febribus biliosis. Francof.* 1790.

GRAVENHORST. (J.-And.-Chr.) *Diss. med. pharmaceutica de cinchonæ speciebus. Goetting.* 1791.

SALAZAR. (Thom.) *Tratado del uso de la quina. Madrid*, 1791, *in*-4.o

O'RYAN. (Mich.) *Letter on the yellow peruvian bark. London*, 1794, *in*-8.o

RODEWALD. *Diss. de opportuno corticis peruviani in febribus intermittentibus usu. Goetting.* 1794.

MECKEL. *Diss. de corticis peruviani usu in febribus intermittentibus. Hal.* 1795.

GRAND. Faut-il prescrire le quinquina dans le paroxisme d'une fièvre intermittente ou non? Montpellier, an 5, in-8.o

AMBIALET. Sur l'usage et l'abus du quinquina. Montpellier, an 9, in-4.o

AUDOUARD. Sur l'analyse du quinquina, Montpellier, an 10, in-4.°

PADRELL Y VIDAL. Sur l'usage et l'abus du quinquina dans les fièvres intermittentes. Montpellier, an 10, in-4.°

CITTE. Sur les règles de l'application du quinquina dans les fièvres intermittentes. Montpellier, an 12, in-4.°

FONTAINES. Sur l'effet du quinquina sur les maladies. Montpellier, an 12, in-4.°

TREHET. Sur l'utilité du quinquina dans les fièvres adynamiques. Paris, an 12, in-4.°

DUFAU. Sur l'application du quinquina dans les fièvres intermittentes. Paris, an 13, in-4.°

POTIEZ. Sur l'emploi du quinquina et le traitement des fièvres intermittentes. Paris, 1806, in-4.°

HEDOIN GRAND-MAISON. Sur l'emploi du quinquina dans la fièvre jaune. Paris, 1806, in-4.°

MANCEL. *De cortice peruviano et præscribendi modo. Strasbourg*, 1809, *in*-4.°

CAMATE. Sur le quinquina et son emploi dans les fièvres intermittentes. Strasbourg, 1810, in-4.°

BARNEDES. Sur l'usage du quinquina et les règles de son administration dans les fièvres intermittentes. Montpellier, 1811, in-4.°

HARTUNG. *De cinchonæ speciebus atque medicamentis chinam supplentibus. Argent.* 1812, *in*-4.°

CHAUMETTE. Sur les fièvres intermittentes et sur l'administration du quinquina dans leur traitement. Montpellier, 1813, in-4.°

RIBAN. Sur l'emploi du quinquina dans les fièvres intermittentes. Paris, 1815, in-4.°

TABLE DES MATIÈRES.

ERRATA.

Pages 33-307, *lignes* 13-23, Werloff, *lisez* Werlhof
100, *ligne* 19, inflammatoire et caractérisée, *lisez* inflammatoire caractérisée

107,	14, thrombos	*lisez* thrombus.	
112,	à la note, Pujos		Puzos
124,	*ligne* 30, *observationes*		*observations*
Id.	*Id. und*		*and*
179,	8, ventousse		ventouses
Id.	17, n'offre-t-elle pas		n'offre-t-il pas
210,	9, ces tuniques		ses tuniques
Id.	à la note, *ex ipsis frontibus*		*ex ipsis fontibus*
263,	à la note, *morb.*		*morbo*
301,	*ligne* 25, œstivales		æstivales
306,	*à la note*, Voyez ses *Dissert.*		Voyez sa *Dissert.*

www.ingramcontent.com/pod-product-compliance
Lightning Source LLC
Chambersburg PA
CBHW060526220326
41599CB00022B/3436